岐黄悟道求真录

张 斌 著

全国百佳图书出版单位
中国中医药出版社
·北 京·

图书在版编目（CIP）数据

岐黄悟道求真录 / 张斌著 . -- 北京：中国中医药
出版社，2025.7
ISBN 978-7-5132-2368-3

Ⅰ . R249.7

中国国家版本馆 CIP 数据核字第 2025BL5760 号

中国中医药出版社出版

北京经济技术开发区科创十三街 31 号院二区 8 号楼
邮政编码　100176
传真　010-64405721
北京联兴盛业印刷股份有限公司印刷
各地新华书店经销

开本 710×1000　1/16　印张 15.25　字数 282 千字
2025 年 7 月第 1 版　2025 年 7 月第 1 次印刷
书号　ISBN 978 - 7 - 5132 - 2368 - 3

定价　99.00 元
网址　www.cptcm.com

服 务 热 线　010-64405510
购 书 热 线　010-89535836
维 权 打 假　010-64405753

微信服务号　zgzyycbs
微商城网址　https://kdt.im/LIdUGr
官 方 微 博　http://e.weibo.com/cptcm
天猫旗舰店网址　https://zgzyycbs.tmall.com

如有印装质量问题请与本社出版部联系（010-64405510）

序 一

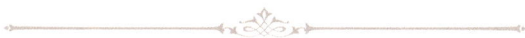

张斌医师幼承庭训，先后毕业于辽宁中医药大学、黑龙江中医药大学，研究生毕业后任教于大连大学医学院中医中药学系，创办大连汉唐中医门诊，临证 30 余年，是一位杏林新秀、中医中青年才俊。

张斌医师长期从事中医临床、教学等工作，熟读经典，验于临床，勤于思考，敢于试错，坚持总结，中医基本功扎实，有丰富的临床经验及临证感悟，总结归纳了清代名医黄元御与民国名医彭子益的学术核心，以五大藏象气化周流图精要概括了中医学脏腑经络气化规律，以此指导临床诊疗，获得了较好的疗效；对三焦腑的解剖实质与生理功能提出了独特的见解，并以此运用于临床取得疗效，突显临床特色，是一位知识全面的中医全科医师。

《岐黄悟道求真录》书稿内容丰实，是张斌医师临床 30 余年的中医临床经验总结。书中医论医话，典型案例及其病因病机解析，辨机诊断，选方用药的思路与技巧的阐释，能够根据患者体质与具体病情，依托土枢四象、一气周流医理，准确诊断，抓准病机，经方与时方灵活运用，随证机而治，同时采用推拿整脊手法、针灸、砭法等技法配合治疗，在疑难病的诊疗方面取得了一定的经验与可靠的疗效。本书较详实地记载了治愈常见病、多发病、慢性病，以及各种急性病、新发病、疑难病，其中不乏心脑肾病等疑难案例。书中案例真实，通俗易懂，理法方药一线贯穿，病机分析逻辑缜密，方药紧扣阴阳五行，脏腑气化，评述用词言简意赅，此书对于当下青年中医师提高临床技能具有较好的学习借鉴与参考价值。

在此《岐黄悟道求真录》一书即将付梓之际，受同道介绍，张斌医师之邀，欣然命笔为之以序。

解建国

2024 年 9 月 1 日于大连

序 二

我国最新的考古发现，华夏文明史，煌煌上万年。《尚书·舜典》记载："经天纬地曰文，照临四方曰明。"文明是人文化成的进展过程。华夏文明不仅涵盖了衣食住行，农业、工业生产以及人文、政治、经济、军事，也包括医学领域。中医学一直伴随着华夏文明的源起，传承至今，为华夏民族乃至世界做出了巨大贡献。

"伏羲氏尝草制砭，以治民疾，而人滋信"，"神农氏以赭鞭鞭草木，始有医药"。岐伯、黄帝作《内经》阐发医理，故称中医学为"岐黄之术"。有学者研究表明：中医学与《周易》的理论基础是一致的物质观，《周易》与中医的关系密不可分，八卦与人体部位有对应关系。中医学是在"天人合一""气一元论""阴阳五行"理论指导下，认识研究人体生理和病理，运用天然动植物、矿物质和其他独特方式防治疾病，突出体现了以人为本，整体观念，预防为主，三因制宜，治病求本的原则与优势，在维护人类身心健康方面展示出了强大的生命力。

毛泽东主席对中医学有不少论述，1958年10月11日，他在卫生部党组《关于西医离职学习中医班情况、成绩和经验给中央的报告》的批示中指出："中国医药学是一个伟大的宝库，应当努力发掘，加以提高。"我国政府越来越重视中医学，信奉中医的人越来越多。张斌先生从大连大学医学院中医中药学系辞职后一直从事中医研究，临床诊疗，功底扎实，学验俱丰，对不孕不育病、高血压、冠心病等疑难杂症颇有绝招，声名远播。

张斌先生的专著《岐黄悟道求真录》，是他30余年中医实践的总结、提炼，既有独到的学术见解与临床成果，又有关于危急重症如心力衰竭、哮喘、恶性肿瘤等各类疑难杂症的实战案例剖析与经验分享，体现了圆融自洽，疗效确凿的中医学术诊疗体系的特点，能为中医后学者提供珍贵的学习资料，必将有助于中医药事业的传承、发展、弘扬，非常难能可贵，可喜可贺！我们为张斌先生的成就感到欣慰，相信他能够坚守本心，严谨务实，心怀慈悲，大医精诚，为广大人民的身心健康做出更大贡献。

中医之道，博大精深，历久弥新，传承国粹，共享智慧，福泽后人。

洛阳周公研究会书记、终身荣誉会长　姬传东

洛阳周公研究会副秘书长　姬　巍

2024 年 9 月 8 日

自　序

　　现在是甲辰龙年（2024）甲戌（10）月，距离1987年9月我高考进入辽宁中医学院（现辽宁中医药大学）中医系中医临床专业系统学习中医学知识，已经过去了37年，真是弹指一挥间！

　　虽然家族祖辈亦有杏林高手，但是当年报考中医学专业的起心动念，居然是文摘报上面的一篇短文《日本欲将汉方医学改名为东洋医学，因为中医在中国已经式微》，当时爱国报国情满满的青葱少年义愤填膺，自言我必将中医发扬光大，毁掉竖子妄想。于是我义无反顾地报考了中医学专业，并得偿所愿。

　　曾记得大学二年级的一个夜晚，我做了一场刻骨铭心而又极其爽心怡神的奇梦。

　　月朗星稀的午夜，无际的田野上，一位挽着竖起的发髻，身着短袄、短裤，须发皆白，十分精干的赤足老者，左侧腰间挂个葫芦，右手牵着我。梦中的我是个小孩，个头只到老者的腰际。我们一边走一边交谈，我问他答，言简意赅，让我深感中医学大道至简。

　　虽然醒来后没有记住具体的谈话内容，但是整个身心清朗舒怡，梦境历历在目。现在回想起来，我自认命中注定与中医缘分深厚。

　　光阴荏苒，经过无数个日夜对中医学经典的研读，无数位中医前辈著作的谆谆教诲，半日临床，半日读书，望闻问切，得失互益的实践与钻研，终于令我对于中医学理法方药技的临床运用逐渐得心应手，疗效日益提高，并且积累了丰富的临床经验与心得。

　　2023年5月，纵横辽宁政商两界数十年的我的尊敬的兄长，集儒雅、博学、睿智、颜值、才华于一身的姬巍先生，郑重提议我写一本中医临床心得，以总结我30余年宝贵的中医临床经验，以期薪火相传，让更多的中医后学晋阶，令更多的患者获益。一向慵懒的我对这个提议触动很大。

　　我从幼承庭训到辽宁中医学院毕业，之后任教于大连大学医学院中医中药学系，接着攻读研究生。2003年我从俄罗斯莫斯科尼考伊金融集团圆满完成中医诊疗任务归来后，主动从高校辞职，自断后路，创办了大连汉唐中医门诊。一路走来，转眼已到知天命之年。回首从医之路三十余载，一直陪伴我左右的不仅有中医学经典《黄帝内经》《难经》《伤寒论》《金匮要略》《神农本草经》，历代明医大家的理法方药技，还有众多中医同道，更有无数信任我、鼓励我，助力我获得实实在在学术成长的患者朋友们。

　　从个人角度来看，我已完成了在中医学临床以及人生事业上的涅槃新生。现在的我，可以自信从容地诊治脊髓胶质神经瘤、脑溢血、脑梗死、重症肺炎、过敏性哮喘、肺气肿、肺心病、冠心病、心肌梗死、主动脉夹层、垂危心力衰竭重症、肺癌、肝癌、胃癌、宫颈癌、慢性肾功能衰竭（尿毒症）、三叉神经痛、硬皮病、强直性脊椎炎、不孕不育症、顽固失眠症、抑郁症、焦虑症等等疑难病，并且可取得较好的疗效。

　　中医是我一生挚爱的工作与事业。当我坐在诊桌前，打开中医诊疗软件，面对着纷繁复杂、轻重不一的具体病情，通过严谨细致的望闻问切，分析病因病机，针对疾病的诊断，发病原因和发病机制，将中医药治疗的思路与方法，饮食、起居、作息等注意事项与调护方法等向患者及家属娓娓道来。我充满自信，仿佛运筹帷幄、决胜千里的统帅似的，调动指挥着众多如同将士的中药、方剂，组合加减，随脉证、病机而变换，虚者补之，实者泻之，寒者热之，热者寒之，祛邪解表，扶正固本，因人、因地、因时制宜，标本同治，以期摧枯拉朽，直捣黄龙，或和风细雨，润物无声般，以王道之法促进疾病的良好转归，直至康复。

　　每当看着那些曾经垂危的患者转危为安，饱受病痛折磨的多系统慢性病患者臻于康复，我就像是数学家解开了世界难题般充满喜悦与成就感，同时我挑战更多疑难危重疾病的信心与愿望也得到了增强和进一步激发！而那些经过数次治疗乏效的典型患者，则让我始终记在心里，我时不时地会回想起其中的困惑、误判、难点，直至某一天在拜读中医学经典或名家医论、医案时，在与中医同道交流理法、经验时，或者遇到新的类似患者开启新的思路时，或者伴随自己对中医学之生理、病理理解得更加深入时，豁然开朗，一朝顿悟。

　　医道通于天地人之大道。西医学所研究的是人体的解剖构造，生理功能，病理变化，遗传基因，致病微生物……侧重于人的形体。中医学研究的是人体的生命规律，精气的升浮降沉，一气周流。"天地合精，乃成为人。"人体精气升浮降沉的生命规律，与天地宇宙的生长化收藏规律是一体的，中医学更侧重于研究人体的精气能量运转变化规律。

中华文化的源头——河图、洛书、易经，同样是中医学的理论源头，揭示了最高层次的生命宇宙观——土枢四象、一气周流。一句话：人体是个小宇宙，中医学是研究人体小宇宙之学。

张仲景、孙思邈、李东垣、张景岳、叶天士、黄元御、王清任、张锡纯、彭子益、刘渡舟、李可，这些古今中医大家的论著、经验，时刻滋养着我的中医心，充实着我的中医脑，20余万例的中医诊疗积累，令我的中医学术与临床技能在这样的经历中一步步夯实、提高与升华，直至今日，小有心得。

"察色按脉，首辨阴阳，随证施治，以平为期。"中医学望闻问切、四诊合参，病脉证治一体，是临床诊断准确，辨析机制论据充足，方药应机对证，取得佳效的不二法门。

目前我的中医学认知体系是大一统的：阴阳，五行，六气，六经，气血，精神，脏腑，经络，官窍，五体，五味，五音……病理即阴阳、五行出偏，六淫肆虐，气血营卫失和，经络瘀滞或失充，随证灵活运用六经辨证，经络辨证，脏腑辨证，病因病机辨证，三焦辨证，卫气营血辨证，二十四节气之天人相应辨证（包含当年运气），进行辨机诊断，然后拟定应机治法方药，适时辅以手法点按、推拿、整脊、刺络、拔罐、针灸、热熨法、导引术，以图纠偏复正，使气化归一。

本书稿即以临床典型病案的病因病机解析，辨机诊断，选方用药的思路与技巧的阐释，反复呈现中医学的阴阳五行，精气气化，经络脏腑，五运六气理论对于临床诊断、辨机、治法、方药技的精要指导，充分证明中医学绝非经验医学，而是独立、系统、高维、实用、完善、成熟的医学体系。她不仅能够治愈常见病、多发病、慢性病，也能够指导我们成功治愈各种急性病、新发病、疑难病。中医药在诊治重症急性呼吸综合征（也称传染性非典型肺炎）和新冠病毒感染时所取得的成绩就是中医药完胜的实证。

希望青年中医师通过阅读本书能够有所收获，不仅仅是在中医学的理法方药技方面得到一些启发与提高，更要认识到中医学在预防诊治疾病，养护生命，保障全人类的身心健康方面的强大能力与不可替代的坚实地位，从而一生学习之，信赖之，并从中受益，把传承与发展好中医药作为一生的使命与追求，呵护好一方众生的安康，同时实现自我人生的圆满。

特别提示：

本书稿【】符号之内的部分均为我重点剖析的内容，非特别标注的内容都是原创。

我遵从家传脉法，寸口脉象左右手之寸关尺部所候的脏腑经气，男性为左寸候心、小肠，左关候肝、胆，左尺候肾（阴）、膀胱；右寸候肺、大肠，右关候脾、胃，右尺候命门（肾阳）、三焦。女性与男性的左右寸口脉对应的脏腑经脉正好相反。临床应用30余年得心应手，辨机准确。请诸君阅读时注意此区别。

本书中治疗疑难危重病的案例，每每因病机需要而必须使用大剂量的附子、生半夏、细辛，水煎服，在此说明：附子中含有的新乌头碱、次乌头碱、乌头碱毒性强烈，经过2小时以上的煎煮，其有毒成分会被破坏而变成低毒、无毒，同时保留附子回阳救逆，温阳止痛的功效。生半夏的毒性成分主要是草酸钙针晶、凝集素蛋白、半夏素生物碱，我们使用生半夏时会配伍生姜、干姜，并且先煎2小时后使用，从未出现不良反应与中毒表现。细辛的主要毒性成分包括黄樟醚和马兜铃酸；黄樟醚是一种挥发油，具有呼吸麻痹作用与致癌性，因此在煎煮超过5克的细辛时，必须打开锅盖，保持沸腾状态，促进黄樟醚的挥发，进而大幅度减弱其毒性，保留细辛祛寒止痛，通窍化饮的功效。马兜铃酸具有肾毒性，因此临床使用细辛时要求其严格符合病机，且不宜长时间服用。对于肾功能不全或气虚多汗、血虚头痛、阴虚咳嗽等患者，不宜使用细辛。

今日凭借着解建国教授等诸多中医前辈的勉励与支持，姬传东先生与姬巍先生的鼓励，彧彰耗费心血书就此稿，抛砖引玉，以期得到中医同道的斧正。

张斌（字彧彰）

2024 年 10 月于大连汉唐中医门诊

目　录

医论医话篇

医案篇

疑难怪病

内科病

【咳喘病案六则】

【心脑血管病案】

【三叉神经痛病案五则】

儿科病

肿瘤病

皮肤病

医论医话篇

中医学的核心原理 —— 土枢四象，一气周流

众所周知，医学的首要研究对象是人体，包括人体的结构、功能、生理过程、病理变化等。其次是维持健康，预防疾病，研究疾病的起因、发展、转归，对疾病进行诊断、治疗、康复的方法，还包括药物的研制，自然环境、社会环境对人体健康的影响等。

中医学作为与西医学并驾齐驱的传统医学，其研究对象不仅是人体的形体、官窍、脏腑、经络、皮肉筋骨脉，气血津液，生理功能，病理变化，预防保健，诊治方法，更主要的是研究人体所生存的宇宙空间：从大气的对流层一直到地表土壤下面存在着地下水的区域，这一空间是包括人类在内的地球生物体所依赖的天地精气能量升浮降沉，生化不息的所在。

《素问·宝命全形论》云："人以天地之气生，四时之法成"，"天地合气，命之曰人"。人类作为天地精气化生而成的最高级生命体，生存在天地之间，其结构、功能、神志，无一不遵循着天地宇宙的精气能量的运转生化规律。因此说，中医学就是研究人体及其生存的宇宙空间的精气能量升浮降沉的运化规律的学科。正如民国中医学家彭子益先生所言：中医是生命与宇宙合一之学。

下面我们就详细来讲一讲中医学的核心原理。

一、阴阳

我们知道地球围绕着太阳公转，产生了一年四季春夏秋冬的转换，而与此同时，地球还在自转，产生了昼夜的交替。

就昼夜而言，一个生物体所在的地域，太阳射到地面的光与热，就是阳。太阳西落后，此地面光热消失，直至次日凌晨太阳东升，光热又至，这期间的黑与寒，就是阴。

阳性光明炽热，其性上澎，阴性黑暗寒冷，其性下压。阳性直上，阴性直下。以此特性则无法造化出生命，而恰恰是地球上的土与水，可以吸收太阳辐射来的光热，随着午后太阳向西移动，高空中逐渐增强的寒凉压力造成阳气下降。此阳气下沉并透过土壤进入地下的水中与水结合，也就是阳气与地下的阴气相交合，化生出的阴气中蕴含着阳气的力量，在夜半之后徐徐上浮，渐出地表进入大气，此阴气逐渐由凉转温再转热，于午时与当天太阳辐射来的阳气结合在一起，再次开始向下沉降的循环。如此阳降阴升，循环一周，即生中气。中气是饱含生机的

能量流，给地球的所有生物体（从单细胞生物直至动物、植物）提供生长化收藏的能量支持。

人的生命息息依赖于此大气阴阳能量的升浮降沉运化。人体的能量运化，遗传于天地大气阴阳升浮降沉的运化。我们认识并熟悉天地大气阴阳二气能量的升浮降沉规律，也就等于认识并熟悉了人体的阴阳二气能量升浮降沉运化的规律。中医学所研究的人体气化的阴阳，就是来源于天地大气的阴阳精气。看懂了阴阳的真意，由此就引申出来了五行的含义。

二、五行

1. 五行的含义

行，即运动。五行并非 5 种物质，五行是阴气、阳气在升浮降沉整个运化过程中呈现的 5 种不同属性的运动状态，古人依据取象比类的方法将其分别命名为木、火、土、金、水。

前面我们讲解阴阳含义时，是以一昼夜的大气能量的升浮降沉为例。实际上一昼夜（地球的自转）有阴阳二气的升浮降沉运化，一年的四季（地球的公转）同样具有大气阴阳二气能量的升浮降沉运化规律。

就一年而言，夏季的大气属火，太阳射到地面的热能最多，阳气最盛，热则上浮，故夏季大气热浮而属火气。夏季时南方阳热最强，故南方属火气。午时（11∶00—13∶00）是一天中太阳射到地面的热能最多，阳气最盛的时辰，故午时亦属火气。

秋季的大气属金。随着地球的公转，秋季时太阳的直射点逐渐向南移至南半球，我们中国所在的北半球逐渐昼短夜长，太阳射到地面的热能渐减，天空之中，阳气由盛极而转为衰减，阴气由衰极而转为渐增，大气渐渐转凉，由此产生凉降肃杀的压力，我们称之为金气，故秋季的大气凉降而属金气。天地之气东升西降，凉降之气盛于西方，故西方属金气。酉时（17∶00—19∶00）是一天之中太阳射到地面的热能凉降明显的时辰，故酉时亦属金气。

冬季的大气属水。地球所有生物的生命都是借由太阳射到地面的热能所产生的。今年的夏季太阳射到地面的热能，在五行属火，即是大气之中阳气的来源与成分。此阳气的火热，必须经过秋季时的凉降而下行进入土中，沉藏于土下的水里面，水火既济，进而产生生物的生命力，成为来年所有生物的生命之根。冬季时阳气渐衰而阴气渐盛，大气最为寒冷，而阳气敛藏于土下的水中，这种沉伏封藏的特性即为水气，故冬季的大气沉藏而属水气。南方最热，北方最寒，封藏之力最厚，故北方属水气。子时是一天之中气温最低，阳气衰极而阴气最盛的时辰，故子时亦属水气。

春季的大气属木。一年的大气之中，阴阳二气的升浮降沉运化一周，以冬季为终点，春季为起点。今年的夏季太阳射到地面的热能——火气，经过秋季金气的凉降而收入土下，又经过冬季封藏于土下的水中，水火既济，水气温和，包含着促生生命的能量，开始向着地面徐徐上升。随着来年春季的到来，此包含生机能量的水气，经过立春、雨水节气，升发疏泄出于地表，此时草木萌芽吐绿，大气由寒冷转为温和，这种生长、升发、条达、舒畅的特性即为木气。东方太阳升起，升发之气最盛，故东方属木气。卯时（5：00—7：00）是一天当中日出之际，亦属木气。木气就是太阳射到地面的热能——阳气，经过秋季金气的凉降，冬季地下水气的封藏，所谓水中之火的生发作用，在春季升泄出土的状态。

中气属土气。其实无论阴阳二气，还是正在阐述的五行之气，本质上都是太阳射到地面的热能——一气而已。一气可以分阴阳，阴气、阳气实为一气。此一气经过春升，夏浮，秋降，冬沉，阴升阳降，降极反升，升极反降，完成一次大气的圆周循环，此为一岁。这其间我们以其不同的属性将之分成木、火、土、金、水五个阶段、五种状态。夏秋之间的长夏，就是此一气周流循行的中气。中气就是地面的土气，居于大气的升浮降沉之中，为大气升降的交合，是生命力最强的能量。"土气旺于四季之末"，春夏秋冬每个季节的最后18日均为土气所主。土气蕴含于木火金水四气之中，涵养并协助五行之气的交接转化。

2. 五行的相生相克

五行各有其作用。木气有疏泄作用，火气有宣通作用，金气有收敛作用，水气有封藏作用，土气有运化作用。

春气由冬气而来，故曰水生木。夏气由春气而来，故曰木生火。长夏之气由夏气而来，故曰火生土。秋气由长夏（夏秋之间）之气而来，故曰土生金。冬气由秋气而来，故曰金生水。

收敛作用制约疏泄作用，故曰金克木。宣通作用制约收敛作用，故曰火克金。封藏作用制约宣通作用，故曰水克火。运化作用制约封藏作用，故曰土克水。疏泄作用制约运化作用，故曰木克土。运化是运动化合之意，宣通是宣热通散之意。土克水是指土能制约水的运行。

如此一来，我们看到，五行的相生是按照大气升浮降沉圆运动的先后次序来发生作用；五行的相克是通过维持大气升浮降沉圆运动的动态平衡来发生作用。相生者，补其不足。相克者，制其太过。相生相克的作用，皆是为了维持大气的升浮降沉圆运动的平稳正常。

人身小宇宙。人身之气，与天地大气升浮降沉圆运动一样循环无端。相生则和，相克则平。天人之气，和平则无病。运动圆则和平，和平则运动圆。相生相克的和平与否，反映着中医学的生理、病理、医理的事实。

一年的五行圆运动，我们要归纳到一日看。一日的五行圆运动，我们要归纳到一息看。一呼一吸则大气升降于人身，成为一整个的气化。

三、六气

1. 六气含义

一年大气的圆运动，春木主生，夏火主长，秋金主收，冬水主藏，中土主化。生长收藏化，既是五行之气相生相克圆运动的正常状态，也是地球生物一年之计的能量运化规律。

六气是指大气的五行升浮降沉运行状态出偏而出现的风、热、暑、湿、燥、寒6种异常之气。

2. 六气名目

六气是五行运动作用出偏之气。五行之木火土金水中，火分成君火、相火，故可以称之为六行。君火运行，重在上升。相火运行，重在下降。相火由秋降入地下的水中，再由春升上地表，是为君火。而君火又随相火下降。

六行运动一旦出偏，则六气可见：木气偏见，则病风；君火之气偏见，则病热；相火偏见，则病暑；金气偏见，则病燥；水气偏见，则病寒；土气偏见，则病湿。故六气名目，即有厥阴风木（足厥阴肝——乙木、手厥阴心包——相火）、少阴君火（手少阴心——丁火、足少阴肾——癸水）、少阳相火（手少阳三焦——相火、足少阳胆——甲木）、太阴湿土（足太阴脾——己土、手太阴肺——辛金）、阳明燥金（手阳明大肠——庚金、足阳明胃——戊土）、太阳寒水（足太阳膀胱——壬水、手太阳小肠——丙火）之称。

天有六气，地有五行。在天成象，在地成形。人为天地之中气秉天气而生六腑，秉地气而生五脏。六气、五行天然即完备于人体。内伤疾病是发生于人体脏腑经络的五行气化出偏，外感疾病是因天地大气的五行、六气之气化出偏，而人体气化受到感应出偏所致。

四、五大藏象的气化周流

前面我们讲了阴阳、五行、六气的含义，并提出了天人相应，人体小宇宙的观点。

人体是由五体（皮、肉、筋、骨、脉），五官九窍（鼻、口、目、耳、舌、二阴），五脏（肝、心、脾、肺、肾），六腑（胆、胃、大肠、小肠、三焦、膀胱），奇恒之腑（脑、髓、骨、脉、胆、女子胞）构成，以经络系统上下内外沟通联络，气血津液运布其中，精神魂魄往来出入之有机的生命系统。

人生于天地之间，与天地相参。人体气化之生长化收藏遵循着天地大气阴阳五行的升浮降沉规律周流循行，并与之感应。

中医学认为，肝、心、脾、肺、肾五大藏象系统是整个人体生命系统的核心，五体、官窍、五气、五臭、五味、五声、五色、五液、五志，通过经络系统，分别归属于五大藏象系统管控，遵循着阴阳五行升浮降沉的规律，生生不息。

下面我们看看肝、心、脾、肺、肾五大藏象的气化周流规律图，也就是气血运行的方向规律，详细了解，铭记于心，从而能够精准地指导我们今后的中医诊疗工作，取得较佳的临床疗效。

肾属水脏，内藏元精与相火，主骨生髓，主生长发育、生殖功能，对应坎卦，阴中涵阳。对应一日之子时，一年之冬季，机体阳气降极而升。水中之真阳，徐徐煦化肾水而促生肝木之气，自机体左侧上升。

肝属木脏，藏血而主疏泄。主筋。卯时、春季对应肝木。主疏泄畅达气机，促进胆汁分泌排泄与脾胃的运化水谷功能，同时在脾胃中气的扶助下，上浮而化生心火（君火）。

午时、夏季对应心火。心属火脏，主血脉，主神明，对应离卦，阳中涵阴。心火有个重要的功能是温煦脾胃，助脾胃运化水谷精微，化生气血津液。午时、夏季阳气盛极而阴生，胃土右降，促肺金凉降于机体右侧。

肺属金脏，主气、司呼吸，主一身之气；主皮毛。对应酉时、秋季，在脾胃中气扶助下，下沉而化生肾水。与此同时，三焦经、心包经、胆经相火沉降而入肾水封藏。待到子时、冬季，再度萌生肝木之气，如此循行不息，直至先天之精耗尽，得享天年。

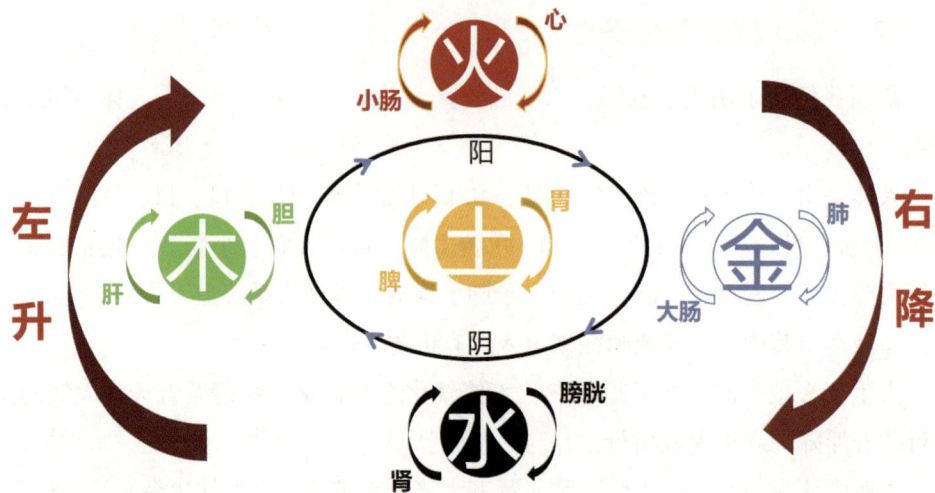

如图所示，脾胃、中气处于五大藏象系统的中枢，就像是生命气化之轮的枢轴一样。中气是来自生命体所在的天地大气升浮降沉而化生的，中气左旋则脾土左升，中气右旋则胃土右降，升降之中，亦化生中气。中气充沛，土气坚实，则肝心肺肾之气升降有序，机体之五行不显，此为人体之生理平衡态。

若脾胃升降失和，或肝心肺肾之气出偏，则机体气化周流必然失衡，即为中医学之病理失衡态。

我们中医师必须找准机体气化周流的病理失衡所在，按照阴阳表里虚实寒热的病机事实，采取砭法、针灸、推拿、方药、热熨法等相应治法，给予及时、精准的调治、纠偏，促使五大藏象升浮降沉的气化周流状态复衡，此即中医学之医理。

我们把这个图对应上四季，则肝为春，心为夏，肺为秋，肾为冬，脾胃在中间。春生、夏长、秋收、冬藏，脾胃属土，旺于四季之末，每个季节最后的十八日均属于土，归脾胃管。因此脾胃在整个人体生命系统一气周流中，堪称中流砥柱，中央枢轴，作用十分关键重要！所有的脏腑、组织、官窍都需要脾胃运化的水谷精微、气血津液来供养。肝心肺肾四大藏象系统的升浮降沉同样资助、维护着脾胃之气的正常升降运化。

以上内容就是中医学的核心原理：生理、病理、医理。我们借用黄元御先生的精要概括，将之总结为"土枢四象，一气周流"。本书所载上百例典型病案，均是我临床实战中对于此中医学核心原理的掌握、运用的范例，仅供中医同道品鉴、指正。

千古谜团 —— 三焦腑的真相

一、关于三焦腑

三焦，在中医学中有着丰富的内涵，是藏象理论体系的重要组成部分，又是脏腑系统中难觅其象的六腑之一。

"三焦"一词出自《黄帝内经》对三焦的功能、形态以及相关生理、病理的详尽论述，但自古以来，三焦的实质始终存在着争议。

我们首先看看《黄帝内经》《难经》对于三焦的论述，也就是目前的主流中医学对于三焦形态、功能的普遍认识。

1. 三焦内涵

三焦分上、中、下焦三个层次，每一焦并居不同脏腑，其由来是易学三极之道于医学上的应用。易经六十四卦乃用符号以象征万物万象万理，每卦有六爻，六爻每两爻为一极，从上至下划分上、中、下三极，依次对应天、人、地三才，谓之三界，以阐述其内在变化之理。上古圣人用此以划分人体三焦部位，阐释脏腑气化功能，对生命活动机制的认知达到了至高境界。

上焦包括心、肺，中焦包括脾、胃和肝胆，下焦包括肾、膀胱、三焦腑、大肠、小肠。《灵枢·营卫生会》曰："黄帝曰：愿闻营卫之所行，皆何道从来？岐伯答曰：营出于中焦，卫出于下焦。"

2. 三焦引述

《灵枢·营卫生会》曰："上焦如雾，中焦如沤，下焦如渎，此之谓也。"

三焦之道，变化无穷，生生不息，为人体气化之本源，是以阳气为核心，阐明心、肺、脾胃、肾和膀胱的综合生理功能。

上焦如雾：

"雾"是秋冬季节一种天气现象，是由于地面温度变化，致水蒸气凝结为细小水珠而成。归结于人，体现的是上焦的气化功能，其物质基础是阳气和水谷精微。

中焦如沤：

"沤"意为装满食物的容器，本义是用水浸泡待加工的食物。中焦如沤，即脾胃腐熟消化水谷，其精微化而为营血以奉生身，犹如酿酒一样。而完成腐熟水谷的动力仰仗于中阳和下焦元阳，若肾阳亏虚，则中阳不足，阳虚寒盛，无热以腐熟水谷，必致飧泄。

下焦如渎：

"渎"字本意是指水沟，下焦如渎，主要体现三焦腑、肾、膀胱与大肠、小肠在水液和糟粕代谢方面的功能。最终形成尿液浊水，故"渎"意为污水也。

3. 三焦形质

三焦又为六腑之一，但《难经·二十五难》提出"心主与三焦为表里，俱有名而无形"的论点之后，引起后世医家不少争论。假若三焦无形，又何以论述三焦的生理功能。

三焦的形质，我完全同意余秋平教授观点：人体胸腹腔的包膜、全身的淋巴管路、全身的结缔组织，包括各种间质，均属三焦系统。这些包膜、淋巴、间质都是结缔组织，广布于全身，其中通行着气血与水液。其中，胸腹腔的包膜是人身最大的器官组织。正因为三焦分布之广，功能之强，所以被称为"孤之腑"，所谓"三焦者，中渎之腑也，水道出焉，属膀胱，是孤之腑也"。临床上，三焦病变多见气、血、水的运行失调。

4. 三焦功能

（1）水道

三焦为水液运行之道路，如《素问·灵兰秘典论》曰："三焦者，决渎之官，水道出焉。"说明三焦是人体调节水液的器官，有疏通水道，运行水液的作用。

（2）气道

《难经》有三焦通行元气之说，《难经·六十六难》又说："三焦者，原气之别使也，主通行三气，经历五脏六腑。"均说明三焦是人体元气升降出入的道路。

三焦是元气、谷气、真气的共同通道。

（3）气化功能

三焦是气血津液升降出入的通道。脏腑形骸能获阳气温煦、阴津濡泽，须凭借三焦为其通路，"三焦通则内外左右上下皆通"。

三焦是气、血、津液、精生化之所。三焦是气化进行的场所，它为脏腑功能活动提供必要的空间条件，气血精津得以在此生成和相互转化。宗气积于上焦，营气出于中焦，卫气出于下焦，正所谓"三焦出气"。

五脏通过三焦气化相联系。五脏除了以五行所属派生的相生相克关系之外，气化将它们联系在一起以维持人体正常的生命活动。三焦作为气化之总司，总领五脏六腑的功能活动。

《黄帝内经》云："气化于人，关乎寿夭。"只有三焦气化功能正常，气血津液升降出入的路径通畅，才能保证人体健康无病，得以长寿。

任何一个脏（腑）气化功能出现异常，都可最终导致三焦整体气化失常，气血津液升降出入的通道不畅，从而内生风、火、湿、热诸邪以及痰、瘀、饮、毒等病理产物。三焦不通，是各种慢性病的根源。

"人之一身，皆气所撑悬也。此气在下焦为元气，在中焦为中气，在上焦为大气。"

二、河北中医药大学刘保和教授剖析三焦的形态、功能

《黄帝内经》对三焦极为重视，论述丰富而全面，归纳起来大致有三方面。

1. 三焦出于脾胃，将能源不断地输向全身

《灵枢·营卫生会》说："上焦出于胃上口，并咽以上，贯膈而布胸中……中焦亦并胃中，出上焦之后……下焦者，别回肠，注于膀胱而渗入焉。"这段经文指出上焦、中焦均从胃发出，只是下焦从回肠发出。回肠在小肠的下段，上接空肠，下连大肠，由于"大肠、小肠皆属于胃"，所以下焦实际上亦出于胃。《素问·太阴阳明论》说："脾与胃以膜相连"，脾胃同属中土，三焦出于胃，其实就是出于脾胃。这可从上、中、下三焦传输水谷精微于全身得以理解。

上焦从胃上口发出，达于胸部，输布的是宗气；中焦从胃中发出，输布的是营气；下焦从回肠发出，输布的是卫气。因此《灵枢·邪客》说"宗气积于胸中"，《灵枢·营卫生会》说"营出于中焦，卫出于下焦"。宗气、营气、卫气都是人体的重要物质，是生命活动的能源，而均源于脾胃。三焦从脾胃出发，将这些能源不断地输布全身，构成巨大的，无所不及的辐网，连接于脾胃与肝、心、肺、肾之间道路。

关于这个问题，《难经·三十一难》也说："三焦者，水谷之道路，气之所终始也。"可见，三焦确是脾胃之气的运行通道。

2. 三焦的动力来源于肾，并将肾气输向全身，参与全身的气化功能

三焦之所以具有输布营养物质的功能，主要在于它本身就有强大的动力，这个动力就是肾气，或称"原气（元气）"。《灵枢·本脏》说"肾合三焦膀胱"，膀胱的气化功能依赖于肾的元气人皆知之，而这里更指出肾合三焦，证明肾不但向膀胱输送原气，同时也向三焦输送原气。关于这一点，《难经·六十六难》说得更清楚："三焦者，原气之别使也，主通行三气，经历于五脏六腑。"可见，除了三气（宗气、营气、卫气）以外，肾气也输向三焦并布达于全身。

肾的阳气通过三焦而输布全身具有重要的生理意义，它除了给予三焦输布脾胃能源所需的动力以外，还能给予三焦本身气化功能特别是水液代谢所需的能量。

《素问·灵兰秘典论》说："三焦者，决渎之官，水道出焉。"三焦的决渎之力，就来源于其中的肾阳之气。

3. "三焦－膜原－腠理"构成了一个具有气化功能的网络与传输系统

《黄帝内经》所说"三焦者，决渎之官，水道出焉"及《难经》所说"三焦者，原气之别使也，主通行三气，经历于五脏六腑"，充分证明三焦是水道及气道，即气水运行的道路。其中的"气"字，应理解为包括气、血、津、液、精在内的广义"气"的含义。只是由于三焦尤其具有通行水液的功能，才特别提出它是"水道"。道路有大、有小，就《黄帝内经》而言是把较大的通道直接称为"三焦"，此即前面所说的从脾胃发出的三焦，而把具有三焦功能，只是偏于局部或微细部位的通路，称为"膜原"或"腠理"。

关于"腠理"，《灵枢·本脏》说："三焦膀胱者，腠理毫毛其应。"这说明毫毛应于膀胱，腠理则是三焦的组成部分。对此，《金匮要略》说得更为明确："腠者，是三焦通会元真之处，为血气所注；理者，是皮肤脏腑之文理也。"可见，腠理是三焦的微细部位，内及脏腑，外达皮肤，遍布于人体的表里内外。

关于"膜原"，《素问·太阴阳明论》说："脾与胃以膜相连，而能为胃行其津液。"这句话可说明两个问题，一是脾与胃之间有连接物叫作"膜"，二是此膜具有通行津液的功能。脾为阴，胃为阳，脾为里，胃为表，"膜"连接于其间，显然是位于阴阳之间、半表半里，这与少阳三焦的特点完全一致。

"膜原"的"原"字有至阔广大而成片之意，如屈原《九歌·国殇》"平原忽兮路超远"便是。因此张隐庵注《素问·举痛论》"寒气客于肠胃之间，膜原之下，血不得散，小络急引故痛"时说："膜原者，连于肠胃之脂膜，亦气分之腠理。"《金匮要略》云："腠者，是三焦通会元真之处；理者，皮肤脏腑之文理也。""盖在外则为皮肤肌肉之腠理，在内则为横连脏腑之膜原，皆三焦通会元真之处。"可见，膜原实即脏腑之间的"膜"连成一片而形成的广阔之物，同样属于三焦的组成部分。此外《黄帝内经》尚有"募原"之说，盖此"募原"即为"膜原"，如《素问·疟论》说："邪气内薄于五脏，横连募原也。"对此，张隐庵注曰："募原者，横连脏腑之膏膜，即《金匮》所谓'皮肤脏腑之文理'，乃卫气游行之腠理也。"

在这里，张隐庵将"三焦－膜原－腠理"自然地连属在一起，使我们清晰地看到这样一个大系统：它分布于人体的表里内外，一直到最微细部位，传输精、气、血、津、液，并将人体各部紧密地联系在一起。因此，它处于一身的阴阳之间，即一身的半表半里。与经络和血脉不同的是，由于这个系统本身就具有独立而强大的气化功能，因此，它属于脏腑之中的一个"大腑"。这就是三焦的特殊性、重要性。

以上刘保和教授对于三焦腑的形态、部位、功能的论述有理有据，与我前面的观点大体相符，但却强调三焦腑处于机体半阴半阳、半表半里之处。

三、三焦腑的解剖实证

2018 年，美国多位科学家在国际著名期刊 *Scientific Reports* 上发表论文指出，他们发现了"人体内有流动流体的超级高速公路"。

研究人员说，这个新发现的"网络"，遍布人体的致密结缔组织薄层，是互相连接的间质，这些间质组织位于皮肤之下（腠理），以及肠道、肺部、血管和肌肉内部，并连接在一起形成由强大的柔性蛋白质网支撑的网络，其间充满了液体。但是长期以来，科学家在解剖过程中，无意识地破坏了间质组织的结构，当其中的液体被排空时，在显微镜下观察它们仅仅是一层简单的结缔组织。这种传统的检查身体组织的方法，让他们与间质组织失之交臂。因此，从未意识到它们的存在。

而最近他们是使用了一种新的技术："共焦激光显微"内镜，是这种"显微技术"提供了"活体组织的显微视图"！根据美国科研人员论文提供的信息，这个新器官具有以下 5 个特性。

第一，充满液体，其液体含量高达人体液体量的五分之一，这是非常夸张的，这个比例换算下来，将比人体的循环血量还要大出很多。

第二，这个新器官可以触及体内的所有组织，也就是说可以和全身所有的器官发生联系。

第三，此器官非常微小，不易被发现，因此被现代解剖忽略了接近 150 年，是由于科学不断的进步，才被意外发现的。

第四，这个器官有助推癌症等重大疑难病症转移的能力。

第五，这个新器官有缓冲功能，可以保护其他已知的器官。

事实证明，美国科学家新发现的这个新器官的特点，特别符合三焦腑的形态与生理功能。

我认为这个所谓的新器官就是中医学的三焦腑：人体最宏大的组织器官。这个最新的解剖成果为中医学找到了三焦腑的解剖实质，从而揭开了三焦腑是实在而非无形的千古谜团。

占人体五分之一的津液贯穿其间，这是科学家肉眼可见的部分。实际上三焦腑中充斥着、有序运行着营气、卫气、宗气、元气、水谷精气等机体最大量的无形精气，沿着精密的经络系统周而复始，循环往复，生生不息。三焦腑中的津液以及其气化态的存在，对于机体的一气周流健康态极其重要！

结合前面第一、二点对于三焦的概念、形态、分布与功能全面详细的阐述，以及第三点当代解剖学的新发现，我们可以深刻地认识三焦腑的实质以及其在整个机体阴平阳秘、一气周流的健康态中的重要地位，深刻认识到三焦对机体复杂病理演变的影响以及其解决之道。

我们理应关注三焦腑的津液的盈亏，气化态下阳气的盈亏，风邪、寒邪、暑（热）邪、燥邪、湿邪、痰浊、水饮、瘀血以及情志刺激下气机的违逆状态（怒则气上，悲则气消，恐则气下，思则气结，喜则气缓）对津液循行周流的干扰程度，从而得到清晰的病机，进而明确治则、治法、方药。

我本人极其重视三焦腑的解剖实质、生理功能、病理影响的研究与体悟，在脏腑功能衰竭，如重症心力衰竭、肾功能衰竭、呼吸功能衰竭等危重症的诊治方面有着关键作用与重大意义！这些体悟与经验会在后续的病案中逐步分享。

附：贵阳青莲华中医门诊部刘端倪主任医师谈三焦腑的体悟

任何概念都有广、狭义之分，而且都有三个层次，即狭义、广义、最广义（也可以是最狭义、狭义、广义，因为所谓广义狭义皆是相对的）。三焦亦然。最狭义的三焦即少阳，指输布全身的网膜系统，该系统内连脏腑，外达体肤，行于分肉之间，其中所行为"津"，即人体内高能热水所行之道路，亦即一身阳气（狭义）所行。其作用为：疏布平衡一身之热量，是身体的散热和平衡热量的系统。广义的三焦包括了全身的所有没有瓣膜的管道，其中所行为"气"，西医中的"门静脉"其实不是脉，而属于广义的三焦。最广义的三焦即全身上下所有管道，其中所行即为身体内所有"热水"，包括了"气血精津液"。

焦者，高能之谓，而能量之高低，亦相对而言，故此，人体内有气化水，即"津"，有液态水，即"液"，有脉内之血，又分动、静。阴阳内复有阴阳，然何谓阴阳？《黄帝内经·阴阳离合论》曰："外者为阳，内者为阴。"阴阳者，能量（相对）高低之谓也。

中土湿郁，水火失交

一位中医同仁问：为什么用温阳的药就上火，用寒凉的药就泻下？我答曰：

望舌象。症见舌边齿痕明显，舌苔白腻，提示病机为中土湿郁，肝木郁陷，水火失交。

我们之前剖析过的中医学气化核心原理：土枢四象，一气周流，揭示了脾土左旋，肝肾之气得升，胃土右降，胆肺之气得降；脾胃升降运化而生中气，中气充沛，气化之枢轴灵转，水木火金升浮降沉复原。故此针对中土湿郁，重点采用茯苓、白术健脾渗湿、燥湿，中土湿去，升降自复。

根据黄元御先生"土枢四象"的人体脏腑经络气化原理，中土湿郁真正的解决之道是：首先明确脾虚湿盛的病因，而非仅仅采用白术、茯苓水煎服。临床常见病因为嗜食冷饮、水果，或过量饮水而缺乏运动，或频繁洗浴，或久居湿地。故此医生必须严肃告诫患者立即调整改变不良饮食结构与习惯，否则无法切断寒湿伤脾的根源，达到机体真正的康复。

总结一句话：治病时如果不能截断病因，则所有的医治俱是徒劳！

从土枢四象，一气周流体悟厥阴风动之证

《素问·至真要大论》曰："诸风掉眩，皆属于肝。"临床每见肢体震颤即曰此肝风内动之象。今日细思所谓风动只是概括其大象，并未阐明肢体震颤发作之机。今试以升浮降沉、一气周流之说释析。

四肢均为三阴三阳经所络，内阴外阳，阴升阳降，气化不息。一气周流，既显于整体，又现于脏腑、经脉，直至细微若细胞，均可见土枢四象，一气周流。分分秒秒发生升浮降沉之气化，从而保证生命力的生生不息，生命体的动态平稳、和谐健康。

然此一切正常运作的前提是脾胃健运，中气充沛，则肝随脾升，肺随胃降，肢体经脉畅达，气血周流，动静自然。

今中气不足，或湿郁脾陷，肝木生发不及而郁滞。阳明主四肢。己土（脾气）难升则戊土（胃气）难降。风木（肝胆）郁结而横逆乘土，戊己土（脾胃）升降失衡。肢体经脉气血不能保持稳定、恒久、有序的升浮降沉，而处于瞬间频发的升浮降沉状态之中，肌肉筋脉细胞瞬间反复地兴奋、抑制，兴奋、抑制，升浮则动，降敛则止，最终导致局部肢体或身体的颤抖不已。

围绝经期或中年人之阵发轰热汗出、心烦易怒，其病机为肾水不充，肝木失涵，木郁土滞，君相火逆。所谓木郁亦处于动态中，风木在郁（沉敛）中积蓄力

量，一旦达到升浮被抑的阈值，则瞬间一鼓作气冲破藩篱，热流激荡，营卫瞬合，故轰热汗出。能量释放，后源不济，木气再衰，重蓄升机。如此循环往复。大家对于传统中医理论表述之理解，需要深入细致体察、感悟，具象化思维，更加有助于临床诊治。中医治疗必追本溯源，洞彻病机，方能百战百胜。

谈顾护胃气在中医诊疗中的重要性

数年前我在中医专业群里面分享过一则病案：重庆一位七旬老妇卧床不起数年，症见头晕头痛，四肢无力等。我辨机诊断为太阳阳明合病，给予葛根汤合小建中汤加味 3 剂，药精量小，并且要求家属在煎药时将第一煎的药液倒掉，取第二煎药液分次服用。结果服药后次日，老妇即能外出买菜。

此例患者见效快捷的关键原因不仅是辨证用药准确，更重要的是方精量小，且取第二煎，取其药气柔和，能为久病薄弱的胃气所接纳，这是用药需时时顾护胃气的不二法则。

值得思考的是，当此案分享后，群里许多中医专家纷纷质疑中药汤剂只取二煎的做法莫名其妙，故弄玄虚。由此充分证明当今中医界诸君并不懂得药气必须与胃气之强弱相谐和，保胃气、存津液是临床治病的最基本原则的道理；进而又反证出该患者久治难效的原因，正与当下群医对中医核心医理方药的潜心体悟，对胃气即土气亦即中气，在整个一气周流的生命能量圆运动中的核心价值与重要意义缺乏足够认知。因此我认为，中医师与其整日纠缠于方药迷宫，不如先洞彻中医核心原理法则，临床悉心体悟应用为上。

借湿疹说明疾病痊愈的过程与规律

2013 年 3 月 28 日下午，一位湿疹患儿的家长打电话质问：为什么孩子服药 3 周了，湿疹还没有全好？我问她湿疹现在是不是明显见效了？她说是见效了，但是没有好。接着问我：你能保证 1 个月就治好吗？因为这个家长的问题非常有代表性，所以我借此来说明一下疾病康复的一般过程和规律。

就湿疹而言，分为急性、慢性两类。急性湿疹因发病短，治疗及时准确，就能较快康复。而慢性湿疹往往经过若干次的错误治疗，加上病程久，患者不知饮食宜忌，导致病情往往比较复杂，迁延难愈。而且一般的中西医师因为没有搞清楚湿疹的病因病理，加上做不到因人而异地诊断，辨机施治，所以治疗效果不佳，以至于给它冠以不能治愈的疑难病称号。

湿疹的发病原因确实复杂，常见的有进食烘焙糕点、肉类、饮料、煎炸、海鲜、烟酒、奶制品、生冷瓜果等过多过频，外感病误治，抗生素滥用，情志抑郁、焦虑、暴躁等等。而中医治疗也是一个纠偏的过程。除了正确处方用药，还要叮嘱患者严格忌口，合理饮食，按时起居，放松心情。

在整个治疗过程中，一开始往往止痒消疹效果较快，接着可能出现疗效止步不前一段时间，这时候患者往往焦急不安，认为治疗无效了。其实此刻在患者体内正在发生正邪交替的变化，身体即将要恢复健康，湿、热、瘀、寒、痰、毒等致病因子正在被逐步祛除，只要患者继续配合服药治疗，就会逐步好转直至完全康复。

这中间的治病相持阶段是患者最焦躁难耐的，尤其是一开始见效明显，然后是没有继续进展，甚至病情又有所反复，这种情况最考验患者的心态与耐性。所以往往是心态祥和，与医师相互信任并且紧密配合的患者最终治病效果好，能够被彻底治愈。

换一个角度讲，湿疹作为疑难病，一直被认为不能根治的。现在我们有了治愈的良方妙法，患者又有什么理由不好好配合，坚持 1 ～ 3 个月的治疗呢。其他疾病的治疗也是同理。

虽然每一位医生都希望能最快最彻底地治愈疾病，但是我们要尊重疾病治疗、预后的客观规律，而且医学上没有百分之百的治愈率，这也是客观事实。患者动辄要求医师给予保证什么时间内治愈的想法是不切实际的。

读懂了水火，便读懂了生命

中医学以阴阳、五行为指导，认为人体是以五脏为核心的，生克制化、气化均衡的生命系统。它以五脏肝心脾肺肾对应五行木火土金水，阐释了人体气血津液的升浮降沉气化运行规律。

中医学所说的水与火，即指肾与心的藏象。心为火脏，肾为水脏。心居于上焦，肾居于下焦。心火下交于肾，以资助肾阳温煦肾阴，使肾水不寒；肾水上承于心使心火不亢。这种水火既济的状态，就是人体内阴阳动态平衡的生理态。

我们学中医必须要看懂并理解水与火的本质：水中有火才能生木气，火中有水才能降金气，水火既济才能生中气（土），土为水火之中气，中气足才能促进水火既济。

临床中遇见阳虚证初始补阳气（火）有效果，但是忽略了水的力量与重要性，就会不断地耗损水（阴），最后补再多的火（阳）均无效，只能加速真水的消耗，走向生命的凋零。

肺动脉高压症明显好转

2017年2月7日上午，本溪市33岁的肺动脉高压症女患者前来复诊，递上最新的检验报告（见图片）。

回想去年4月份，该患者首次来诊时，微动即喘，饮食、语言、呼吸均十分艰难，胸背疼痛，彻夜难眠。当时已被沈阳军区总医院告知，无有效疗法，寿命最多数月而已。

由于患者的大舅，年纪七旬，病已垂危不治，经我星夜出诊本溪，极力挽救而最终康复，故此对我信任备至！

患者从2016年4月份初诊至今，始终坚持不懈服用中药汤剂，积极配合，严遵医嘱，随时沟通反馈身体变化，出现新病症如发热、感冒、咳嗽等，亦随机调治。刻下终于由危转安，趋于康复。作为主治医师的我，心情何其愉悦，成就感难以言表！

现在因写作本书，随访该患者至今健在，并且多年来以已为例陆续推荐若干位重症疑难病患者来诊。

此肺动脉高压病整个治疗大法为补气血，开太阳，温脾肾，强心脉，同时注重运用葛根桂枝汤加减，配合刺络法改善颈肩背部太阳经筋的气血循环，改善脊椎周围血运，进而改善心肺循环。附处方如下，供同道参考。

处方：淡豆豉25克，黄芪120克，干姜12克，当归20克，羌活20克，防风12克，红花5克，川芎20克，葛根70克，桂枝20克，白芍40克，甘草15克，生姜25克，大枣25克，桔梗15克，枳壳20克，延胡索15克，丹参40克，紫苏叶15克，杏仁12克，制附子20克（先煎2小时），海螵蛸12克，白酒10毫升。

水煎服，10剂熬出14剂，每日2次服用。

自拟止咳平喘汤治疗喘病的体会

古语说：内不治喘，外不治癣。这概括了从医者治疗喘病取效之艰难。我在喘病的诊断与治疗方面，经过 30 余年的摸索探寻，数千例患者的临床实践，终于有了属于自己的一点经验体会和收获，兹介绍如下。

一、喘病的命名

临床上以喘为主症的疾病很多，如果完全按照西医的诊断去进行中医辨证治疗，容易形成一个个框框干扰中医思维的运用，显得凌乱而繁杂，不方便驾驭疾病。于是我依据辨证胜于辨病的观点，结合中医以症状命名诊断的特点，将临床上以喘息困难为主症的疾病，包括西医所谓过敏性支气管哮喘、喘息性支气管炎、支气管扩张、肺结核后期、肺不张、肺气肿、肺源性心脏病、心源性哮喘等，统称之为喘病，以方便我运用中医思维进行辨证论治，施药处方。

另外根据我的观察，临床上所遇过敏性哮喘患者的症状表现，大多并未出现痰鸣如吼的情况，相当一部分是以咳喘同时出现。因此我认为，教科书为了使人学习方便，阐述喘病时条分缕析，层次分明，表面上看似乎科学专详，实际上反而使喘病更加庞杂，难以掌握驾驭。而我按照传统中医的诊断方式重新定义喘病，扩大了喘病的治疗范围，既符合临床实际，又符合患者对此类病的感受与诉求。这同时也反映了我的学术观点——以传统中医的诊断、辨证、方剂、中药来治疗喘病，尽可能地不受西医诊断、治疗的误导。

二、自拟止咳平喘汤及其方义剖析

处方：金银花、玄参、黄芩、黄柏、知母、炙麻黄、薏苡仁、白芥子、桔梗、陈皮、姜半夏、浙贝母、枳壳、厚朴、款冬花、紫菀、太子参、焦三仙（焦麦芽、焦山楂、焦神曲）、炙甘草。

方中炙麻黄是真正的君药，不可或缺！麻黄宣肺平喘，同时化痰之力亦强，与玄参、知母配伍，能突出平喘之功，而减缓温燥之性。麻黄、桔梗宣肺化痰，与枳壳、厚朴降气平喘之品配伍，一宣一降，止咳平喘效佳。麻黄、桔梗宣肺之功，与薏苡仁、白芥子稀释黏痰之功结合，能显著促进痰浊的排出，给邪以出路。金银花、黄芩、黄柏、玄参、知母清泻肺热，金银花轻清凉散肺热，兼以解毒，黄芩、黄柏苦能燥湿，玄参、知母兼有养阴护阴之功；陈皮、姜半夏、浙贝母燥湿化痰；款冬花、紫菀润肺化痰，平喘止咳；太子参补益肺气，焦三仙消食化痰，兼护胃气，炙甘草调和诸药，益气化痰。

从方义的解析可以看出，喘病之顽痰，一部分在化，一部分更在于排，正所谓标本兼治，取效方能快捷。相当一部分患者服药之初，会出现短时间咳嗽加重现象，进而咯出大量黏痰，随之症状大减。患者往往自述：从来没有咳出这么多痰来。这就是"给邪以出路"治则的实际应用。

三、喘病的治疗经验与体会

喘病的难治，首先体现在接诊的患者往往发病史长达数年、10 余年，30 年、40 年者亦不鲜见。一位 24 岁的患者，病史就已经有 10 余年；五六岁的儿童，发病三至四年很平常。这些充分说明治疗此类病，中西医者往往束手无策，才造成如此迁延难愈的局面。

医院治疗咳喘病的实际情况基本上是以糖皮质激素为主，包括许多知名专家、专科医院，也包括数不清的哮喘病研究所、治疗中心，各种祖传秘方、散剂、胶囊制剂，而激素在治疗喘病上也并非屡试不爽，在喘病后期则同样失效。

我治疗的喘病患者的年龄跨度，从 5 个月大的婴孩到 93 岁的老人，地域上则包括大江南北，从海南岛到哈尔滨，发病史短则数日，长者近 50 年。总体上看，临床疗效比较满意，但也曾经走过许多弯路，面对复杂难以取效的病例曾经感到极度困惑，绝望，颇有黔驴技穷之感！

下面我就谈谈自己治疗喘病经历的两个阶段。

1. 初始阶段

我刚开始治疗喘病，以急慢性支气管炎，过敏性哮喘为主。我始终比较注重采用传统的中医思维方法，察色按脉，首分阴阳（虚实寒热）；注重从痰入手辨析病理，处方用药。但是运用最多的是时方，按照脏腑辨证来处方用药，随症加减，间或采用小青龙汤加减。

这一阶段，逐渐形成了我自己的经验方——止咳平喘汤。此方对于实热证喘病效果甚佳，先后治愈过咳喘数月，甚至数十年，西医完全束手的顽症。而寒证之喘病我主要是运用小青龙汤、厚朴麻黄汤加减；对于年老体衰，动则作喘者，考虑为肾不纳气，以参蛤散加沉香、补骨脂、胡桃仁、熟地黄、山茱萸等调治。

在服药的同时，我注意到饮食因素对哮喘的不利影响，对患者要求严格忌口，如忌食油腻、油炸、烧烤、羊肉、狗肉、肥牛、牛奶及其制品、无鳞鱼、贝类、虾、蟹、冷饮、水果等等，主要是考虑这些食物、饮品和水果容易滋腻碍脾，助湿生痰，加重病情。实际上很多咳喘病患者，一方面抱怨此病顽固难愈，百治不效，另一方面餐餐无肉不欢，成人患者烟、酒、色欲不戒，这是一个不可忽视的原因！但是许多医学同行却对此因素毫不在意，一味只从调方用药上求之，不可不说是一大缺憾。

我在初始阶段治疗喘病，因为临床经验不足，医学素养较浅，往往概念化用药，根据症状罗列药物，对于方证、药证尚无足够的理解认识，辨证水平较低，疗效成败各半，见效者亦心中不甚了了。有些老年患者服用止咳平喘汤后，腹泻频频，咳喘加重。一些中青年患者则出现越服药咳喘越重的情况。当时百思不解其因，但随着接诊患者的增多，经验的积累，逐渐认识到止咳平喘汤之方药过于寒凉，对于中老年阳气不足的患者，服用后会损伤脾肾已弱之阳，而犯虚虚之弊。随着不断精读《伤寒》类经典，名医医案，以及自身辨证水平的提高，开始进入到第二阶段。

2. 精进阶段

在此阶段，我对于喘病的认识，有了进一步的加深——辨证也需与辨病查因相结合，正确的处方用药取决于对病因的正确认识。下面以过敏性哮喘为例，我介绍一下自己的治疗心得体会。

哮喘一病，我分为虚证、实证，但是它归根结底是以正虚为本质，痰鸣哮喘为标证。临床虚实夹杂者最常见。

哮喘的发病，受外寒，或饮食生冷肥腻，情志抑郁、躁怒诱发者较多。从病因上分析，与当代国人生活方式的西方化紧密相关——长期嗜食生冷肥甘之品，如冰激凌，巧克力，甜点，牛奶，饮料，水果，西式快餐，鸡鸭鱼肉，油炸烧烤之品，易损伤脾胃而生痰湿；嗜好烟酒，纵情声色，彻夜游戏，损伤肝血肾精，蓄热生痰。同时小儿哮喘，与滥用抗生素关系颇大。现在的医院儿科，对于小儿感冒发热，常常给予高、新、贵之抗生素输液及口服，既无济于病情恢复（对感冒病毒无效），又损伤小儿脾胃功能，降低机体免疫力，同时引邪深入（感冒病毒为寒邪，抗生素亦为寒性），闭门流寇。而正确的治法应该是辛温解表，祛邪于外。如此误治，久而久之，病毒留滞于肺系，与固有之痰浊相互搏结，形成顽固难愈之哮喘。一句话，错误的治疗，必然导致顽症痼疾的产生，制造出大量的终身疾病和药下冤魂！

哮喘的辨证，一定要分清阴阳寒热虚实。我认为哮喘的病机基本上是以本虚标实为主，寒热错杂多见。

哮喘的治疗，由外寒引发者采用麻黄汤，桂枝加厚朴杏子汤，小青龙汤加减治疗；饮食诱发者，采用三子养亲汤合保和丸方加清热肃肺、化痰降气之品治疗；情志诱发者，可以采用大柴胡汤加减治疗；瘀血夹痰者采用血府逐瘀汤或桂枝茯苓丸合二陈汤加减。只要做到方证相应，疗效比较显著，但终究为治标之剂，如要根治，防止复发，在饮食忌口的同时，则必须温固脾肾以杜绝生痰之源。

我之前治疗过的一些哮喘病例，开始采用汤药辨证，百般调方换药，宣肺平喘，肃肺平喘，化痰平喘，纳气平喘，不仅无效，反而越见加重。现在通过对过敏性哮喘病因、病机的再认识，通过大量医案的精读体会，采用河车大造丸，金匮肾气汤，四逆汤，青蛾丸，参蛤散，大剂量灵芝，冬虫夏草的口服治疗，不治喘而喘自愈，使我更加深刻地体会到过敏性哮喘其正虚的本质面目！

在治疗小儿哮喘方面，由于小儿为稚阴稚阳之体，常因饮食不当损伤脾胃运化功能，滋生痰湿，相火难降而致肺热者多见。第一步我先以自拟止咳平喘汤治标，待咳喘症状消失，紧接着第二步采用自拟散剂（炒山药、炒白术、陈皮、鸡内金、姜半夏、薏苡仁、焦三仙、太子参）口服 20～30 日，以健脾化痰为主，补益肺气，提高机体免疫力。如此 1 个月左右，即可达到临床治愈，而且 90% 病例远期疗效稳定。少数迁延反复者，经过 2～4 个疗程的治疗调护，也能够达到治愈的疗效。这方面积累的病例达到 180 余例。

这里还要特别提到我自拟的止咳平喘汤，自临床创立应用以来，对于热证哮喘疗效优于一般教科书及名医医案、医话所载处方。根据明代李中梓《医宗必读》"大实有羸状，误补益疾，至虚有盛候，反泻含冤"的启示，临床上我以此方加减，曾治疗过数十例西医院束手无策，中西药均无效，整日端坐频喘，生活不能自理的严重患者。虽然患者表面上看体力难支，但是服用止咳平喘汤后，往往在 1 周内明显见效，1 个月左右病情基本好转并且稳定。后期通过调补脾肾，肃肺化痰进一步巩固疗效，预后亦良好。

对于慢性喘息性支气管炎和肺气肿的治疗，在扶正化痰的同时，按照《伤寒》方的方证相应原则，对证选用小青龙汤，射干麻黄汤，厚朴麻黄汤，麻杏石甘汤，麻黄汤，桂枝加厚朴杏子汤，大柴胡汤，皂荚丸加减化裁，效果比较满意，但是高龄肾气虚者不可轻易使用厚朴、枳壳等降气药，以免犯虚虚之弊。现在回想起刚开始治疗喘病时服药出现腹泻的病例，当属脾肾阳虚体质，我当时被表面的虚热之象所蒙蔽，给服寒凉清热药以及降气药，导致清阳之气受损，"清气在下，则生飧泻"。

对于肺心病、心力衰竭患者所见喘证，我常常采用四逆加人参汤、参附龙牡汤、真武汤，重用制附子 30～50 克，配合人参、当归、地龙，强心肾，通血脉，平咳喘，显效快而稳定。

总之，现在对于喘病的治疗，我通过辨证求因，辨证与辨病相结合，结合整体观念，三因制宜，治病求本的原则，灵活选用自拟止咳平喘汤以及诸多平喘方剂加减化裁，遣方用药，配合饮食宜忌，治疗比较得心应手，有效率较高，远期疗效比较稳定。而且对于顽固性，症状重，病史长的喘病，也擅用大方重剂以克之，符合张琪教授所提倡之多靶点整体治疗法，屡起沉疴。与此同时我也越来越体会到医道至艰，疾病千变万化，为医者任重道远，我愿以学习一生的心态，与诸位中医同道共勉！

治上焦如羽，非轻不举

咳嗽是临床常见病，其病因有外感、内伤之别。不少中医同道在治疗咳嗽时疗效欠佳，甚至用药后咳嗽加重，不仅仅是辨机有误，方药失措。据我观察，大多治疗咳嗽的中药方剂处方中，清肺降肺，宣肺止咳的药味，数量多，剂量大。孰不知肺为娇脏，最易被伤气阴。前胡、白前、牛蒡子、半夏、枳实、桔梗等宣降肺气中药，黄芩、桑白皮、黄柏等苦寒燥湿药，较易耗伤肺气、肺阴。清代明医吴鞠通在《温病条辨》里提出的"治上焦如羽，非轻不举"正是治疗咳嗽的最佳原则。合理的止咳处方应该是紧扣病机，药味少，剂量轻，时时重视扶正为先、为主，或益气或养阴，或培土生金，再辅以小剂量肃肺或清肺之品，往往疗效立彰。

哮喘加重的真实原因

2007年5月7日上午七点钟，我的手机就急促地响个不停。原来是一位哮喘患者打来的，语气带着质问：为何吃你开的中药汤剂反而咳嗽、哮喘加重了？

我记得她是上周六来看病的，患哮喘7年多，我给她开的是经方射干麻黄汤，完全符合她的病情，怎么会无效反而加重呢？

根据我以往的经验，患者一旦病情出现反复或者加重，常常第一时间会在服用的中药上面来找原因，而忽视或罔顾其自身的饮食、情志、起居、劳逸等因素。

我果断告诉患者绝不是中药问题，一定是饮食不慎或者着凉引起的病情加重，然后耐心地询问她服药这些天来的情况。患者说第一天喝药后咳喘很快减轻，第二天、第三天、第四天感觉明显好转，孰料从昨夜到今晨，咳喘大作，气短难续。假如中药汤剂有问题，至少应该服用无效，而绝不可能出现这样服药前四天症状越来越好转，第五天却又突然病情加重的情形。我问患者病情加重的前一天晚上吃了哪些饭菜？她说朋友请客，在饭店吃了拔丝地瓜、烤羊肉串，当时并无不适。果不其然，病情加重的原因就出在饮食不当上！

初诊时凡是咳喘患者我都反复向其嘱咐说明，一定要严格忌口太咸，太甜，面包、糕点、油炸、烧烤、烘焙食物，鸡肉、羊肉、狗肉、烟、酒、韭菜、辣椒，无鳞鱼，虾，蟹，贝壳类海鲜。这些不当的饮食物会滋腻碍脾而生痰，助热生火，而咳喘病的基础病机就是痰浊蕴肺，肺气失于宣降。这是中医学历经数千年总结出的医学经验，朴实深刻，毋庸置疑！

我告诉患者正是这个晚餐违反了哮喘病的忌口原则，油炸、烧烤的食物滋生痰热，羊肉性温，肥腻生痰，导致肺气宣降难行，病情必然加重，并再次嘱咐她要严格忌口才能完全康复。

自此之后的治疗非常顺利，一共经过三周的中药调治，同时患者严格遵守医嘱改变了不当的饮食结构与习惯，其哮喘得到临床治愈。

这个案例让我们充分认识到饮食合理与患病忌口的重要性。尽管能治愈所有疾病的医生在现实中是不存在的，但是成为一名唯患者是重，责任心强并且医术扎实的医生，是我们的本分。

面对人类精奥的生命体，我们中医师应当结合天文、地理、社会、人性、饮食、起居、劳逸、情志等方面去认识、了解、掌握人体的解剖结构、生理功能、病理变化等特性与规律，从而指导我们准确辨机诊断，准确提出治法、方药，而且疗效确凿！

哮喘食疗方一首

灵芝 40 克，鸡胸脯肉 50 克（一天的量），慢火煮 1 小时，喝汤吃肉，连续 2 个月，提高机体免疫功能，在哮喘平缓期服用，效果甚佳，部分患者可以根治。

灵芝，性味甘平微苦，益气血，安心神，健脾胃，大补肺气，增强呼吸系统免疫力。鸡胸脯肉，蛋白质含量高，补充多种氨基酸，滋养精血，二者相伍，扶正固本，大补肺气，进而达到哮喘治本而除根的功效！

中医对脑血管病变机制的思考 —— 一则网络医案的点评

某患者，男，45 岁。一年前突然昏仆在地，不省人事，经抢救后神志转清，但左侧肢体活动失灵。据述患者曾多服丹参、赤芍、红花等药，效不显。近来终日烦躁不宁，大便秘结，数日不行，小便赤如浓茶。

查：舌红、边有瘀斑【瘀血证体征】，苔糙老起芒刺，六脉滑数挺指【阳明腑实证】。

据此，诊为瘀热阻滞，血脉不通之证。遂处：大黄 9 克、黄连 9 克、黄芩 9 克。服 3 剂后，患者欣然来告，自谓进 1 剂，大便通；3 剂尽而心烦顿消，肢体活动明显好转。且当场示范，手足活动颇灵便。复视其舌，糙老之苔已退，其脉已趋平缓。

按语：偏枯多起于情志不遂，气逆血瘀，《素问·生气通天论》曰："阳气者，大怒则形气绝，有伤于筋，纵，其若不容。"因其气逆久瘀，必生瘀热，故治疗当抓住瘀热一环，用活血化瘀清热之法。刘渡舟先生常选用大黄黄连泻心汤。因方中"大黄味苦寒，主下瘀血，血闭"，再以黄连、黄芩清热，则瘀通热去，经脉调畅，其证必减。学习经典《伤寒论》第154条：心下痞，按之濡，其脉关上浮者，大黄黄连泻心汤主之。《伤寒论》第164条：伤寒，大下后，复发汗，心下痞，恶寒者，表未解也。不可攻痞，当先解表，表解乃可攻痞。解表宜桂枝汤，攻痞宜大黄黄连泻心汤。

各家论述《古方选注》：痞有不因下而成者，君火亢盛，不得下交于阴而为痞，按之虚者，非有形之痞，独用苦寒，便可泄却。如大黄泻营分之热，黄连泄气分之热，且大黄有攻坚破结之能，其泄痞之功即寓于泻热之内，故以大黄名其汤。以麻沸汤渍其须臾，去滓，取其气，不取其味，治虚痞不伤正气也。

【彧彰点评】中医之难，尽在辨证识机，用药选方！这个病例，在西医思维来看，主病灶在脑，诊疗会完全围绕着脑部查找病灶，疏通扩张血管，溶栓通脉，或者清除出血……而实际上临床这类患者必须运用中医的整体观念，脏象经络理论来指导诊疗脑部的梗死，出血，其主要的病因病机其实与太阳经、阳明经、少阳经、少阴经以及胃肠阳明腑的瘀滞（痰浊、湿热、宿便、瘀浊）密切相关。

思路决定出路！大家必须深刻理解这一点。此案表现的烦躁、便秘、苔糙老起芒刺、脉象滑数亢奋，俱是阳明腑（胃、大肠）实热瘀滞表现，这也是此案的核心病机。因此用方可以选择三黄泻心汤，也可以选择大承气汤，均有显著疗效。关键是我们的治疗方向必须准确，不要受西医机械、局限思维的干扰。曾有李可先生的学生发过一则医案，乃蛛网膜下腔出血，危在旦夕。根据该病情辨证识机，诊断其为少阴伤寒证，采用大剂量麻黄附子细辛汤连续服用，转危为安而痊愈。这从西医学角度来看，这则病案能起效治愈实乃匪夷所思，风马牛不相及之荒诞事。而从中医学来讲，此案医者之医术近乎道，令人难以望其项背！

脑卒中、高血压病的外感病因病机浅释

当代中医、西医对于脑血管病（高血压、脑卒中）的病因病机普遍认识不清，

思维僵化，脑病治脑，造成舍本逐末，误治失治，病残率、复发率、死亡率较高。

这类病真正的病因之源头就在颈项部位。与这个部位相关的主要血管有椎动脉、椎基底动脉、颈动脉、颈静脉，还有中医所说的太阳、阳明、少阳经脉，经筋，皮部。

其基础病理是颈项部的皮下与肌肉筋膜累积性受寒、劳损，引起椎体偏移，颈项部大血管受到牵拉挤压，血运不畅，相对应的管控血管的交感、副交感神经链亦受到血供不良的影响而调节失衡。

日常生活中，外感风寒湿因素随处可现，如饮食生冷，洗浴游泳，风扇空调，睡眠开窗，衣着暴露，汗湿沾衣，淋雨涉水，秋冬天寒等等，均可加重颈项部位皮肤、肌肉筋膜的紧张、郁阻，促使血管收缩，湿浊瘀滞，增大血管内压力与血运困难，引发高血压与脑血管内膜损伤。一旦遇到进一步受寒或情绪激动，血压猝然升高超出阈值，或椎基底动脉短暂缺血，都极易引发脑血管卒中的发生。

如果完全从中医角度辨证识机，则需抛开所谓的脏腑辨证，遵从六经与经络辨证法，太阳主皮肤腠理，阳明主肌肉，少阳主筋（筋膜、韧带）。

外感风寒湿，极易侵袭人体暴露在外的头颈部位，而头为诸阳经之总会。风寒湿可以收紧皮毛腠理，筋膜血脉，久则使其挛缩粘连，阻滞、减少经脉气血津液的营运，进而影响脑髓、脊髓血供。

机体为保证脑髓的充沛气血，维持其生理功能，而调动肝脾心之升发，引起血压偏亢，为脑卒中的发生构成病理基础。

在这里，风寒湿是主要的关键性的病因。而麻黄、桂枝这类辛温发表中药，可以疏散肌表风寒湿邪，疏通太阳、阳明、少阳经脉，改善皮肤、肌肉、筋膜的血运，释放颈项部大血管的外部阻力，在脑卒中未发病时进行治疗可以防患于未然，平衡血压，舒通血脉经络。一旦发病亦可从此处入手，解表通里，改善脑髓血供，即便出血亦能降压止血，促进脑组织恢复正常供血与功能。这正是续命汤、葛根汤、麻黄附子细辛汤等麻黄类方治疗高血压、脑卒中的机制。

眩晕如醉的中风先兆居然是颈椎病导致的

刘先生，65岁。因为连日来日夜照顾住院卧床的妻子，出现头晕足轻，面红目赤，步态不稳的脑中风先兆表现。

我脉诊发现其寸关浮实，尺沉弱，舌底血络青黑，反映的病机为水亏木郁，土湿血瘀，遂郑重告知患者：颈椎、肩周、胸背部筋膜紧张，太阳、阳明、少阳经气血瘀滞，肝肾阴虚明显，导致心脏与脑部供血不足。当即为其做中医整脊点穴手法治疗，松解颈肩背部筋膜，改善脑供血，缓解眩晕症。同时给予归芍地黄汤加葛根、威灵仙 7 剂，水煎服，补肝肾，通经络。刘先生遵医嘱当天下午做完手法整脊点穴治疗，眩晕明显缓解。

2 日后他来做第 2 次整脊点穴治疗时，行走自如，症状全消。

我们临床总结发现，60%～70% 的脑梗死、脑溢血等脑中风的病因病机就是三阳经为外感风寒湿邪侵袭，头颈肩背经脉气血瘀滞，颈椎部分椎体不同程度出现错位，卡压椎动脉影响脑组织血供。许多患者 2 次、3 次复发脑卒中的病因亦在于此。

重症贫血的辨机治疗新法

重症贫血，无论是医师还是普通人都会认为属于严重的气血亏虚，缺乏铁元素或营养不足才会引发，在临床中往往服用补铁剂治疗缺铁性贫血，中医采用左归丸、八珍汤、四物汤、十全大补汤、人参归脾汤等补益气血的方药调治，但是其实际疗效往往差强人意，患者的贫血程度反而日益加重，这不能不引起我们临床中医师的深刻反思。

我个人的临床经验发现，部分重症贫血与外感风寒湿邪循经络入脏腑，化热、化毒破坏脾肾、骨髓的生血功能有关。我们采用升降散加减辨证治疗后，重症贫血会迅速得到改善甚至康复。下面我们来看看升降散的原方组成、配伍与方义。

升降散记载于清代杨璿的专著《伤寒温疫条辨》书中。升降散主治温病表里三焦大热，其证不可名状者。

【功用】升清降浊，散风清热。

【组成】白僵蚕（酒炒）2 钱，全蝉蜕（去土）1 钱，川大黄（生）4 钱，广姜黄（去皮）3 分。

【主治】温热、瘟疫，邪热充斥内外，阻滞气机，清阳不升，浊阴不降，致头面肿大，咽喉肿痛，胸膈满闷，呕吐腹痛，发斑出血，丹毒，谵语狂乱，不省人事，绞肠痧（腹痛），吐泻不出，胸烦膈热，疙疸瘟（红肿成块），大头瘟（头部赤肿），蛤蟆瘟（颈项肿大），以及丹毒、麻风。

【制法】上为细末，合研匀。

【用法】病轻者分4次服，每服重1钱8分2厘5毫，用冷黄酒1杯，蜂蜜5钱，调匀冷服，中病即止。病重者分3次服，每服重2钱4分3厘3毫，黄酒1杯半，蜜7钱5分，调匀冷服。最重者分2次服，每服重3钱6分5厘，黄酒2杯，蜜1两，调匀冷服。如1～2剂未愈，可再服之，热退即止。

禁忌：服药后半日不可喝茶、抽烟、进饮食。若不能忌，即不效。

方论：《伤寒温疫条辨》云："是方以僵蚕为君，蝉蜕为臣，姜黄为佐，大黄为使，米酒为引，蜂蜜为导，六法俱备，而方乃成。僵蚕味辛苦气薄，喜燥恶湿，得天地清化之气，轻浮而升阳中之阳，故能胜风除湿，清热解郁，从治膀胱相火，引清气上朝于口，散逆浊结滞之痰也；蝉蜕气寒无毒，味咸且甘，为清虚之品，能祛风而胜湿，涤热而解毒；姜黄气味辛苦，性温，无毒，祛邪伐恶，行气散郁，能入心脾二经，建功辟疫；大黄味苦，大寒无毒，上下通行，亢盛之阳，非此莫抑；米酒性大热，味辛苦而甘，令饮冷酒，欲其行迟，传化以渐，上行头面，下达足膝，外至毛孔，内通脏腑经络，驱逐邪气，无处不到；蜂蜜甘平、无毒，其性大凉，主治丹毒斑疹，腹内留热，呕吐便秘，欲其清热润燥，而自散温毒也。盖取僵蚕、蝉蜕，升阳中之清阳；姜黄、大黄，降阴中之浊阴，一升一降，内外通和，而杂气之流毒顿消矣。"

通过以上内容我们看到，升降散入三焦经，直达血分，善于清解血分郁热毒邪。解剖学、生理学发现，骨髓是机体造血之处。中医学认为，骨髓在脾经、肾经、元气的激发、维护下化生血液。当外感风寒湿邪、温毒之邪侵犯三焦经，可循经进入血分、骨髓，毒化、破坏骨髓造血功能，导致重症贫血。

我们采用升降散，以片姜黄代替姜黄，再加荆芥、紫苏叶、青皮、生地黄，凉血生血，清透血分、骨髓毒热之邪，恢复脾气、肾气正常的造血功能，往往见效快捷，远期疗效稳定。

典型病例：

吕某，男，32岁，2002年3月初诊。患者确诊再生障碍性贫血2年。身高183厘米，体重97.5千克。望其面色蜡黄，唇色极淡，语声低弱，指甲苍白，双手掌在手电筒照明下毫无血色。头晕，心悸，气短，牙龈出血时作，身体极度乏力，行走艰难。恶风、畏寒。刻下血红蛋白26克/升，血小板计数$40×10^9$/升；心率95～108次/分钟。舌淡苔白厚，脉细微弱数。

辨机诊断：虚劳病（再生障碍性贫血）。外感风邪、温邪，三焦郁热，毒热深入营阴骨髓，导致生血障碍。

治法：祛风凉血，透毒热之邪外出。

处方：升降散加减。

蝉蜕6克，僵蚕12克，片姜黄10克，大黄3克，荆芥炭6克，紫苏叶6克，青皮6克，白茅根25克，生地黄12克。7剂，每日1剂，水煎服，早晚各服用1次。

患者服用此方后感觉面色、舌色、唇色、肤色、指甲逐渐出现淡红色，体力改善明显，全血象逐步好转。2003年3月我去莫斯科工作，药方交给患者家属，嘱其自行购药服用。2009年患者给我打电话咨询时得知他病情恢复稳定。

糖尿病肾病患者经中药辨治3日的化验数据对比

糖尿病肾病患者经中药辨机施治3日后的化验数据对比，其中的肾功能指标改善显著，患者自觉尿频、遗尿、尿不净，身体乏力，寐差，有水肿和高血压，服用中药汤剂3日后均有明显改善。不过她第3日就去医院复查，原因是她当天早上突然发现下肢大片紫癜。经过详细沟通，她常年口服阿司匹林片，于是嘱其停服一切西药，只服中药汤剂，现在紫癜已消除。

从中医治愈脑囊肿病案思辨治疗脑病、脊椎病的医理

大连中医饶华医师分享脑囊肿病案：唐某，男，16岁，于今年3月在学校自由活动中，突然晕厥，后经当地医院急救治疗后，建议去北京301医院就诊，当时怀疑脑部组织有问题，因当地医疗水平有限，遂建议进京，后经301医院诊断为脑组织囊肿，建议家属手术治疗，但有可能会产生后遗症。别无他法，孩子父母考虑到各方面实际情况，听从了朋友建议，采用保守治疗，几经转折，介绍到我这里。

初诊，望其形体消瘦，面色暗淡，但目睛有神【**面色暗为气血不达所致，但年方十六，生机勃勃，故目睛有神。有些疾病就是这么矛盾，但在临床也很正常**】。舌苔白腻，舌体微大，有齿痕。

闻诊：语气低微，怯懦【**可能受心理因素影响，孩子小，没经过此等经历，故留有心理阴影。肾气偏弱亦是主因之一**】。

问诊：晕厥情况总共出现过两次，第一次在去年夏末，家里人均按照中暑治疗。第2次则在今年，孩子学习紧张，经常熬夜补课，且坐姿长期不正确。饮食如常。

切诊：脉象细弦，尺部迟涩。三部举按皆弦【双手脉弦为痰饮特征】。方药如图【附图为饶华医师原始处方】。

经服药治疗 1 个月后，再做检查时，脑囊肿消失，连我也认为这是个奇迹。原来预计是在 6 个月左右痊愈。此子生活不规律，久坐少动，经络瘀滞。久坐伤骨伤肾，久思伤肝伤脾。16 岁少年，纯阳旺盛，故下此方。我也没想到效果出奇得好，仅用了 1 个月的时间就已痊愈，比我预期的提早了半年。我认为是这孩子年轻，生机旺盛，再加上运气好。如果换个年龄大些的就难了，几年前曾经也治疗过这样一例患者，但只控制了一半，没有发展，后来也就放弃治疗了。

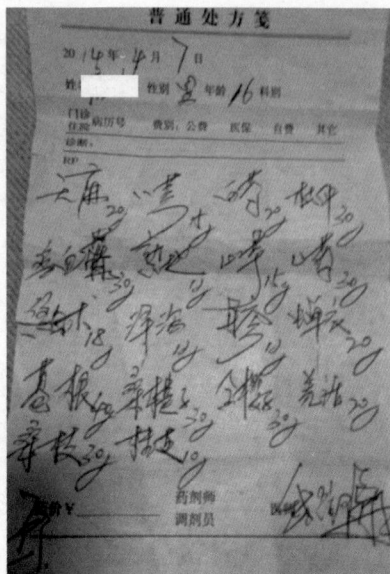

【彧彰解析】现在的儿童自幼普遍使用抗生素，损伤了脾胃、肝肾，上学，尤其是中学后又缺乏运动，整日久坐，大量做题，形神俱疲，思虑困脾，后天失养，脾肾两虚多见。此少年即属此类。

饶医师处方中熟地黄、山茱萸、金樱子、桑椹补益肾水，山药、白术健脾促运燥湿，泽泻利肾浊，补中有泻。葛根、桂枝、桑枝、川芎、羌活、天麻、杜仲、鸡血藤等疏通太阳、阳明经气血，太阳经直接入脑，改善脑络气血，消散囊肿之积液。而少年人生机蓬勃，故此对证方药更易取效。

我近日反复思考饶华医师的脑囊肿医案，认为该案极其典型地反映了中医治疗脑病的辨证用药规律，今天试析如下。

经络学上足太阳膀胱经循行头部络脑，沿背部夹脊而下，入络肾，同时三阳经统于督脉。三阴经统于任脉。任督二脉运行先天精气，为三阴、三阳经气的源泉。

太阳经是三阳经之首，人体最外层的保护屏障。太阳经气根源于肾精所化之气，与脾胃运化的水谷精气，加上肺吸入之清气共同构成。故补益肾精，就是为太阳经气提供充足能量储备，增强太阳经气深度、强度。

脑为髓海，肾精可化髓，充足督脉之先天精髓，直达脑髓。而焦白术、山药健脾燥湿，促进脾胃运化生成水谷精微，化生气血，亦使太阳经气充沛，如此则脑髓充实，督脉与太阳经气，势雄力强，清除囊肿等经络郁结则干净彻底。

【彧彰对饶华医师脑囊肿医案再思考】

前面谈到补益肾精可充实脊髓、脑髓，壮督脉，为太阳经气提供充沛的后援补充，促进太阳经气的强度与动能。近日我再思考：临床常见脑萎缩，颈椎、胸椎、腰椎排列参差不齐，各种椎体偏移，骨质增生，筋膜粘连，韧带钙化，均可认为是督脉阳精之气不足，骨骼失养，太阳经气亦虚，不能充分温养脊椎两侧肌筋，且御寒能力下降，每易受寒而经气被困，肌筋挛缩、紧张，引起脊椎所受牵拉力产生偏差，进而导致脊椎体的偏移，椎间孔狭窄，卡压相关神经纤维。

如果诸君认可此理，那么在治疗颈椎、胸椎、腰椎病时，患者椎体关系越紊乱，我们越应重视补益肾精的力度。当然，除了肾精重要外，脾胃中气的重要性也非常突出，原理亦然。

椎体的稳固，得益于其周围肌肉、筋膜、韧带的强韧，而最关键与根本的，是太阳经与督脉中源源不断的充沛阳气对于椎体以及其周围肌筋的固护。

肿瘤治疗首重解毒、化毒、排毒

我治过的各种肿瘤患者，他们的体味，或者口气，或者矢气，或者尿、汗、粪便，妇女的白带，往往都有恶臭或难闻异味存在，妇科恶性肿瘤患者的白带甚至颜色复杂：绿的，黄的，红的，青的，白的，这种五色交织的白带，当然也往往伴有腥恶臭的特点。

那么通过这个现象，我们作为中医师应该能够考虑到，这实际是人体排毒的表现，也提示我们，恶性肿瘤的发病机制与体内滋生的各种剧毒物质有直接关系。那么，我们中医治癌，就应该着眼于机体内形成的癌毒：气毒、湿毒、痰毒、水毒、血毒、食毒，将其想方设法通过涕、泪、汗、尿、粪、白带、呕吐物等排出体外，所谓的"给邪以出路"即是此意，如此才能进一步提升正气，抑制癌瘤发展，进而治愈。而西医采用毒性较大的化学药物通过血管注射抑杀癌细胞，实质上是给人体添毒加毒。这样做法其实是与癌症的正确治疗相悖的。

晚期食管癌患者吞咽障碍仅刺络治疗一次即消除

2015 年 12 月 16 日早晨，我接到深圳食管癌患者家属的电话：今天早上她父亲吃饭吞咽感觉很顺畅，没有之前那种噎阻的障碍感了。而且昨晚到现在，疼痛难忍的背部再未疼痛。因为他们是昨天上午从北京协和医院赶来大连第一次看诊的。当时刺络治疗一次，中药汤剂仅吃了 1 次，对于这样的疗效他们既惊喜又满意。

但我要强调的是，这位食管癌患者已经发生了骨转移，右侧胸廓高高隆起变形，自诉气短，胸闷，咳喘数年，可是至今每天要吸两盒烟。过去是天天洗澡，现在明显感觉体力不支，消瘦较快，还是坚持每隔二三日洗一次澡，而且他自己还说"每次洗完澡都感到非常疲劳"。

洗澡其实非常消耗体能，对于气血虚弱，营卫气虚的老年慢性患者，会导致寒湿通过体表经络逐步侵入，经络气血瘀滞，日久必入内脏，引发脏腑病变。此为中医学所谓的"表邪入里"，也是一部分肿瘤的初始病因。

医圣张仲景在《金匮要略》中明确指出疾病的发病机制："千般疢难，不越三条。一者，经络受邪，入脏腑，为内所因也；二者，四肢九窍，血脉相传，壅塞不通，为外皮肤所中也；三者，房事、金刃、虫兽所伤。"此为临床客观事实，毋庸置疑！

我触诊发现此患者颈椎以及整个脊椎均有不同程度的错位变形，颈椎横突、椎板上面的肌肉筋膜、韧带粘连严重，这与频繁洗浴、乘凉、饮食生冷关系密切。

在昨天看诊过程中，患者提到喝牛奶后腹泻，让我又惊出一身冷汗！牛奶性寒，含有大量生长素，非常容易刺激癌细胞加速分裂繁殖。同时我临床发现许多嗜好牛奶而厌食的孩子往往营养不良，四肢消瘦，腹部凸起，类似疳积，身体虚弱。因为亚洲人的主食营养源自米饭、面食，而对于牛奶中的主要营养"牛乳糖"，因缺少乳糖酶而无法分解吸收，并且极易产生过敏反应，所以喝牛奶容易腹泻或大便秘结，且影响正常食物营养的分解吸收。肿瘤患者喝牛奶同样会引起营养吸收障碍而气血亏虚，预后不良。因此癌症患者必须严格忌口，尤其是奶制品！

疱疹性咽峡炎与手足口病的古中医预防法

首先大家要明白，疱疹性咽峡炎与手足口病的发病以及传染、流行，其实是属于古中医学的时令温病范畴。

在当前的夏季三伏天的暑湿天气中，由于儿童普遍处于饮食结构杂乱、饮食过量，而且成年人不懂得、不尊重幼龄小儿的生理特点，以生冷瓜果、鸡鸭鱼肉蛋奶、粗纤维的蔬菜作为日常主要饮食喂养孩子。家长们普遍认为孩子多吃食物会更健康、更苗壮，零食亦是供应不断，最终导致婴幼儿稚嫩的脾胃长期处于错误喂养所带来的伤食、积食状态，痰湿、宿食、宿便等实邪蓄积，导致孩子们中气不足，睡眠不安或晚睡，儿童天生俱有的与大气环境变化自我协调的功能大为削弱。

因此，当暑湿偏盛，风雨频繁（大自然的木气动荡）的时令节气下，中气不足，内有实邪郁滞的小儿机体，其稚嫩的肝胆木气震荡加剧，三焦相火失位，夹湿化毒而生疱疹。

手、足、口腔都是与脾、胃、小肠、大肠经络密切相关的部位。相同的时代特征下的儿童喂养方式，哺育观念，相同的机体内在病理态与相同的天地时令节气紊乱态，导致了大量相似病症的发作，这就是所谓的传染性、流行性的真相！

只有懂得了疱疹性咽峡炎与手足口病真实的病因病机，我们才能正确地预防与治疗。在此分享一首防治疱疹性咽峡炎与手足口病的实用灵验食疗小方：

黄豆 20 克，黑豆 20 克，绿豆 15 克，薏苡仁 30 克，甘草 5 克，乌梅 12 克，冰糖 25 克，神曲 8 克，每日 1 剂，水煎 30 分钟，代茶饮。疱疹严重者可以将薏苡仁加量至 30 ～ 60 克。

小儿脾虚腹泻的治疗绝招

根据著名中医赵传璋先生的临床经验，小儿腹泻多由于脾胃虚弱导致。采用针刺长强、双侧足三里穴。我的经验为：因小儿恐惧针刺，故医师可以指代针，柔和按揉两穴各 5 分钟，往往一次见效。

小儿无原因突发高热的真正原因是什么？

有过哺育儿童经验的家长都会遇到孩子莫名其妙突然发热的情况，一旦带孩子去医院，结果就是被告知这是细菌或者病毒感染引起的感冒，需要立即消炎。的确，西医儿科治疗这种病情就是用西药发汗退热，抗生素消炎杀菌，或抗病毒治疗。如果再无效就一再地提高使用抗生素的级别，如 2013 年时万古霉素在大连市儿童医院就被广泛使用了。

我们经常在网络上看到全国各地的家长们因为孩子发热反复治疗无效而惊慌失措，也经常看到一些儿童因为发热治疗无效直至病危抢救无效而夭折这样的不幸悲剧，基本上就是采用了这类治疗方法。医院对此的解答永远是严重感染。

那么究竟是什么样的感染会导致这样顽固的发热呢？有没有一种可能是医师对儿童发热的真实病因、病机认识错误，进而错误用药、错误治疗导致的预后不良呢？

临床上总结小儿发热的原因其实大多数是由于过食生冷瓜果、饮料等寒凉食物，使脾胃（胃肠道）的功能受损，中气不足，胆经相火不能正常地下降而上逆引起的。这类儿童的表现除了体温升高，还有手心热或头身热，与细菌感染、病毒感染毫不相干，治疗方法更是极其简单：冰糖或白糖水，或黄豆50粒煮浓汤内服，高热即退。

如果确实是患上了病毒性流感，患儿的表现应该是：发病初起头疼身痛，先发冷后发热，发热之后但热不寒，昏昏欲睡，精神倦怠，脉象貌似跳动有力却又模糊不清，这时候就用乌梅5颗，冰糖1两，浓煎饮服。如果脉象虚小，就用黄豆、黑豆、绿豆各10克浓煎饮服，效果立竿见影。

也有由于过食肉类，进食过杂过饱而造成食积导致的一类发热，患儿口气臭，舌苔黄，不爱吃饭，大便不爽或恶臭，治疗方法是淡豆豉30～50粒煮水饮之，速效。

这就是古中医学对于儿童常见发热的解决之道：尽可能地采用药食同源的中药，以恢复脾胃中气为原则，既快速消除病症，又增强儿童体质，真正体现了对患儿"医者仁心"的人文关怀，体现了医疗的人道本质。

为什么小儿发热不应滥用抗生素？

抗生素就是老百姓常说的消炎药，它的药理作用是杀死致病菌，消除细菌引起的局部感染。而小儿发热的原因前文已经阐明，往往与细菌感染无关。

也许西医会信誓旦旦地拿出血液常规检查结果来说话：看，患儿的白细胞指标已过万了，证明小儿发热是因细菌感染。那么事实如何呢？我们暂且不说发热的小儿被查出白细胞超标的比例很少，即便白细胞确实超标，有细菌感染存在的可能，我们也要问一句：为什么人体会短时间生产出这么多的白细胞呢？

我们知道，白细胞是机体防御系统的一个重要组成部分。它通过吞噬和产生抗体等方式来抵御和消灭入侵机体的病原微生物，包括致病菌。人体产生更多的白细胞确实是为了杀菌消炎。那么为什么会有这么多的致病菌进入身体，需要这么多的白细胞来辛苦工作维护身体健康呢？真实原因是人体的防御细菌入侵能力下降。这与西医所说的免疫力下降有关。而维持保障人体免疫力，防御致病菌入侵最关键、最重要的就是保护脾胃（胃肠道的消化吸收功能）。

人体的胃肠道为消化系统的一部分，中医称之为脾胃，是人体消化食物，吸收营养，生成气血能量，供应人体生命运转，维持新陈代谢功能的重要器官。而消化食物离不开大量生存于胃肠道之中的有益菌，如乳酸菌、酵母菌等。西医也知道肠道是人体最大的一个免疫器官，有益菌不仅可以帮助分解、消化食物，也可以分泌一些抗原物质，激活并强化肠道的免疫系统。

既然如此，那么我们现在回过头来看看，一旦对人体使用了抗生素，会产生什么结果。抗生素是杀菌消炎的，在它眼里没有致病菌、有益菌的区别。它口服进入胃肠道吸收，直接先杀死的是胃肠道之中的大量有益菌。这些有益菌死亡，使得胃肠道消化、吸收营养，为机体供应气血能量的能力大幅度下降，这等于是自毁长城，同时直接第一时间降低了人体免疫功能，使机体防御致病菌侵入的能力不足。这对于正在调动全身能量储备与致病菌作战正酣的处在发热中的人体而言是断了自己的后勤供应，结果不言而喻，更多的致病菌大肆侵入人体损害健康。从中医角度讲，这是进一步损伤了脾胃中气，使相火逆行更甚，发热更剧。

讲到这里，大家不难看出使用抗生素治疗感冒发热到底帮了谁，产生了怎样的后果，这种后果是积极的？还是消极的？同时不难看出，我们应该采取的正确的治疗思路是补充供给，增强机体免疫功能。正确的治疗方法应该是：用冰糖、白糖、黄豆、黑豆等来补益中气，敛降相火，增强脾胃功能，提高免疫力，生产更多的白细胞这类维护机体健康的物质来消灭致病菌，解除发热，促进机体健康的恢复。

漫谈小儿病与用药

2015年8月26日下午三点钟，我收到一位3岁女孩家长的微信，反映孩子的病情的症状：前两天低热，做小儿推拿后转为高热。刻下体温37.4℃，睡觉时、吃饭时咳嗽较重，闻声音咽喉部有痰，患儿不会吐痰。三天未排便。舌苔白厚，脉象不详。

这是典型的内伤饮食而食积，胃气不降而君相火逆，复加外感寒邪而营卫不和导致发热。肺气不降而咳，肺津郁而成痰。脾难升清，阳明腑气难降，故三日未排便。

治法当消导食滞以复升降，解表降肺止咳，则营卫自调而退热。

我以淡豆豉10克，杏仁10克，一剂收功。这也是小儿脏气轻灵，一拨即应的体现。

自从学习彭子益先生的圆运动古中医学儿病篇后，我对于小儿生理、病理、用药的特点与方法理解加深，临床运用娴熟自如，同时对于中医同道大肆使用传统方剂治疗儿科病的方法不敢苟同。太多的中药性味猛烈，或燥或寒或峻，伤气动血，不利于小儿。

小儿病最常用的是药食同源的黄豆、绿豆、黑豆、薏苡仁、豆豉、杏仁、扁豆、山药、乌梅、白糖、葱白等中和之品加减组合而调气机，可以解决大多数的发热、食积、咳喘、吐泻、湿疹等常见病。

比如令许多人惊慌失措的小儿手足口病，就是食滞、湿郁所致。以黄豆、黑豆、绿豆、扁豆、薏苡仁、豆豉、乌梅、白糖加减，煎汤服用，配合忌口，5～7日即可痊愈。

小儿脏气轻灵，机体稚嫩，所谓稚阴稚阳，脾胃极易受损。饮食稍过（杂、多、生、冷、硬），即胃气迟滞，营卫不和，免疫力、抵抗力很快下降，尤其换季之时，不耐风寒暑湿大气变换而屡屡发病，家长与医师均不知究竟，一筹莫展。

另一方面，西医程序化的机械诊疗与给药模式，对小儿机体伤害巨大！退热发汗，抗炎杀菌，静脉输液，一损脾胃中气，二使寒水通过静脉直入三阴，伤损元阳。抗生素不仅抑杀机体有益菌群，而且对于骨髓细胞的抑制作用亦非常明显，成为儿童血液病的重要病因之一。机体中气一弱，或升降呆滞，则内外失和，外防薄弱，发病只在顷刻。

故小儿病用药当谨慎，安稳为上，否则面晦睑黑的小儿，不仅体质虚弱，心理亦易阴暗，怪异，未来将是国家民族的拖累。

古中医学育儿经

小儿脏气轻灵，为稚阴稚阳之体，全赖脾胃摄取饮食水谷之精微，化生气血津液，以为生发成长之用。故而喂养小儿之正确法则，必以护佑脾胃，吃米面熟菜为首要。

家长要充分考虑到婴幼儿娇小稚嫩的胃肠消化系统，其消化的能力与容积均十分有限。只要有一顿喂养进食过多，过杂，或者牛奶，粗纤维蔬菜，水果，各种肉类等幼儿难以消化的食物，就会损伤脾胃肠道，造成轻度、中度、重度积食，孩子会表现为食欲不佳，食量明显减少，甚至拒绝进食。

可是在现实生活中，我们看到的却是 6 个月大的婴儿，本来加辅食亦应该小心翼翼，唯恐不能吸收，家长们却普遍给予进口果泥，果汁喂服，使稚嫩的胃肠道，受到创伤。1 岁以上的幼儿，居然直接开始各种水果的喂食。

我们常见的场景是，一个幼小的宝宝，手里握着体积相当于他胃口数倍大小的水果在吃。本来是母乳不足才不得不服用牛奶、奶粉来替代的，结果却成了以奶粉为主食，甚至一直吃到五六岁，造成大便干结，厌食，营养不良，体质弱化。凡此种种，都会造成小儿伤食，消化不良。

但在此情况下，许多家长的做法却是许愿哄骗，或者强行喂食，最终导致幼儿脾胃失于健运，营养不良，面黄肌瘦，肤色暗淡无泽，小腹凸起，四肢消瘦，大便干结，或如羊矢球状，往往伴有脾气急躁、暴躁，入睡时出汗，寐中不安，半夜哭闹，不愿入睡，精力过剩，远衣被，赤足，饮冷，咬牙磨牙，惊搐好动，时常说腹部不适。

虽然每一位家长都是视子女如心肝宝贝，诚心希望孩子能够健康快乐地成长，所谓望子成龙、望女成凤，但是在自幼喂养哺育孩子的实际做法上，误区甚多，欠缺甚大，最终结果适得其反。这其中不仅是饮食结构不合理，喂养方法不得当，更有面对孩子生理性发热（变蒸）、感冒发热、咽痛、咳嗽、喘促、肺炎、呕吐、腹泻、厌食、遗尿、湿疹、荨麻疹等常见病时，不明病因，过于依赖发汗退热药、抗生素，造成小儿脾胃、肠道、肾脏、肝脏功能直接受损，机体免疫力、骨髓造血功能遭到破坏，许多儿童仅仅患一次感冒就被治成了频繁感冒，频繁扁桃体炎，频繁肺炎，久治不愈的小病包子。这其中，家长们固执甚至不可理喻地迷恋抗生素，是伤害孩子身心的重要原因。

我临床上经常遇到这类家长，比如一位3岁男孩的母亲，因为孩子高热不退，伴有咳喘，住院1个多月未见好转，在其他家长的推荐下，带患儿求治于我，经过我3剂汤药调治，患儿即痰出热退喘止。这位母亲抱着孩子复诊，一面感谢中药如此快速显效，帮助她儿子康复，一面反复追问我，医院的抗生素输液能不能停。

我问她：你孩子输液多久了？答：1个多月了。

我：有效果吗？答：没有效果，才来看中医。

我：中药有效果吗？答：效果非常明显，孩子吃药第一天，病症就明显减轻了。

我：输抗生素1个多月都没有效果，而中药1～3日就解决问题，为什么还要继续输液？答：我不敢停！我担心停了抗生素，孩子的病又加重了。

以上对话证明，这位家长已经没有起码的逻辑思维能力与分辨是非能力，心智迷乱。我认为这里面既有失败的教育因素（机械、固执、偏执），又有长期被西医药全方位强制洗脑的效果共同使然。

我们生活的这个时代，物质供应十分丰富，人们的饮食嗜好、营养观念、生活方式完全西方化。国人完全遗忘了我们的祖先是生活在农耕文明国家，数千年以来均是以五谷杂粮、蔬菜等植物类食品为主食，自己的肠胃早已适应了这种饮食结构。现在不分长幼，均以水果、蛋、奶、肉食、油脂为最高营养，以米面粮食、蔬菜为卑贱食材，因此造成当前三高症、心脑血管病发病率居高不下，成为健康第一杀手。

小儿父母以及爷爷奶奶，由于传统文化断层，中华民族哺育婴幼儿之特色优势被割舍，以至于在婴幼儿哺育知识上极度无知。"若要小儿安，三分饥和寒"这样精辟的古训，无人理睬，也无人理解。家长们普遍以饱食，杂食，水果、冷饮，高油脂、高蛋白、高糖、高热量饮食为乐事，以身作则，言传身教，并且强喂硬塞于幼儿，从而导致当前婴幼儿普遍存在不同程度的食积，脾胃差，吸收不良，体质弱，每当气温与节气变换即成规模集体发病，令西医院儿科与儿童医院人满为患，一床难求。

当前的儿科病诊疗均以西医药为主，本已匮乏的中医儿科医师的诊治水平也差强人意，许多大城市居然难以找到中医小儿推拿这样的绿色安全速效疗法。家长们第一时间每每求医于西医药，而西医对于儿童的生理病理认知与治疗多有欠妥之处。

比如发热时机体脾胃功能偏弱，人体为对抗病菌、病毒需要大量的能量补充，此时必须格外保护脾胃，给予软烂熟热，容易消化吸收，饱含能量且无毒的米粥、面糊、面条等喂食，帮助病弱的机体恢复体能，抵御病邪，促进康复。可是人们在西医那里得到的医嘱基本上都是多吃新鲜水果，多喝水，不用忌口。殊不知对于在发热时的患者胃肠来说，肉蛋奶鱼、煎炸烧烤食物，均是难以消化，会更加耗费机体宝贵的能量，减弱此时抵御病邪的能力，而且这些食物消化后还会产生大量的内毒素，戕害机体，助纣为虐。

从中医角度讲，所有煎炸烧烤烘焙以及高油脂高蛋白食物，都是热性的，在发热的机体里，只能火上浇油。而清淡平和，饱含谷气能量的粥面，则能够被机体顺利吸收，在进入口腔、食管的同时，充沛的能量便融入机体供应人体战备急需，这也是笔者常常用一碗米粥即退去高热，汗出而解的原因。

许多家长认为，孩子不爱吃蔬菜，就让他多吃水果，补充维生素。其实蔬菜含有的维生素与百种以上营养素、微量元素，是水果无法比拟的。而水果本身大多有缓泻作用，且又生冷硬，难以消化，对脾胃肠道的伤害是无声无息的，但却是真实发生的。临床中常见的鼻炎，频繁感冒，厌食症，腹痛腹泻，无原因发热，消瘦，个矮，发育迟缓，均与吃水果过早过多直接相关。

饮食：切记"三分饥与寒"。小儿原则上适宜饮食结构简单，避免杂乱，品质新鲜，荤素搭配，总量控制在八分饱，禁食零食，牛奶、酸奶、奶粉等牛奶制品是儿童过敏性疾病与营养不良的根源之一。牛奶中天然含有较多种强力激素，导致人体免疫亢进，且牛乳糖与酪蛋白难以吸收导致大便干结，引起其他食物营养吸收障碍，不吃为佳。

警惕微量元素检验陷阱：儿童被查出微量元素缺乏，真实原因是其胃肠功能损伤，营养吸收障碍，而不是他的食物中缺少微量元素。因此正确的做法是找到病因，调治养护增强其脾胃消化吸收功能，而不是补钙、补锌、补铁。人体从饮食中摄取微量元素、矿物质，是按照天然食物中含有的各种微量元素的精妙至微的比例进行的，而单独的大量的补充某一种或者两三种微量元素则会导致机体均衡吸收微量元素的功能被彻底打乱，许多补钙、补锌的小儿，牙齿边缘会变黑，龋齿，面黄肌瘦，骨骼发育不良，甚至导致骨龄早熟，过早停止生长。

排泄：孩子的健康状况，不仅体现在气色荣润，伶俐敏捷，观察其汗、尿、便的性状与顺畅定时规律也非常重要。

大体上讲，小儿活动大了出汗是正常生理表现，略动即汗或寐则汗出为异常病理表现。

正常尿液是淡黄色，清澈，气味不大，每天 5～6 次，排尿畅快，尿量均衡。而尿频、尿急、尿痛、遗尿、尿量少甚至排尿淋漓不净，尿量过大、过多，尿色深黄或发红或尿液浑浊，则为异常。

大便干结如羊矢球状，或粗干难解，色黑恶臭，或便溏，便黏，夹杂未消化的食物残渣，夹黏液，夹血，如酱如冻，均为异常。

其反映的病因病机，大体上均与饮食不当，脾胃受损，外感受寒，导致机体相火不降，中气虚乏，食滞、食积于胃肠，化热伤津有关。

衣着：不要过厚，随温度气候变化及时增减。切记"三分饥与寒"的原则。颜色切勿大红，因为五色对应五行，红为火之色。经常穿着大红色衣物，容易激发相火偏旺，不利于相火潜藏于肾水，导致水火失济，心肾不交，小儿情绪激动，亢奋，注意力不集中，不愿早睡。

坐卧姿势：顺其自然。多玩积木，拼装玩具，玩沙子，玩土，练习手脑协调与敏捷，促进肌肉、筋骨发育，以及运动、感觉、思辨等神经系统功能协调与提高。切忌幼儿玩手机、平板电脑，否则脊椎发育变形，影响智力脑力、五官九窍与脏腑功能。

居室：温度、湿度适宜。夏天忌空调，冬天忌地热。小儿生机蓬勃，相火易升。地热之热气从下往上，容易导致小儿相火不降，鼻衄或头热，焦躁、暴躁，免疫力下降而感冒。

精神心理：合理饮食，均衡营养，亲近自然，机体营卫气血平衡，五脏六腑安和，则必然情志平和，善解人意，聪明灵巧，豁达开朗。

当代小儿便秘病因病机浅析

在当今的饱食时代，家长们喂养小儿的普遍误区是多食，杂食，饮食结构与内容成人化，非常容易导致婴幼儿伤食，厌食，进而营养不良，消瘦，免疫力差，频繁感冒，咳喘……其中尤以小儿便秘非常普遍。

小儿便秘的主要病因如下。

一、吃牛奶、奶粉

因牛乳糖与牛乳蛋白质分子大，小儿胃肠道难以吸收，并且还容易与正常饮食物搏结而形成干、硬、粗的粪块，难以顺畅排泄。

二、饮食不节、食性燥热

家长，尤其是老人的喂养失于节制。肉蛋奶鱼、瓜果、面包蛋糕等，唯恐饿着孩子，缺乏营养，最终导致小儿稚嫩的脾胃消化功能受损，或超负荷而产生积食，油煎油炸、烧烤、烘焙的食物较多，其燥热能量，与积食本身产生的郁热，共同使得胃肠道与相应经脉积聚大量病理性郁热、郁火，蒸耗津液，引起大便干结，排泄困难。而饮食量过多，高蛋白食物过多，导致大肠腑产生的粪便团偏多，大便偏粗硬，排泄时通过肛门不易，容易积蓄阻滞于直肠末段。

三、寒凉伤脾阳，压抑相火

还有非常关键的一个原因是，小儿常吃寒凉饮食或寒凉药物，使肝脾气机难升，郁于下焦而生热。寒凉饮食也使三焦与胆之相火过分受压而下郁于下焦大肠腑，最终导致肠腑燥热。因此说饮食或药物偏寒，不仅容易伤脾阳引起便溏、腹泻，也可能过降、郁抑相火，使大肠腑燥热而便结。

小儿扁桃体炎验方

桔梗 3 克，甘草 7 克，黄豆 20 克，每日 1 剂，水煎 100 毫升，分两次早晚服。

畸形早熟的少女

金某，女，14岁，闭经数月，于2018年9月30日第3次复诊。

她是3周前来初诊的。患者身高1.67米，90千克的体重，满面以及前胸后背痤疮密布，颈项部皮肤黯黑，与现在细滑、白皙的皮肤，减掉了6千克多体重的状态相比确有天壤之别。

我今天跟数位患者讲述古中医学的理念：医师看病时不给患者剖析指明病因，而仅仅是对症下药，其实是不道德的。

金某的病因是饮食不节，过量食用水果、凉菜、牛奶、酸奶、饮料、冷饮以及大量的小食品，其家长只顾着上班赚钱，对此不以为然，结果孩子畸形发育，性早熟。

用这孩子自己的话说，某日一陌生老太太主动问她：喃（你）孩子几岁了？她答：我没结婚呢。老太太下一句话是：那你在哪儿上班？而实际上这孩子是一位仅仅14岁的初中生。

金某特别损害健康的不良习惯还有在经期吃生冷瓜果、凉菜、牛奶、酸奶、饮料，经期洗澡、洗头，导致寒湿侵体，寒凝血瘀而闭经，并且血水并瘀，导致过度肥胖、痤疮。因此针对她的治疗大法必须是温经祛寒，通经利湿。首选经方就是当归芍药散合温经汤。现在看来，通过2周的汤药服用，金某的体质已经发生了良好的转变。

腰椎间盘突出症治疗的误区！

临床上常常被误诊为腰椎间盘突出症的病种如下：腰三横突综合征、臀上皮神经损伤、梨状肌综合征、腓肠肌痉挛等。

我本人从事中医临床工作30余年来，所经手治愈的腰椎间盘突出症患者有三千余例，但是要从严格的医学诊断上来说，大多数的患者，虽然他们的症状表现是腰腿痛，坐骨神经痛，CT检查也证明有腰椎间盘膨出或者突出，可是经过我的严谨仔细的检查后发现，绝大多数患者的病痛，都是由于腰臀腿部相关筋膜、肌肉的急慢性损伤——牵拉伤、痉挛、水肿、瘀血、粘连、劳损——所导致。如果是仅仅治疗腰椎间盘膨出、突出，并不能解除患者的剧烈疼痛，只有把相关肌肉、肌腱、韧带的急慢性损伤治愈，才能既快又彻底地祛除疼痛，恢复健康，而且不容易复发。

基于此判断，我临床上重点从足太阳膀胱经、足少阳胆经、足阳明胃经、督脉、阴维脉、阳维脉、阴跷脉、阳跷脉入手，采用推拿、整脊手法松解腰臀腿部筋膜粘连，矫正颈椎、胸椎、腰椎、骨盆的微小错位，同时配合中药汤剂辨机调治患者的腰臀腿部气血循环，祛除风寒湿热、瘀血、水肿等病因，恢复经脉、经筋的气血津液的正常循行，从而收到快捷、稳定、满意的临床疗效。

《伤寒论》第148条条文浅析

一直以来大家对《伤寒论》的理解过于繁琐庞杂，演绎太过，表述艰涩。其实大道至简。汉代仲景先师所述原文，紧衔临床，症机方药，直指迷津。

如《伤寒论》第148条："伤寒五六日，头出汗，微恶寒，手足冷，心下满，口不欲食，大便硬，脉细者，此为阳微结，必有表，复有里也。脉沉亦在里也。汗出为阳微。假令纯阴结，不得复有外证，悉入在里，此为半在里半在外也。脉虽沉紧，不得为少阴病。所以然者，阴不得有汗，今头汗出，故知非少阴也。可与小柴胡汤，设不了了者，得屎而解。"

伤寒五六日，外感寒邪多日，头部出汗，头为三阳所聚处，感寒而经气郁而化热，蒸津外泄。由此可见脉细提示少许津伤。心下满，口不欲食，大便硬，手足冷，均为阳明气结难降之象。机制何在？后面随即释疑：先表后里证之三阳之气微结。脉沉紧岂非里证依据？其实脉沉紧亦常见于阳气闭郁之证。此处之里字，即指阳明气结，相对于微恶寒之太阳表证而言。后面又与纯阴结证鉴别之，证明本证实质在半表半里，以小柴胡汤和解少阳枢机，升清则浊降。若阳明已有粪结而胃土难降，则辅以通下方药，得气降粪出而病解。纵观整个条文，症证鉴诊，理法方药，言简意赅，逻辑严明，清晰准确。

柴胡桂枝干姜汤证 ——《伤寒论》第147条条文浅析

《伤寒论》147条："伤寒五六日，已发汗而复下之，胸胁满微结，小便不利，渴而不呕，但头汗出，往来寒热，心烦者，此为未解也，柴胡桂枝干姜汤主之。"

这里的胸胁满微结，满与微结均是患者自觉症状，微是说明结的程度。胸胁为少阳病位。

此证病机是：少阳气机微结，君相火炽，汗出津伤，故往来寒热，头汗出，口渴，心烦。肺金不能顺降生水，肝脾生发不足，津液有伤，故小便不利、口渴。

不呕，是说明未影响及阳明。

故方中以柴胡、黄芩疏通少阳，升极而降相火，天花粉降肺金以生水，又能生津止渴，且促进君相火降，潜水而生肝木。干姜、甘草辛甘温阳，升脾土清气，桂枝一物走太阳、太阴、厥阴，疏木土而降冲逆，牡蛎主伤寒之寒热，咸味入少阴生水。诸药合用，疏解少阳，生水伏火，金收土燥，以复圆动生机。

竹叶石膏汤医案（网络）解析

某男，32岁，山西晋城人。病两月余。初病在夏初【**木气升发**】，周身乏力，头昏，不思饮食，欲呕【**胃土滞降，浊气上泛**】，微下利【**脾土郁升而微陷**】，时止。发热一次37℃【**中气郁滞，营卫失和。此时可以生荷叶、鲜银花、鲜梨，搅汁服**】。患者自服藿香正气水、十滴水未愈，经中西医诊治至今，病情缠绵。

刻诊：颈项硬痛不舒，两风穴（指风池、风府穴）向下憋闷，欲力捏方舒【**太阳、阳明表证，病在肌腠，经脉中之津气郁滞之象**】。周身困倦乏力【**中气虚，营卫滞**】，四肢骨痛，欲近热物。炎炎之日，四肢腰臀贴暴晒之地，热过肌肉传之于骨便舒。【**骨为肾系，属少阴层次，此为中气弱，枢转不灵，营卫滞，君相火难降，少阴寒化，骨得热则舒**】。腰背四肢恶风寒【**太阳、阳明、少阴表证**】，面色黄【**土色**】黑【**水色**】。

近来欲饮常温冰糖水，渴而常饮【**平素胃阴虚故舌纵深裂痕，今又阳明郁热，津液复伤，饮水自救。冰糖水，能清阳明虚热补中气**】。

察脉浮【**表证**】略芤【**津液亏**】，寸弱尺虚不足【**心肺肾俱虚**】，中取亦弱【**中气虚**】。

舌淡苔薄白，中纵深裂痕【**胃阴大虚，津液亏**】。

脉证合参：阳虚过甚，真阳不充，法当扶阳。我认为当辨为【**津气亏虚，真阳不充**】。

拟方：竹叶12克，生石膏45克【**辛甘凉透表清热**】，麦冬18克【**甘寒滋肺胃阴津、清虚热**】，生半夏38克（先煎2小时）【**辛宣和胃降逆**】，党参23克，炙甘草18克【**补中气，生津液**】，山药23克【**补脾气，滋肺脾肾阴**】，巴戟天10克【**辛甘微温，补肾阳，强筋骨，祛风湿**】，一剂。

服后颈项微汗，自两风穴至肺俞穴，顿觉颈项轻松无比，胸中暖流入中。病退神清。后以香砂六君子丸、桂附地黄丸善后。带药返晋。【**阳降阴升，太阳、少阴、阳明、太阴交合，诸症自愈**】。

甘草引经作用在调胃承气汤的靶向意义

一般人理解调胃承气汤与大承气汤的区别就是调胃承气汤中加了甘草，甘草能够保护胃气，调和药性，缓和大黄、芒硝的峻下的作用。但是大家都忽略了甘草引经的作用！

甘草是入脾胃经，走中焦，也就是说，甘草在调胃承气汤中起到了引经定位的作用。调胃承气汤泻下胃肠道的痰湿、宿便、郁热时，甘草不仅使其泻下作用缓和，保护了胃气，更主要是将调胃承气汤的泻下作用准确定位于胃的幽门与十二指肠之间，偏重于中焦。这是调胃承气汤中甘草的特殊重要的作用。

许多中医师在处方用药时喜欢添加甘草来"调和药性"，学院派中医更是如此。那么通过调胃承气汤的方义，我们应该认识到甘草还有引经作用。如果我们主治的疾病的病位在头面部或肝肾、下肢，此时加用甘草就会导致方药作用被引向中焦脾胃，进而影响临床疗效。

产后复原瘦身方

妇女分娩无论是顺产还是剖宫产，都消耗大量元气精血。而目前的适龄产妇往往脾胃气虚，体质素弱，故在分娩前就应该服用50毫升浓煎的白人参或林下参汤，为即将付出的辛苦做好能量储备，这一点对于分娩的顺利以及产后子宫的复原，身心的恢复非常重要与有效！

产妇被送回产房时也应该第一时间喝下用10克红参浓煎的50毫升参汤，补益元气，养阴生津，恢复气力，也是同样的道理。这对于下一步的子宫复原及瘦身非常重要。

剖宫产的产妇因为用了麻醉药，一般3～6小时才可以饮水进流食，但是我们临床上第一时间给予产妇少量频服人参汤，不仅不会影响胃肠排气，反而会加快排气，促进胃肠功能恢复，增强体力，有助于子宫与刀口的修复，促进乳汁的及时分泌。

阳气是人体的生命之源 —— 论倡导生食蔬果之谬

正确的晒太阳，正确的运动，当然是养生之道关键所在。但是把生食蔬果作为健康之道掺杂其中，就是鱼目混珠的手法。猴子非常喜爱生食水果，但人非猴子。如果某人一定要把人与猴子相提并论，并以此为论据，那是他的智商有问题。

水果、蔬菜同样也不适合许多哺乳动物。我们不能看到牛马以干草为主食就可以用来论证人类也应当适用。请试试每日以最新鲜的蔬果喂食牛马羊等家畜，看看一个月后结果如何？大家须知它们可是每日受到阳光普照，运动不息的！

对于人类而言，生食不是不能，而是不宜成为饮食的主要方式，更不能长期为之，否则必伤脾胃阳气，损害消化吸收功能，使其自食其果。

当前人们的生活习惯、饮食、起居、嗜好、劳欲，的确问题多多。远离阳光，缺乏合适的运动锻炼，也是影响健康的重要原因。

经过长期临床观察总结后，我把长期疏远阳光作为抑郁症的主要病因之一。

阳光是地球上所有能量的来源，也是地球生命产生的能量来源，尤其对于人类极其重要。

人体需要充沛的阳气来维持并促进机体新陈代谢的健康运转，因此说阳光是最好的补阳药。《黄帝内经》曰："阳气者，若天与日，失其所则折寿而不彰。"阳气就是人体的天与太阳，从这个意义上说，少食生冷，就是保护机体阳气，就像保护大自然的阳光一样，从而维护机体的健康。

错误的运动危害健康

《素问·生气通天论》云："故阳气者，一日而主外，平旦人气生，日中而阳气隆，日西而阳气已虚，气门乃闭。是故暮而收拒，无扰筋骨，无见雾露，反此三时，形乃困薄。"这是论述阳气在一日之内的变化以及人的养生策略。

其中"日西而阳气已虚，气门乃闭"，是说人体的阳气在日落西山，傍晚时分已经比较虚弱，人体的气门，也就是汗毛孔，已经关闭，这时候，我们应该安静下来，不要过多活动筋骨，不要在室外承受雨雾、寒露的侵袭，从而保有阳气，维护健康。

如若不然，像当今之人，晚间运动，暴走，打球，游泳，汗孔大开，大汗淋漓，阳气津液大耗，再洗浴吹凉，日久则必然五脏虚损，隐患丛生，百病缠身。

【例如我在健身中心锻炼了1小时，出来时经过淋浴房则果断离开。因为中午吃得较少，锻炼又消耗体能较大，此时此刻，身体气血偏弱，体表的营气、卫气必弱，毛孔疏松，若是此时去洗浴，淋浴房里面的湿气必然乘虚侵入皮肤、腠理、关节甚至进入内脏而作病！】

饮食里的中医之道

近日一位中年患者（男士）反馈：服药2周，腰痛与夜尿频症状消失，停药数日，效果稳定。前日晚餐吃平菇排骨后，当晚夜尿2次，晨起腰酸。

腰痛、腰酸与夜尿多都属于肾虚表现，患者反映的这个现象说明平菇与猪肉均偏寒性，同时食用对于肾阳虚体质者不宜。那么烹饪此类偏寒性的菜肴就应当适量配以花椒、姜、葱、大料等温热调料以平衡之。

中医倡导阴阳平衡的健康理念。人体禀赋各异，食物亦各有偏性。我们的祖先所创造的丰富灿烂的中华美食文化，不仅是各式佳肴色香味俱全，其中更蕴有深刻的健康之道。

比如鸭子常年在水中生活，性偏凉，有滋五脏之阴、清虚劳之热、补血行水、养胃生津的功效。因其性寒，在烹饪时我们就会考虑最佳的食用方式，其中最著名的富有代表性的有重庆老鸭汤，取材老鸭、酸萝卜、老姜、花椒，慢火煨制2小时。老姜热性足，花椒性温，慢火久炖，能够平衡鸭肉之寒，提升鸭肉之鲜香。

更有北京烤鸭，鸭子用蚝油、花椒粉、五香粉或十三香调成酱，涂抹腹腔，再填以葱段、姜片、桂皮、八角、香叶。这些常用烹饪调料，不仅是祛秽增香，更主要的是平衡食材之寒凉偏性，再加以果木炙烤，则鸭肉营养更均衡，更加有益于健康。

我建议大家平日了解一些中医基础知识，进而对自我体质特点心里有数，在生活、饮食等方面能够做到合理选择，平衡阴阳，真正享受健康美好的人生。

优秀的中医师必然熟谙阴阳五行、四气五味、生克制化之理，自然就能够熟谙诸般食材之性味搭配，以及煎炒烹炸炖蒸与体质的虚实寒热相适合之理。因此说高明的中医师理应也是高明的美食家与厨师。

黄牛肉——肾病之大忌！

2015年2月7日，有一位瓦房店来的肾病患者颇有典型意义！他56岁，患肾病数年，全身水肿，贫血面容，右侧腰痛，尿潜血（＋）。服药1个月，水肿全消，腰痛消失，面色有红润。

今天是他第4次复诊，一见面看到，他的面部、眼睑又肿了，面色萎黄，右侧腰痛复作。我非常奇怪这种病情的突然反复。因为肾病必须忌口肉蛋奶鱼、豆制品等高蛋白饮食，以减轻肾脏负担。这个是我每次看诊时都要对患者强调的！

患者只是说最近腰痛、水肿云云，其他只字不提。他妻子在旁边说：医师，你让忌口忌的太严了！我对象说身体虚得不行，走路都没劲儿。我说：这个可以略为放松忌口，少吃一些猪瘦肉。但是牛肉绝对不能吃！黄牛五行属土，土克水。肾脏属水。一旦肾病吃了牛肉，病情极易恶化，既往已经有许多病例成为前车之鉴了。话说到此时，患者妻子忍不住发话了：昨晚吃了好几片牛肉，今天早上眼睛就肿了，脸上也没有血色了。

原来如此！病情反弹原因终于暴露出来！这就是医生的无奈、无能为力之处：治病过程中的许多因素无法控制。患者往往不说实话，执行医嘱阳奉阴违。

今天分享这个病例既是给肾病患者一个提醒，绝对不可以食用牛肉！同时也是反映诊治疾病过程中医患双方的真诚互信的重要性。

为医者，当大爱盈怀，慈悲满心，敬畏天道，关爱生命，心身同调，安神立命。

衣物颜色与健康息息相关

一位 5 岁男孩随其母带来复诊，我一眼望去，患儿面色比之前变得白嫩了。他今天穿着淡绿色的上衣，灰色的裤子，白色的鞋，安静地看着我。

家长主动对我说：大夫，自从上次看病您告诉我们不能穿红色衣物，我们就改了。现在孩子的确变得安静稳当了！

我点点头，想起一周前这个孩子因为消化不良，矮小瘦弱而来求医。记得当时我特别地看了看孩子穿的火红的衣服与鞋子，还有那暗黄无泽的脸色。当时他是弦数的脉象，我便问孩子母亲：他脾气是不是很大？睡觉满床滚？经常大喊大叫，而且不爱吃饭？大便粗干？家长说：对对对！大夫，正是这样！您太神了！您说他是什么原因引起的？

我说：这孩子的病因就在你们身上！长期的喂养不当，饮食不合理，造成孩子脾胃功能受损，长期积食，阳明胃火盛，自然脾气特大。现在孩子胃火、肝火都大，你们还给他穿大红色的衣服、鞋子，这会导致孩子更加烦躁易怒。

红色在五行中属火，红色的衣物会助长穿衣人的心火、肝火等内热。而饮食方面，孩子必须忌口油煎、油炸、烧烤、烘焙等燥热且容易助热的烹饪方式加工的食物，也要忌口性味较热的食物，如羊肉、狗肉、炸鸡等。红色衣物与热性的食物对于本身已经有郁热、郁火，或阴虚火旺的人，会助火耗气伤阴，特别容易危害机体健康。

好在这位家长接受了中医的观念与全面指导，调整了孩子的饮食与穿着，加上中药的调治，短短 1 周即取得了显著的疗效。

滥服补阳中药而见中风先兆

2014 年 12 月 9 日上午门诊，一五旬男士，右关、尺脉弦硬搏指，沉取无力，此即虚阳偏亢、真阴不足、胃气失和之象，这说明患者肝肾之阳外泄；左寸脉微，心气虚。

望其舌底血络青黑，心血瘀滞。

患者自诉近日头晕脑胀，颈项强硬，时发心悸、憋气。我问其是否饮酒吸烟，答曰每日晚餐饮少许自泡鹿茸、人参、海马药酒。

诸位，病因即在此！！

人过五旬，肾衰自半。精血渐亏，虚阳难敛。今不懂药理，不知辨证，误用壮阳、升阳、燥热之中药，已达阳亢化风之危际，复加心血瘀阻，时有转危猝发之忧。故治疗急需填精潜阳，祛瘀通脉，方能转危为安。

遗憾的是，此人置若罔闻，不纳忠言。观今世俗之人，皆以金钱度量物之贵贱优劣。食参丧命，只怨病重。大黄回生，毫无感恩。举世滥服大补者比比，前赴后继，无怨无悔，堪称人间怪象。

治疗感冒发热的饮食原则与禁忌

平时我们总是会看到许许多多的朋友因为感冒，体温高热而惊慌失措，惴惴不安，恨不得服用神丹妙药，一步到位，退热痊愈。

他们在急迫地采用中西药治疗的同时，常常大量进食肉蛋奶、瓜果、冷饮等，导致持续发热不退，患者自己却莫名其妙，不知所以。而医院的医师也在谆谆教导患者：要多吃新鲜水果补充维生素，多吃肉类补充优质蛋白质云云。这不仅是患者无知，更有医师的不学无术，失职误导所致。

我一直认为：无论中医、西医，研究疾病的对象都是人，都应该认真仔细地研究掌握人体各种疾病的发病原因，病理机制，转归预后，从而为正确有效的治疗指明方向与方法。

如果我们是这样严谨科学地对待疾病，我们就应该知道：当人体处于发热状态时，心率会明显加快，血糖相应增高，人体需要动员自己的物质储备资源来战胜病邪，恢复健康。

由于大量的血液被心脏运送到体表以及呼吸系统去"保家卫国"，分配到胃肠道的血液量就相应减少，胃肠的消化能力随之减弱。

发热时人体最需要的是米粥、面条等熟、热、软、香，营养丰富，又特别容易被吸收的半流食。假如你改吃生冷硬的凉菜、水果、油腻肉食，那么胃肠的消化负担剧增，心脏被迫输送更多血液给胃肠来帮助消化食物，而正在与外来入侵的病邪（病菌、病毒等）打得炽热化的"前线将士"得不到充足的气血能量供应，就等于把宝贵的战略资源白白浪费了一样，这对于发热病情的预后、转归极其不利，相当于自毁长城，非常愚蠢。

明白了这个道理，大家在感冒发热时必须选择正确合理的饮食，配合正确的治疗方法，感冒发热患者才能更快、更好地康复。

风寒感冒食疗方

网友：张教授，我昨天比较疲劳，晚上睡得也少，现在嗓子不舒服，老想喝水。我感觉像要感冒了。请问我现在能吃什么药呢？

我答曰：做一碗酸辣汤，煮二两面条，切两段葱白末，放在一起拌匀，吃完盖被子睡一觉，出点儿汗就好了。

酸味收敛卫气，辣味宣发营阴，面条补益中气，小葱解表散寒，热汤温振胃气，诸味一聚，共奏调和营卫，散寒解表之功效，以疗愈感冒。

次日网友通过微信回复：回家吃了酸辣汤面后感冒症状迅速消失。

裘沛然谈从医 60 余年的教训

裘沛然老的一生，可谓成就斐然，他对于中医的深刻认识，以及此文中他的亲身经历与感触令人深思。

——"自以为除了学过各门课程之外，还看过不少医书，仅举伤寒一类而言，当时已研读过数十家著作。温病方面，则沉酣于叶、薛、吴、王数家，特别对叶氏的温病学说，曾下过一番功夫。说起温病的症因药治，颇能历历如数家珍。另如金元四家和李时珍、王肯堂、张璐、张景岳、沈金鳌、林珮琴等医家著作亦通读一过。我最爱读的还是历代的医案、医话，因为这一类书多是前人的临床记述，最有裨于实际应用。对西方医学的重要学科书籍，亦曾粗加浏览。有关国学文献、经、史、子、集，茫如烟海，但亦贪多务得，粗涉范篱。故以读书而论，当然不敢说已破万卷，确实也读得不算太少了。

临诊方面，我在青少年时代即跟随叔父看病，后来又侍诊于孟河丁师之门，对于丁氏的一套常用经验效方，几乎熟极如流。并又亲炙海上诸名家之教诲，如谢利恒、夏应堂、秦伯未、程门雪诸先生的处方特色，也稍稍学到一点。故当开业伊始，饶有一种"学成问世"的优越感。满以为挟此以游，真可以天下走得了。当开始应诊时，也确实看好了一些疾病。但在岁月积累，患者渐多以后，问题也就越来越突出。在诊疗过程中经常遇到很多疾病没有办法解决，过去学过的理法方药，辨证论治的本领全用上了，经方、古方、时方、验方一套套的都用上去，可是仍然有不少疾病不能解决。我开始对中医学的价值产生怀疑，信心也有些动摇了。我想中医理论是否是臆测的玄谈？是否真有指导临床价值。科学是不断发展的，中医理论已是几千年前的东西，是否早已过时？我甚至怀疑古代方书、医籍及医案医话中所载内容的真实性问题……真可谓疑窦丛生。"

【或彰点评】如此学富五车，侍诊名师若干的中医俊才，为何临证疗效时而欠佳，以至于对于整个中医学产生怀疑，背后根源何在？为何其对于他医用熟地黄、当归治感冒嗤之以鼻，结果人家药到病除？为何治痫广用经方、时方、验方均不效，改用《石室秘录》一貌似荒诞不经的方剂却药到病除？

答案是：裘老先生所掌握的曾经引以为傲的许多中医基础理论知识其实是不符合临床实际，不符合人体生理病理，更加不符合真正的中医学原理的。而且临证对于许多疾病的治疗是以死方对活病，而非以正确的生理、病理、医理知识指导，紧扣病机去选药组方，故效与不效，心皆茫然。这也正是当前中医学子与临床医师所面临的尴尬现实。

虽然民国时的中医学家、临床家彭子益先生在其大作《圆运动的古中医学》中早已明示古中医学的奥秘，可惜至今尚未被官方接纳进而被中医人广泛学习领悟加以运用。即便是裘老亦未醒悟。而《石室秘录》本为傅青主所作，因傅氏提倡反清复明，为清政府所忌。陈士铎尊师命假借神仙之名以掩护其身份。傅青主为阴阳五行大家，深谙中医学为人体小宇宙学之道。其处方用药深合人体气机升降，脏腑出入之理。故而用药不符"常理"，却是疗效神奇立显。

在此我郑重呼吁广大中医同道一同来认真刻苦研读彭子益先生的《圆运动古中医学》，进而大幅提高中医临证疗效，彰显弘扬正确的中医药知识，让古中医学重新焕发青春，造福全人类的健康福祉！

刘渡舟先生经方医案点评

刘渡舟为中医学家。他着力于《伤寒论》的研究,强调六经的实质是经络,重视六经病提纲证的作用,提出《伤寒论》398条条文之间的组织排列是一个有机的整体。他临床辨证善抓主证,并擅长用经方治病。他从事中医教育30多年,为培养中医人才做出了贡献。我们先读一下刘渡舟经方医案6则如下。

1. 阳郁于内:大柴胡汤

我看过一个放羊的患者,是个彪形大汉,当时天气已经很暖和了,他穿着棉袄棉裤。大家看着很怪,个子很高,天这么暖和怎么还穿着一身棉衣?他就叙述他的病情,就是身上总怕冷,到了夏天也得穿着棉衣。医师一看就说虚,虚就补啊,越补身体越虚,不能干体力活了,因此后来让他休息了,他挺大一个个子,只安排他放几只小羊。原处方附子用到30克,都解决不了问题。我一看此人两目炯炯有神,30多岁,面色黑黑的,也不像虚弱的样子,脉沉而弦,按之有力,小便黄,大便也有点儿不畅快,舌苔黄,心烦气急脾气大。根据这些我判断患者乃阳郁于内,就开了个大柴胡汤。等到两剂药吃完再来时患者棉袄就脱了,棉裤还穿着。大家说你怎么脱了棉袄,他说我没那么冷了。后来又吃了两三剂药,棉裤也脱了。这时候阳气通达了出来。因此阳气阻于上、阻于内的现象临床上都是有的。如果只根据现象是怕冷畏寒就用附子,那是不行的。这一点在病理上给我们很大的启发。

2. 分阶段用石膏

我就犯过这个错误,表邪不解就用了石膏了。解放前我在大连当过职业医师。有一个患者是女性,姓周,发热,是表不解的发热。我也没分风寒、风热,就给她开银翘散加石膏,吃了热不退,但患者对我还是挺信任的,因过去找我看过病,都治好了,故仍然来找我复诊。我再诊治,感觉石膏用量少了,故又加大石膏剂量,但患者发热还是不退,还有点儿神昏谵语,这我就没有辙了。大连和山东是一海之隔,在山东烟台有位姓方的老大夫,患者家属将方老大夫请来了。方老大夫就问了:你们没找当地医师看吗?患者家属回复说:"找了,找刘渡舟看的"。方老大夫让患者把药方拿出来看看。一看,方老大夫直晃脑袋,说他用石膏用得太早了。所以说叶天士为什么讲卫气营血?这是有道理的。你在卫分的时候用气分药能治好吗?就"冰伏"了,像冰把邪气伏在里了。这怎么办?现在邪气都闭郁到这样的程度了,发越不出来。这个老大夫有经验,说:你家里有没有养鸡?

找只公鸡来，拿把小刀把公鸡的鸡冠划开，拿个小碗接点儿鸡冠血，带点儿热黄酒，把它摊开了，放点儿蜂蜜，热黄酒、蜂蜜、鸡血一和，给她喝下去，喝完以后，让她盖被出汗，就这样了。盖了被，喝了鸡冠血，血中有黄酒和蜂蜜，她就出了汗，汗出以后前胸出了一大片白色像针尖大小的白瘾疹，热退，病就好了。这事我都不知道，他的男人后来告诉我的。后来我看《本草纲目》，《本草纲目》有颜氏家传方治麻疹不出、痘疹不出时就有鸡冠血这个方。从那以后我用石膏就非常谨慎了。不要一开方就把石膏用上去，得分在什么阶段。当我再学习《伤寒论》张仲景这一句话——"伤寒脉浮，发热无汗，其表不解者，不可与白虎汤"，就感觉非常亲切。所以为什么《伤寒论》有法有方。岳美中说《伤寒论》有法有方，法是什么？这些地方就叫法。什么叫可？什么叫不可？给你分析出来两方面的问题，就有法了，就有所遵从了。

3. 栀子柏皮汤的大效用

我以前对栀子柏皮汤有点儿看不起它，我也不用它。虽然也想，也背，但是没用过。有一年，我给人家治病，十几岁的男孩得肝炎，黄疸指数很高，时间长了，很危险，黄疸总退不下去，在传染病医院住，找我会诊。中医一看还是湿热发黄，是热象，还应该开茵陈蒿汤。我一看，人家西医同志都是采用注射剂，大黄注射液、茵栀黄注射液用过了，再重复就没有意思，可能也治不好。怎么办？还是有热，大便还有点儿拉稀，胃口也不太好，但还有热，底下有湿热，舌苔还发黄，心里还发烦，更主要的是有一个特殊的症状，大家注意，两个脚丫子发热，睡觉两个脚丫子伸到被子外面去，两足发热。我想来想去，这怎么办？茵陈蒿汤不能用，开个栀子柏皮汤，黄柏能够治肾热，脚丫子热恐怕下焦还有热，甘草还能和中健脾，就是这样的一个出发点儿，没有招儿想出来这么个招儿，我就开了这3味药。当时有位崔大夫，是西学中的，问：刘老师，你就开这3味药？我说：是啊，栀子柏皮汤，是张仲景的方子。这个方子还特灵，患者吃了后黄疸直退。从这以后，我才算认识、理解了栀子柏皮汤。

为什么张仲景创制有发汗的麻黄连翘赤小豆汤、泻下的茵陈蒿汤，还要来个栀子柏皮汤呢？因为它涉及"三纲"——汗法、下法、清法。凡是湿热发黄，用过茵陈蒿汤，黄疸不退，脾胃还不太好，阴分有伏热，手心发热，五心烦躁，这时候用栀子柏皮汤治疗就起效特好。我后来用了好几次栀子柏皮汤，千万不要轻视栀子、黄柏、甘草这3味药。茵陈蒿汤是茵陈、栀子、大黄，栀子柏皮汤是栀子、黄柏和甘草，一味药入上焦，一味药入中焦，一味药入下焦，黄柏入下焦，还有点儿滋阴的作用，滋阴清热，泻相火，栀子能够清心火，一个泻心，一个泻肾，都还有燥湿、清热利湿的作用，这里加上一味补中焦之虚的甘草，这样后者既能佐制栀子、黄柏的苦寒伤正的不利方面，又可扶正、补脾胃。因此黄疸、肝炎到了慢性阶段，时间较长，正气有点儿虚衰了，此时尚属于湿热发黄，不属于寒湿发黄，宜用栀子柏皮汤。这张方子很好，可以补充茵陈蒿汤的不足。

4. 湿热凝结成痢用大黄

我在一家医院带俩同学实习，一个患者下痢，里急后重，脉跳得也快，滑数，我就告诉进修的同志，说：你给开个白头翁汤，因为它是热利。吃了白头翁汤以后，该患者又来了，说是吃药见好，我问：怎么见好？患者说：拉得似乎有点儿轻了。我一摸他的脉，脉还是滑数，我看他舌苔，舌苔黄了，跟着我的进修同志就说："刘老师，是不是再给他开白头翁汤？"我说得加大黄，他就问我这是什么道理？我说你看一看，吃白头翁汤为什么舌苔还发黄？这是说肠子里有滞热，光用清法是不行的。白头翁汤有黄连、黄柏、白头翁、秦皮，但现在的情形是非用泄法不可。一泄这热就有出路，才能好。所以我给患者开了小承气汤，加上一点儿其他的药，吃了一拉就好了。"下之黄自去"，一泻下以后舌苔的黄就消失了。

我们在临床治疗下利用"通因通用"，下利而用大黄、枳实并不新鲜。张洁古、李东垣都有芍药汤。"芍药滞下便脓血，腹痛芩连芍药归"，芍药汤有一个加减法，就是"大便频数，而下重难通者，加大黄"，它也得加大黄。因为湿热凝结成利，不加点大黄，肠子里的凝结是去不掉的，所以大柴胡汤治呕吐而下利，属于实热性的，这是不足为怪的。

5. 黑锡丹治疗肾气不固

我看过一个罕见的病，那时候在东直门医院带同学实习，有一个姓崔的妇女，她是从两条腿的内踝，觉得有一股气，顺着阴股就往上冲上来，先冲到小肚子，小肚子就觉得胀，然后往上冲，冲到肚子里发胀，等到了胸里，就觉得胸闷憋气，到嗓子眼时人就要不行了。后来无意之中她吃了一种叫镇痛片的西药，一吃则能缓解些，所以她口袋里一直装着镇痛片，等这个病发作时就吃镇痛片，症情能略有缓解。患者感觉一股气从脚的内踝部开始往上冲，我没有发现有文献记载此症，我在临床上就发现这么一例。同学们就问我：这个算不算奔豚？我说算。按正理说它也得算奔豚，反正它是从底下往上来。

张仲景说从少腹上冲心者，她怎么从内踝处往上冲？我说内踝处有少阴经脉经过，咱们就按奔豚给她治。我就开了桂枝加桂汤，再给她吃一二钱黑锡丹，就开3剂药。又过了1个星期，这老太太来了，说她吃药后病情好转。为什么给她用黑锡丹呢？在此有两个目的：一是黑锡丹能纳气，纳气以归元；二是她带下特多，带下还有点儿像白饮，黑锡丹能治疗肾气不固的带下、白饮、白浊。

6.滋阴之法

咱们毕业的同学有一个姓赵的，她的父亲得了肝炎，来找我看。什么症状呢？就是口干，干得厉害。我用了滋阴之法，沙参、麦冬，玉地麦沙汤，后来白虎汤都用上了，结果就是解决不了。没辙了，我就问他睡觉怎么样？他说睡觉不好，晚上睡着就做梦。我一看舌头，舌尖偏红，后来我一想肾水不能上升，都是因为心火不能下降，于是我开了黄连阿胶鸡子黄汤。患者吃了黄连阿胶鸡子黄汤以后，马上口里就不干了。你看这事怪不怪？所以中医讲这个理，还是真得服气。黄连、阿胶、鸡子黄里没有多少生津养液的药，它是苦寒的药，能够使肾水上交，睡觉也好了，口腔里也有津液了。

【彧彰点评】在栀子柏皮汤治疗湿热在下的黄疸病案里，该患者是少年。他一典型症状是夜寐时双足远被，刘老说用栀子柏皮汤效果很好，下焦湿热得清解，双足燥热立即消失。其实临床上许多老年人症见双足远被，常年如此，却往往是土虚不能伏阳，用1份干姜加2份甘草煎汤内服即效。也有水亏不能敛阳的，用归芍地黄汤。

这里面有个道理：除了整体辨证的症状链支持各自的湿热或中虚或水亏病机外，不容忽视的一点是少年、老年在生命的整个运程中，阳气的运行大势有区别。少年阳气升发，老年阳气衰降。升发阶段容易郁热（属实），能耐苦寒，衰降阶段容易土虚水亏，相火难降（虚火），多宜扶正收潜。

黄连阿胶汤里面的黄连清降心火，而阿胶、鸡子黄为动物血肉有情之品，其滋阴养血效果远远好于草木之品，这是不容忽视的事实。所以刘老说黄连阿胶汤里面没有多大的滋阴养液之品是不准确的。当然，此案如果初诊在麦冬、玉竹、生地黄中加入一味黄连也会起效，只是病机没有抓住心火盛、肾阴亏而心肾不交的关键，由此可见，即便是刘老这种临床大家，亦有以方套证之思维惯例。我本人曾经以黄连、生地黄两味药，治疗黄连阿胶汤证心肾不交之失眠症立效。因此临证取效的关键还是紧紧抓住、抓准病机，方机相符。由此医术可以进入更加自由之境界，不再受成方与医技的桎梏。这也是为医者应努力成就的方向。

由王清任诸逐瘀汤说开去

王清任先生原方叙：余不论三焦者，无其事也。在外分头面四肢、周身血管，在内分膈膜上下两段，膈膜以上，心肺咽喉、左右气门，其余之物，皆在膈膜以下。立通窍活血汤，治头面四肢、周身血管血瘀之症；立血府逐瘀汤，治胸中血府血瘀之症；立膈下逐瘀汤，治肚腹血瘀之症。病有千状万态，不可以余为全书。查证有王肯堂《证治准绳》，查方有周定王朱橚《普济方》，查药有李时珍《本草纲目》。三书可谓医学之渊源。可读可记有国朝之《医宗金鉴》；理足方效，有吴又可《瘟疫论》，其余名家，虽未见脏腑，而攻发补泻之方，效者不少。余何敢云着书，不过因着《医林改错》脏腑图记后，将平素所治气虚、血瘀之症，记数条示人以规矩，并非全书。不善读者，以余之书为全书，非余误人，是误余也。

通窍活血汤所治之病，开列于后：

头发脱落：伤寒、瘟病后头发脱落，各医书皆言伤血，不知皮里肉外血瘀，阻塞血路，新血不能养发，故发脱落。无病脱发，亦是血瘀。用药三付，发不脱，十付必长新发。

眼疼白珠红：眼疼白珠红，俗名暴发火眼。血为火烧，凝于目珠，故白珠红色。无论有云翳、无云翳，先将此药吃一付，后吃加味止痛没药散，一日二付，三两日必全愈。

糟鼻子：色红是瘀血，无论三二十年，此方服三付可见效，二三十付可全愈。舍此之外，并无验方。

耳聋年久：耳孔内小管通脑，管外有瘀血，靠挤管闭，故耳聋。晚服此方，早服通气散，一日两付，三二十年耳聋可愈。

白癜风：血瘀于皮里，服三五付可不散漫，再服三十付可痊。

紫癜风：血瘀于肤里，治法照白癜风，无不应手取效。

紫印脸：脸如打伤血印，色紫成片，或满脸皆紫，皆血瘀所致。如三五年，十付可愈；若十余年，三二十付必愈。

青记脸如墨：血瘀症，长于天庭者多，三十付可愈。白癜、紫癜、紫印、青记，自古无良方者，不知病源也。

牙疳：牙者骨之余，养牙者血也。伤寒、瘟疫、痘疹、瘩块，皆能烧血，血瘀牙床紫，血死牙床黑，血死牙脱，人岂能活，再用凉药凝血，是促其死也。遇此症，将此药晚服一付，早服血府逐瘀汤一付，白日煎黄耆八钱，徐徐服之，一日服完。一日三付，三日可见效，十日大见效，一月可全愈。纵然牙脱五七个，不穿腮者，皆可活。

出气臭：血府血瘀，血管血必瘀，气管与血管相连，出气安得不臭？即风从花里过来香之义。晚服此方，早服血府逐瘀汤，三五日必效，无论何病，闻出臭气，照此法治。

妇人干劳：经血三四月不见，或五六月不见，咳嗽急喘，饮食减少，四肢无力，午后发热，至晚尤甚。将此方吃三付，或六付，至重者九付，未有不全愈者。

男子劳病：初病四肢酸软无力，渐渐肌肉消瘦，饮食减少，面色黄白，咳嗽吐沫，心烦急躁，午后潮热，天亮汗多。延医调治，始而滋阴，继而补阳，补之不效，则云虚不受补，无可如何。可笑着书者，不分别因弱致病，因病致弱，果系伤寒、瘟疫大病后，气血虚弱，因虚弱而病，自当补弱而病可痊；本不弱而生病，因病久致身弱，自当去病，病去而元气自复。查外无表症，内无里症，所见之症，皆是血瘀之症。常治此症，轻者九付可愈，重者十八付可愈。吃三付后，如果气弱，每日煎黄耆八钱，徐徐服之，一日服完，此攻补兼施之法；若气不甚弱，黄耆不必用，以待病去，元气自复。

交节病作：无论何病，交节病作，乃是瘀血。何以知其是瘀血？每见因血结吐血者，交节亦发，故知之。服三付不发。

小儿疳症：疳病初起，尿如米泔，午后潮热，日久青筋暴露，肚大坚硬，面色青黄，肌肉消瘦，皮毛憔悴，眼睛发艇。古人以此症，在大人为劳病，在小儿为疳疾。照前症再添某病，则曰某疳，如脾疳、疳泻、疳肿、疳痢、肝疳、心疳、疳渴、肺疳、肾疳、疳热、脑疳、眼疳、鼻疳、牙疳、脊疳、蛔疳、无辜疳、丁奚疳、哺露疳，分病十九条，立五十方，方内多有栀子、黄连、羚羊、石膏大寒之品。因论病源系乳食过饱，肥甘无节，停滞中脘，传化迟滞，肠胃渐伤，则生积热，热盛成疳，则消耗气血，煎灼津液，故用大寒以清积热。余初时对症用方，无一效音。后细阅其论，因饮食无节，停滞中脘，此论是停食，不宜大寒之品。以传化迟滞，肠胃渐伤，则生积热之句而论，当是虚热，又不宜用大寒之品。后遇此症，细心审查，午后潮热，至晚尤甚，乃瘀血也，青筋暴露，非筋也，现于皮肤者，血管也，血管青者，内有瘀血；渐至肚大坚硬成块，皆血瘀凝结而成。用通窍活血汤，以通血管；用血府逐瘀汤，去午后潮热；用膈下逐瘀汤，消化积块。三方轮服，未有不愈者。

通窍活血汤

赤芍一钱　川芎一钱　桃仁三钱研泥　红花三钱　老葱三根切碎　鲜姜三钱切碎　红枣七个去核　麝香五厘绢包

用黄酒半斤，将前七味煎一钟，去渣，将麝香入酒内，再煎二沸，临卧服。方内黄酒，各处分两不同，宁可多二两，不可少，煎至一钟。酒亦无味，虽不能饮酒之人亦可服。方内麝香，市井易于作假，一钱真，可合一两假，人又不能辨，此方麝香最要紧，多费数文，必买好的方妥，若买当门子更佳。大人一连三晚吃三付，隔一日再吃三付。若七八岁小儿，两晚吃一付，三两岁小儿，三晚吃一付。麝香可煎 3 次，再换新的。

【或彰体悟】通窍活血汤方中以用麝香效果最好，但价昂而难购，伪品极多。临床可用细辛、藁本、白芷、川芎代替。

既往临床初始见到瘀血指证，习用诸逐瘀汤加减，时有无效者，仍一味加大化瘀药力度与药量，却不知化瘀亦伤血分，且气行则血行，不知气化郁阻何因，如何运血活血通脉？之后发现外感风寒湿热可以由表及里影响经脉气血导致血瘀结果，解表通经则瘀化血活。之后又知湿、痰、饮、食积、宿便、积热均可致瘀，必得详加辨析，抓准病机，方能显效得愈。

嗜食生冷寒凉最易阻滞脾胃升降，运化失司，进而生湿结痰聚饮，久致血瘀，可由里及表，导致机体大循环瘀滞。再有心理情志因素导致血瘀亦属常见，故临证必须辨因以求效彰而稳定。

许多同道仅仅满足于解决当下病痛，常有一日门诊量过百的中医师以此为荣，而我认为诊疗疾病应以标本同治，杜绝复发为主要目标，应当尽可能帮助患者认识到致病之因，调整不当的衣着、饮食、起居、情志等行为方式，方能杜绝发病根源，达成圆满疗效。

当下由于劳心者多，劳力者少，饮食过于精细，饮食方式、结构、数量严重失当，气虚者甚众。故化瘀之时，必须重视中气、元气充沛与否。此甚为关键！

当下我对中医学的理解认知层次

一直酝酿总结一下自己目前的中医学认知层次，今值甲午（2014）岁尾，我借用一则医案，与大家分享一下本人当下对中医学的认知与把握。

"一男阳痿，半年无晨勃，夜间噩梦纷繁，大便稀溏数行，小便清长量多频数，腰酸口干，5 剂肾着汤后诸症皆大效。已有晨勃，二便调停，夜间已无噩梦，腰酸口干皆减。"

我的分析：此案从主证看，阳痿、腰酸、小便清长，当为肾阳不足。下焦阴寒，是因君相火难降，肾水不能气化，故小便清长。肝木难升，故晨勃不现。大便稀溏频数，乃脾阳虚象。口干为脾阳虚，津液不能上承。

治疗应当暖脾温肾，利湿起痿。一般中医开处方可能是用附子汤与理中丸合方。

但目前我的理解与辨证思路如下。

一、立足中土为枢轴，从人体气机圆运动，一气周流入手，分析病机。

大便稀溏频多，小便清长，水湿泛滥，肾水无阳。主因是脾虚湿盛，中气升降郁滞，

君火、相火难降，肾水不温所致。治疗的中心应以温脾利湿为要。水湿去，脾阳升，中气复，君相二火得降，肾水得温，肝木复生，则晨勃再现，阳痿得愈，便溏亦消。选方喜用经方，精干不虚，百炼成钢。方以甘姜苓术汤最适合。

二、如从六经辨证着眼，主证腰酸、阳痿，大便稀溏，小便清长，辨证病在太阴少阴寒化，用四逆汤与理中丸合方。

本案实际采用的是炙甘草 12 克，干姜 24 克，茯苓 24 克，生白术 12 克，每日 1 剂，水煎服，5 剂建功。因此我临证越来越深刻地体会到掌握中医学核心生理、病理、医理，则理通证明，直捣要害，疗效彰显。

现在我看火不是火，只是阳气郁滞，升降出偏。故临床使用清热苦寒泻火药最宜掌握时机、分寸，否则一过则伤阳，甚则折寿。见寒不是寒，只是气机郁滞，阳气不达。故调达气机升降，寒气自消。

但是目前的中医师处方面对的现实是不看急症，不看感冒，以慢性病为主。医师临证处方，动则 7 剂、10 剂，甚至半个月到 1 个月药味药量不变。故中医误治之药害，不可小觑！

中医杂谈

一、肥胖其实是人体组织液（津液）的局部或全身性潴留。从中医来讲，肥胖本质上是阳虚寒滞，津气代谢衰减所致。中心环节是脾胃。经络上与任脉、督脉、足太阳膀胱经、足少阴肾经、足太阴脾经、足阳明胃经关系相对密切。

西医常从内分泌解释肥胖，我认为实质上肥胖还是与神经调节腺体失衡有关。人体重要的几个腺体，如甲状腺、胰腺、肾上腺均与脊椎脊髓中枢神经相关联。一旦脊椎错位或椎间孔周围肌肉、韧带、筋膜发生僵硬、挛缩、粘连，引起脊椎旁交感、副交感神经链供血不足，都可以影响相关腺体血供与津气循环，从而引发腺体分泌紊乱。

临床发现，频繁洗浴，大量进食生冷瓜果，喝冷水、饮料，吹冷气而受风寒，均能困阻三阳经津气，损耗脾阳，导致胸背部、四肢外侧经络气血郁滞，相关皮肌筋膜失养而发生上述病理改变，影响神经系统对脏腑与腺体的正常调控。从这个意义来说，我临床治疗许多内科病会频繁运用葛根汤、桂枝汤、小柴胡汤、四逆汤加减。

二、临床多年发现，对于心脏病，包括冠心病，风心病，心脏诸瓣膜损伤，肺心病，还有哮喘，白癜风，妇科癥瘕，牛皮癣，顽固湿疹等，运用对证散剂治疗效果优于汤剂。我个人体会：散者散也，汤者荡也，中药方剂的剂型若与实际病机吻合，临床疗效则更精准！

一般来说，若疾病发病的时间较久，则治疗恢复过程较慢，所谓病去如抽丝。现在的患者功利性强，比较浮躁，经常要求中医师1周、2周时间解决心脏病、子宫肌瘤、牛皮癣等数年、数十年形成的顽疾，否则便认为治疗无效而停药，或转投他医。对于这种情况医师要淡定、自信，医治有缘人，不必因为患者放弃治疗而懊恼。

我们中医后辈们，特别是青年中医同仁们，对于中医本业要尊重、敬重，至信不疑。应当勤勤恳恳、脚踏实地学习中医经典，逐渐体会悟理，提高疗效。可精选一部书：《伤寒论》，或《四圣心源》，或《医学衷中参西录》，或《圆运动的古中医学》，精读细品，切忌贪多！假以时日，则进步迅捷。《医学衷中参西录》虽不是古代经典，但其内容涵盖医理、医方和用药，颇能启迪临证思维，指导临床辨证处方用药，我个人认为该书堪称近代中医经典之作。

当代社会科技发展迅猛，信息爆炸，中医届百花齐放，百家争鸣，微信网络方便交流学习，但是中医人仍然要遵从中医学的特点，求本溯源，在《内经》、《伤寒》、本草上多投入时间，多下功夫。一旦有了坚实的学术根基，再融合临床以及历代大家经验体会，必然会形成自己独有的学术思想与理法实践体系，在临床上游刃有余。

近日我在某中医专业群里看到某推拿门派传人自称已从业40余年，仍在学习中。我的感触是，中医技能与理论体悟学无止境是事实，但是我们只要刻苦钻研，学有所成并不难，三年五载便可成为一方高手。如果一门技艺动辄需要学习几十年，恐其早被世人所抛弃。

用心与智慧来行医 —— 推拿随感

2010年10月19日上午，一位住在汉唐中医门诊附近的女士，30岁，因落枕2天，头部转动受限，颈背部僵硬疼痛来诊，要求接受推拿治疗。正好刻下暂无内科患者，我就接待了她。

简单触诊检查之后，我确诊她是颈椎、胸椎局部轻微错位，周围软组织粘连，于是嘱患者俯卧位，先用放松手法，松解颈背部肌群，然后分别使用3种胸椎复位手法，从前后纵横不同的角度，对颈椎、胸椎进行三维立体动态矫正，时间约6分钟。

术毕，患者下床后惊奇地问我：大夫，我经常做推拿按摩，在大连市很多地方——210医院，大连市中医院，社区门诊，按摩诊所做过很多次，他们的手法都跟你的手法不一样，而且做完后的感觉也不一样！很舒服，很轻松，就像没有病那样轻松！刚才我进来时还以为怎么也得做40分钟才行，没想到只用了这么短的时间。

我笑了笑，告诉她：真正的推拿治疗，是根据软组织损伤疾病的病因病机的不同，采用不同的手法，对症治疗，效果基本上都是立竿见影！我这套手法，是结合了中医传统推拿手法与美式整脊手法的精髓，根据软组织损伤疾病的病理自创的，简单实用显效。

患者说：看来在咱们大连，推拿技术高的实在是太少了，我真的是第一次体会到这种神奇的疗效！

其实我是以望闻问切，方剂中药为主要诊疗手段的中医师，推拿是我根据临床治疗的需要潜心自学的，平时做的次数不是特别多。今天我在这里谈这个话题，不是为了自吹自擂，而是因为推拿在解决颈肩腰腿痛以及内科、妇科、儿科、耳鼻喉科等多方面的疾病方面，都有着极佳的疗效。但是在大连这座东北著名的海滨名城，经济发达之地，真正优秀的推拿医师实在是不多，远远不能满足大连市六百多万人口的临床需要，这不能不说是件憾事！所谓行家一伸手，便知有没有。我们从推拿师的手法就能够分辨出推拿师的实际水平。

今天这位女士的话，不由让我想起前些天，我因为后背不适，到小区附近的一家按摩所做推拿。那位头发花白的男按摩师，看年龄有50多岁，自信满满地让我坐下后，开始推拿颈肩部位。他的手指快速地在我的肩头移动，但是只是在最表面的皮肤上用力，而没有一点点力量能够渗透到肌肉层。他只做了大概五下我就站了起来，很客气地问他：您平时就是这么做推拿的？真抱歉，这种手法不适合我，我不能再继续做了！他挽留我说：你想怎么做，可以跟我说，我按照你的要求做。我摇摇头婉拒了，出来后心里很是感叹：推拿的基本要素都不懂，还问客人要怎么做。就这样的技术，就敢自己开业！真是不可思议啊！

我认为做任何事情都应该用心！用心体会，用心钻研，走出去多向事业有成的同行高手请教学习，学以致用，然后才会有个人技术的提高和事业的发展。

想一想我们的祖先，在没有老师教授的情况下，是怎么研创出这么系统，完善，疗效快捷确凿，人性化，绿色自然的中医药学（方剂、中药、针灸、推拿、拔罐、砭法）来的？我觉得一个最基本的前提就是用心，用智慧！！

浅谈中医的学习方法

谈到中医的学习方法，一个重要的前提就是：笃信中医学理法方药的先进性、科学性、彻底性！在此认识之上去反复学习，夯实中医理论基础——中医学基本医理、生理、病理、内经、伤寒、金匮、诊断、针灸、方剂、中药，立足于天地人整体观念，辨机、辨证论治的思想，多读前辈医论医案，反复精读，举一反三，胆大心细，勇于实践。

对中医真正的领会与体会往往都是来自临床实践，在临床中学习，带着问题读书，则必然事半功倍。

另外，从事中医工作，要虚怀若谷，任何时机，任何人、事、行业，都可以作为我们学习的对象。因为中医学其实也是社会学、自然学、生命学的结合体。万事万物，表象各异，但是内在的规律是一致的，都可以用来启迪我们的心智与思悟。孔子云：三人行必有我师。诚哉斯言！

中医学是我们华夏祖先智慧、文化的重要载体，充分体现了中国人对于宇宙、自然、社会、生命的理解、认识与体悟。懂得并尊重这一点，才能在临床中，不断地深入领会其奥旨，不断地取得更佳的疗效，不断地提升自己的医道与医术！

我个人还有一个深刻的体会——无论中医、西医，都应该认真学习、熟悉人体的解剖（皮肤、筋膜、骨骼、肌肉、脏腑、官窍、血管、淋巴管、神经系统等）构造与生理功能。这是一名医师起码的职业素养与从业基础。

放眼当今医学各科，无论中医，还是西医，经常发生误诊进而误治，从而害人性命，均与忽视基础解剖与生理有关。尤其是医院里面的同行，受分科过细等因素影响，思维比较狭窄、片面，堪称一叶障目型医师。

中医本身属于全科，一旦真正掌握人体的生理、病理密码，则内、外、妇、儿、皮肤、五官之常见病、疑难病均可妙手回春。因此我希望医学同道们永远不要被门户之见（中医、西医、温病派、伤寒派、火神派等）蒙蔽心智，永远踏踏实实地做人、做学问，行医救人，只要是正确的，有益于临床治病救人的知识、经验，都是我们应该遵从、熟悉并掌握的法宝。

关于喝汤药感受的奇特对话

2015年2月7日下班前，一位阿姨来取煎好的汤药，看我在门诊就问我：张大夫，您原来就是学中医专业的吗？在学校学的，还是……？我说我就是学习中医专业的，在大学还教授过中医。有什么问题吗？

这位阿姨患的是胃痛与失眠，精神压力大，看诊时我经常开导安抚她。今天是她第3次复诊，本来可以停药了，她坚持要再巩固治疗一下。

阿姨继续好奇地问：为什么我吃你开的中药感觉非常舒服，而我吃中医院专家的药就不是这样，总是拧着劲儿似的？

我说：本来吃药就是为了让您祛除病痛，感觉舒服啊！这很正常啊！

她说：真奇怪！我之前还吃过一位北京专家的中药，也是拧着劲儿的感觉。是你特意让这个药喝下去很柔和、很舒服的吗？

我想了想，该怎么回复这个话：阿姨，中医治病，辨证诊断，对证下药，煎药服药，每一环节都很重要！如果都能做到了，自然疗效明显，身心舒畅。而且中医这份工作，需要终身学习体悟。我也是每天都要看书、学习、写笔记、做总结的。

这位阿姨微笑点头，告辞而去。我也因为这番奇特的对话若有所思。

虽说对于中医同行我们应该秉承捧而不拆的原则，但是当今许多中医同道处方时不注意"保胃气，存津液"的基本核心治疗原则，破气、破血、峻下、燥热、苦寒类中药滥用，且剂量较大。并且特别容易固执己见，一旦认定患者病机为阳虚证，则大剂量使用附子、干姜、硫黄、鹿角、肉桂等温阳耗气伤津中药，无效则继续翻倍剂量，同时四处探寻更加药力峻猛之补阳药，却绝不反思自己之辨机失误。忘记了患者之性命相托，人命至贵！

中医问诊的另一作用

关于中医问诊，我认为有一项重要功能，就是增加了医师与患者的沟通，本身对患者起到心理舒解和安慰的作用。

中医高手往往能够通过望、闻、切诊即洞悉病机，只不过当代人往往因心理因素致病较多，而且患者希望医师能够认真仔细分析、诊查病情，医师的态度对患者的心理影响较大。医师与患者进行一定时间上的对话沟通不仅能够帮助详查病情，更有助于给予患者心理上的慰藉，从而使疗效更快捷圆满。

医　案　篇

疑难怪病

痹病、不寐

傅某，女，75 岁，2009 年 10 月 29 日初诊。

主症：双侧小腿麻木疼痛 2 年余，近半年加重。2007 年行 CT 检查，提示腰椎管狭窄。患者自行购买、贴敷过各种风湿止痛膏，微电脑经络通中频治疗仪，磁疗裤，口服数种治疗骨质增生、关节痹痛的中成药，效果均不佳。2008 年 4 月至 12 月到海拉尔探亲，居住期间，适逢冬季，气温零下 30℃到零下 40℃，屋内室温却是超过零上 30℃，待在屋里就大量出汗，双腿麻木疼痛虽稍有好转，但是血压高达 180/100mmHg，口鼻干燥，饮水多，难以入睡，每晚仅能睡 1～2 小时，自服睡的香、梦香片后缓解。

近日回大连后，双侧小腿麻木疼痛加重，每日起床下地后 10 余分钟，开始发作，自行捶打拍击后疼痛逐渐缓解，但麻木感反而增加。同时伴有口干不欲饮，胃胀纳呆，大便常无便意，数日一行，量少。患者 35 岁守寡，经历坎坷，思虑较重，常常难以入寐。

望诊：舌质淡红，舌面有裂纹，舌中央处指甲大小部位无苔，舌根处苔剥脱，舌肉突起，脉沉无力。既往有高脂血症。

辨机诊断：痹病、不寐。病机为心脾肾阴阳两虚。肾藏精，肾主下肢，肾阴阳两虚，腰膝失养，不荣则痛、麻。冬季时过汗已伤阳气，汗血同源，气津两伤，气虚则麻，血虚则木。脾胃气阴不足，失于健运则胃胀、纳呆。思虑重亦为心脾两虚之象。气阴不足，故大便难下，常无便意。舌面裂纹，是阴虚之象。舌中央无苔，对应中焦，属脾胃阴虚，胃气不能上蒸为苔。舌根苔少露肉，为肾精亏虚指征。脉沉无力亦然。

治法：同补阴阳气血，恢复脾胃健运，强筋骨，壮腰膝，安神志。

处方：制附子 50 克（先煎 2 小时），生地黄、熟地黄各 15 克，山茱萸 30 克，石斛 25 克，麦冬 20 克，茯苓 20 克，炒酸枣仁 20 克，远志 10 克，红参 15 克（单煎兑服），生龙骨、生牡蛎各 30 克，磁石 30 克，桑寄生 30 克，葛根 30 克，川续断 25 克，炒杜仲 15 克，怀牛膝 30 克，当归 15 克，川芎 15 克，木瓜 15 克，虎杖 15 克，夏天无 7 克，制乳香、制没药各 5 克，陈皮 15 克，枳壳 5 克，焦山楂 15 克。5 剂，水煎服，每日 1 剂，分早中晚 3 次口服。嘱忌生冷寒凉食物，注意保暖。

【对于青年中医师来讲，临床时首先遇到的困难是辨机诊断，因其较难掌握。但是只要对于中医学基本的核心理论：阴阳学说、五行学说、精气学说、经络学说、脏腑学说、气血津液学说、气化周流理论熟读牢记，中医诊断学基础较好，在临床中懂得结合具体的病症去分析、认知病症背后的机体生理改变与病机实质，就会熟能生巧地逐步熟练掌握病机辨证方法了。我们临床常用的经络辨证、脏腑辨证、六经辨证、三焦辨证、卫气营血辨证，则是根据不同疾病的特点，有选择地采用的常规辨机诊断方法。对于中医来说，诊断出病名固然重要，但是诊断出该患者所患病症的真实病机对于指导医师采用正确的治法、方药、医技更加重要！

这个病案的病机，前面已经阐释了。那么如何选择合适的方剂与中药加减配伍，使之与我们分析归纳出来的病机尽可能吻合，从而取得显著的疗效呢？

这位患者表现出来的病症主要是肝肾（主筋骨、先天之本）不足，脾胃（主肌肉、后天之本）失运，下肢气血瘀滞，小腿麻木、疼痛的病机。而脾胃的运化，得益于心肾阳气的推动支持。因此我们给出方药的核心就是温阳益气，滋补精血，使心肝肾能量同步增强，进而带动脾胃的健运，促使机体气血津液源源不断地生化，促进肢体经脉气血供养与循行的显著改善，进而消除病症。

基于以上的分析与认知，我选择了金匮肾气丸、参附龙牡汤为组方核心基础。这里为什么用制附子 50 克如此大量，因为此患者少阴心肾阳虚严重，非大剂量不足以温振心肾阳气，激发全身经气冲击瘀滞经脉。同时配伍地黄、山茱萸、石斛、麦冬、人参等滋阴药，以达到阴阳互生既济之功。心肾阳气增强后必然推动脾胃功能的复苏，使得纳食增加，气血津液得以运化生成，推动整个机体的一气周流的恢复。附子配伍龙骨、牡蛎、磁石以收摄精神，潜阳定志，同时亦有降压疗效。重用附子，配伍人参有利于强心脉，降血压。当归、川芎、酸枣仁、远志养血安神强心；桑寄生、葛根、川续断、炒杜仲、川芎、虎杖、夏天无祛除风寒湿邪，疏通经络；川芎、怀牛膝、乳香、没药活血祛瘀，通脉止痛。陈皮、枳壳理气降胃，枳壳量少不伤胃气。焦山楂消积健运，兼有化瘀，一物多用。】

二诊时，患者诉：服药前 3 日腿部没有任何变化，第 4 日感觉膝盖微痛，至第 5 日早起下地后，腿部麻木疼痛感未现。患者为进一步试验疗效，特意出门买菜步行数百米，未见不适。纳食香，思虑减轻，睡眠完全好转，感觉睡不够似的。大便较前通畅。舌面裂纹减小，中央无苔处已恢复正常。

效不更方，原方去炒酸枣仁，又予 7 剂，水煎服。1 个月后随访，双腿麻木疼痛未见复发，饮食、睡眠、二便均正常。

健忘、耳鸣、阳痿

王某，男，25 岁，2009 年 2 月 16 日初诊。

主症：患者近 3 个月来健忘比较明显，早晨上班出门后往往要返回来三四次取遗忘的东西，为此感到非常紧张，不知道自己哪里出了问题，结果是健忘越发加重，已经影响到工作与生活。同时伴有耳鸣、听力下降、阳痿、性欲几无、足凉、身体畏寒等症状。

望其面色晦黄，神态腼腆，声低气怯，思维及头脑反应迟钝，心情抑郁不爽，严重缺乏年轻人固有的朝气与自信。经仔细询问得知，其自小学五年级时即开始手淫，至去年大学毕业后，仍然断续进行。近 1 个月来据说已停止，并且已经认识到手淫过度对身体的危害性。

查舌质淡红，苔白，舌根部两侧无苔，舌肉突起，尺脉沉弱。

辨机诊断：因手淫过度耗伤肾精，精能化髓，肾精亏虚，而致脑髓失养，髓海空虚，故健忘，耳鸣。肾藏精，肾主生殖，今肾精亏虚，肝木失荣，肝主筋，生殖器为宗筋所在，故阳痿难坚。畏寒、足凉为肾精不足，相火不能充分敛藏，化生肝气不足，心包君火亦弱，故心情抑郁，久则相火式微，下焦阳虚之象。同时脾胃升降不足，中气偏弱，清气不能充分升浮以养头脑官窍，也是耳鸣、听力减弱、健忘、思维迟钝的原因之一。舌根部两侧无苔，舌肉突起是肾精亏虚的典型舌象。尺脉沉弱，是肾阴阳两虚之象。

治法：温阳益气，峻补肾精。

处方：金匮肾气汤合补中益气汤加味。

制附子 10 克（先煎 2 小时），肉桂 7 克，熟地黄 25 克，山茱萸 15 克，山药 25 克，牡丹皮 15 克，泽泻 15 克，巴戟天 25 克，补骨脂 30 克，沙苑子 30 克，菟丝子 30 克，楮实子 30 克，紫石英 25 克，黄芪 30 克，党参 20 克，当归 15 克，陈皮 15 克，升麻 5 克，柴胡 7 克，川芎 10 克，枳壳 7 克，姜半夏 15 克，石菖蒲 15 克，远志 10 克。7 剂，水煎服，每日早晚各服用 1 次。嘱其忌食生冷，节欲。

【金匮肾气汤有阴中求阳，阴阳双补之功，加上巴戟天、补骨脂、沙苑子、菟丝子、楮实子、紫石英，进一步补肾益精；补中益气汤补益中气，增强稳固气化中枢。石菖蒲、远志交通心肾，安神定志。】

二诊（2 月 24 日）：健忘好转，耳鸣依旧，听力提高，性欲略强，足凉、畏寒减轻，纳好，寐佳。舌根苔剥减少，苔白腻而薄，尺脉沉细滑。

上方略为加减：制附子25克（先煎2小时），肉桂7克，熟地黄25克，山茱萸15克，牡丹皮20克，巴戟天25克，菟丝子30克，沙苑子30克，补骨脂30克，楮实子30克，紫石英25克，黄芪50克，柴胡5克，升麻7克，陈皮15克，姜半夏15克，川芎10克，枳壳7克，石菖蒲20克，远志10克。7剂，水煎服，每日2次。忌口同前，节欲。

3月3日来电话告知，服完第2次汤药后，诸症均已恢复正常。遂嘱其务必节欲保精，戒除手淫恶习，树立自信，加强身体锻炼。因年轻人生机蓬勃，一旦药证相符，则容易建功。

【本案病机比较典型，呈现出先天与后天之本的亏虚，在当今色欲横流的时代，懵懂无知，手淫、纵欲的年轻人很多。在所谓手淫无害论的误导下，年轻人的身体所受伤害已经到了折寿的程度。我们采用的后天脾胃、先天肾精阴阳同调的治法、方药，同样适用于当今老年人的健忘、脑萎缩、脑白质变性、老年痴呆症的调治。因此我们反复强调，中医诊治的取效关键就是正确辨识病因病机，直接契合病机选药组方，或选择最符合该病机的经典方剂加减组合化裁，如此必然取得最佳的有效率、治愈率。】

急性结膜炎

邹某，女，36岁，2009年10月17日来诊。

主症：双目红肿充血，泪水盈眶，目珠转动时自觉磨眼疼痛1周余。1周前在大连医科大学附属医院眼科确诊为急性结膜炎，先后使用了10余种眼药膏、眼药水，不仅无效，症状反而越发加重，故而对医院失去信心，转求中医诊治。

查：双眼结膜充血肿胀，右侧下眼睑外翻，巩膜红血丝密布，泪水盈眶。舌质暗红，舌苔黄白相间，脉浮弦细数。

辨证：中医眼病五轮学说中，白睛（巩膜）属肺，而肺主皮毛，开窍于鼻；肺为水之上源。外感风寒犯肺，侵袭皮毛、鼻窍，而太阳经亦主表，目内眦为足太阳膀胱经起点，内有鼻泪管与鼻窍相通，故此目窍为风寒之邪所侵袭，络脉不畅，泪水循行受阻而盈眶，或夺眶而出。肺系内有蕴热，外被风寒所闭，故白睛红丝密布，结膜充血肿胀，目珠转动磨痛。舌质暗，舌苔黄白，脉象浮弦细数为内有郁热，外有表寒之体征。

治法：解表利湿，祛风清热。

处方：麻黄6克，赤小豆15克，茯苓15克，白蒺藜30克，杏仁15克，姜黄 15 克，牡丹皮 15 克，蝉蜕 6 克，连翘 20 克，玄参 20 克，金银花 15 克，黄芩 15 克，炒栀子 5 克，野菊花 15 克。5 剂，水煎服，每日 1 剂，早晚 2 次，饭后 30 分钟口服。嘱其忌食生冷、辛辣、油炸、烧烤食物。

方中麻黄、蝉蜕辛散太阳经、肺经表邪，配伍杏仁宣降肺气，蝉蜕更能疏风散热明目。玄参清热凉血，金银花、连翘、黄芩、炒栀子、野菊花清散肺肝之热以明目，姜黄、牡丹皮凉血活血通络，赤小豆、茯苓清热利湿、渗湿。

5 日后患者来电告知，诸症已愈。

惊悸、手动半年

李某，男，46 岁，2010 年 1 月 10 日初诊。

主症：半年多来，持续出现心悸，手指不自觉偏移，自觉脐下、腰骶部肌肉悸动，难受异常，先后到大连市各大医院检查均无法确诊，又在大连市各位国家级、省级名中医处服药数月，花费 1 万余元而无效，遂于《半岛晨报》的"半岛帮办"栏目刊登求秘方治疗信息以及联系电话。我看到后认为此证易愈，遂主动发短信息给他，建议他抽空过来面诊。

经过一番仔细、详尽的望诊、问诊、脉诊之后了解到病情如下：患者发病时，首先感觉饥饿感强烈（即使一日饱食五六次仍然非常容易感到饥饿），接着就出现心悸；手指在做事时就会出现不由自主的轻度偏移。注意：并非颤动，而是单方向横移 2～3 毫米。同时常常伴有肚脐下、腰骶部肌肉的颤动（自我感觉），大便之后手臂颤抖明显，在下楼梯时左膝盖发软，容易跌倒。

我通过望闻问切看到他的瘀血证非常明显，遂仔细询问其是否有过左胸疼痛或者满闷、心悸、气短等病史。果不其然，患者在 2009 年 7 月份频发左胸刺痛，服用扩张血管西药无效，而且性功能突然丧失。刻下胆怯易惊，疑虑心重，寐差易醒，尿频，凌晨 4 点肠鸣腹泻，来诊当天排便 2 次。舌质干、裂纹，舌底血络青黑，脉滑。

辨机诊断：中医认为心主神明，又主血脉。像这样的自觉症状明显而西医检查却无异常的患者，往往会被认为是"神经症"。其实在我们古中医看来他们是有一系列显著的、查有实据的病征的真正病人。这位患者其实就患有明显的心脏病，虽然西医院没能检查出来！

从舌象上看，患者明显精血亏虚，伴有瘀血。舌质裂纹，乃中焦津气不足之象。饱食多餐，食后易饥，正是中气大虚的表现。我反复询问仍然难以得知他出现如此严重的精血亏虚的原因。

人体五脏六腑，精神魂魄均依赖精血津液的滋养，方能身心健康。现在患者的精血津液亏虚，心神、经筋失于濡养，故寐差易醒，胆怯心悸。手指不稳，脐下、腰骶部（内藏精室）悸动为阴虚风动之象。精血亏虚者，肝经、肾经气虚，往往在大便之后，津气消耗愈发增多，故筋膜失养，阴虚风动而见手臂颤抖加重。膝关节为人体最大的关节，上下左右筋膜密布，今肝肾不足，经筋失养，故膝软难支。

凌晨4点为元气走行于肺经，同时凌晨3点钟至9点钟也是每日三焦经少阳相火之气上行之时。少阳相火来自厥阴肝木之气的转化，今肝经气血不足，少阳相火亦弱，温煦脾胃气化，支持运化水谷精微的功能下降。患者脾胃中气大虚，肺气必虚。脾气输送于肺的水谷精气不能被肺气充分宣发、布散至百脉，而致痰饮内生。《素问·阴阳应象大论》云："清气在下，则生飧泄。"痰饮下迫大肠，导致肠鸣、腹泻。

患者性功能的突然丧失，与肝肾精血不足，宗筋失荣，同时心包经脉瘀阻，不能持久保持阴茎充足血供直接相关，如果精血得补，血脉得畅，则性功能自然恢复。

治法：大补精血，益气通脉。

处方：参附龙牡汤、金匮肾气汤、异功散、血府逐瘀汤合方加减。

炮附子30克（先煎2小时），巴戟天25克，补骨脂30克，山茱萸30克，生地黄、熟地黄各20克，沙苑子30克，麦冬25克，党参40克，生龙骨、生牡蛎各40克，磁石30克，陈皮10克，炒白术20克，茯苓30克，桂枝10克，赤芍25克，炙甘草20克，当归15克，桃仁15克，红花15克，川芎15克，怀牛膝15克，丹参25克，牡丹皮15克，柴胡7克，桔梗7克，枳壳10克，炮姜10克，白酒20毫升。5剂，每日1剂，水煎服，早中晚3次口服。嘱其忌食生冷、油腻、糕点、糯米制品、韭菜、绿豆、牛奶及其制品。

2010年1月15日二诊。患者容易饥饿现象明显减轻，心悸、手指移动减轻，脐下、腰骶部悸动消失，寐差易醒、尿频、胆怯均减轻，凌晨肠鸣极轻微，大便溏，便后手臂颤抖现象缓解了一半。舌质前半部干、裂纹，中后部舌苔白腻，舌底血络青黑，脉滑。说明服用上方之后精血得养，瘀血得散，下焦痰饮得以温化，故诸症皆减，但下楼时膝盖发软依旧。

效不更方，因膝盖软未改善，原方再加石斛25克养胃阴，壮筋膜。5剂，水煎服，每日3次，忌口同前。

2010年1月20日三诊。患者自诉饥饿感好转90%，做事时手指移动已基本消失，下楼时膝盖发软明显好转，大便后手臂颤抖现象也明显好转，但寐易醒，噩梦多，舌质裂纹浅，舌苔后半部腻，脉滑。此为痰湿表现。一诊方加姜半夏 15 克，减去红花 7 克。5 剂，水煎服，每日 3 次。忌口依旧。

2010 年 1 月 24 日四诊。患者 1 月 23 日晚 17：00 吃饱饭，到 21：00 感到饥饿，再次饱餐，至凌晨 3：00 时被饿醒，身体及手指悸动现象已消失，膝盖微微发软。入睡容易，但噩梦纷纭：梦见被人迫害、追打、吵架等。舌质裂纹浅，舌苔白腻，脉滑。此为肾气不足，胃火偏旺，中气不足，痰湿内盛。

处方：炮附子 25 克（先煎 2 小时），巴戟天 25 克，熟地黄 40 克，山茱萸 30 克，生龙骨、生牡蛎各 30 克，补骨脂 30 克，石斛 25 克，麦冬 20 克，石膏 20 克，知母 15 克，陈皮 20 克，姜半夏 20 克，炮姜 20 克，炙甘草 15 克，桂枝 10 克，炒白术 20 克，茯苓 25 克，丹参 25 克，川芎 15 克，党参 30 克，5 剂，水煎服，每日 3 次服用，忌口同前。

2010 年 1 月 30 日来电话告知，诸症已愈，深表谢意。我遂嘱其注意饮食清淡，正常起居，适度运动，避免过劳。

心悸乏力

宋某，女，32 岁。2021 年 8 月 31 日来诊。

主症：之前因情绪不好而暴饮暴食，大量吃小龙虾、奶茶【**损伤脾胃运化功能，气血两虚，痰湿内蕴**】。时有气短、心悸【**肺气虚、心血瘀**】、口甜【**脾湿则甜**】。烦躁易怒【**肝血虚，相火逆升**】。难寐【**肝血不足，相火扰神**】。大便黏【**痰湿体征**】。末次月经 7 月 28 日，血量可。

查体：舌边齿痕【**脾虚湿重**】、舌底血络青黑【**心血瘀**】，右脉弱【**心肝肾阴虚**】、尺沉微【**肾阴虚严重**】，左脉弱【**肺脾肾气虚**】。

治法：气血双补，化湿祛瘀。

处方：十全大补汤合四逆散加佩兰。

白参 12 克，川芎 12 克，肉桂 6 克，熟地黄 24 克，茯苓 15 克，炒白术 15 克，炙甘草 8 克，黄芪 24 克，当归 15 克，白芍 15 克，生姜 12 克，大枣 20 克，佩兰 12 克，柴胡 15 克，枳壳 15 克。7 剂，每日 1 剂，水煎服，早晚各服用 1 次。

患者当日反馈："中午喝了 1 剂药，就感觉已经活过来了，没那么难受了。"

隔日与患者交流如下：

患者问：我这种气血两虚，平时运动选择慢悠悠的散步好，还是蹦蹦跳跳、尽量出汗好呢？

我答：汗血同源。出汗多了特别容易伤气血。因此你每天做做操就行了，把全身活动开，微微出汗就达到效果了。要是愿意运动，每天就多做几遍操，每次都能做到身体微微出汗，不要出大汗就非常好。一般人理解的暴走、跑步、足球、排球、篮球等激烈对抗性运动，严重耗损机体津气能量，体弱者不宜！

胃脘颤痛如涌浪

杨某，女，65岁，旅顺人。2011年12月24日初诊。

主症：患者胃脘部频发颤抖【木郁风动】、疼痛【不通则痛、不荣则痛】，且向上放射到右胸部，右胸有明显压痛【不通则痛、不荣则痛】，进而放射到天突穴，如同涌浪【风动之象】一般。并且自觉气短不足以息【宗气不足】，频频长吸气。常常感觉从食管到胃脘火辣辣的灼热难受。

患者经常突然口苦【胆木郁导致胆经相火逆升】异常，每天早上醒来睁眼【卫气出于阴分】的瞬间即潮热出汗。唇周麻木【任脉精气不足】，遇寒则咳嗽。时有面肿，长年腿肿【肾气虚】，双侧足大趾紫红【脾经郁热，不通则痛】，时发刺痛。纳可，口不渴。手凉。

舌底血络青黑【瘀血证】，舌质淡红，舌头中央纵向裂纹【胃阴虚】一条，较深。

晕车【颈椎病的典型体征之一】严重，平素眩晕【阴虚动风之象】多发。查：颈椎部位僵硬如石【太阳经筋、少阳经筋、阳明经筋气血瘀滞，筋膜失养】，疼痛，俯仰转动困难，易导致头晕、恶心。

辨机诊断：该患者最痛苦的是胃脘放射至胸咽部的颤抖与疼痛，如涌浪般，令其坐立不安，痛苦难抑。从中医学理论来讲，这是脾肾不足，胆经相火上逆，引起食管至胃脘部灼热感，这种火辣辣的感觉本属于疼痛的范畴。但是如果仅仅局限于中医理论，而忽视脊椎解剖与生理病理的话，此患者极易被误诊误治，耽误病情。

或彰经验：越是疑难复杂的病情，越要尽可能全面掌握临床症状，如抽丝剥茧般查询病因，识别病机，然后依据脏腑经络气化周流原理对准目标，有的放矢施治，方能立起沉疴。

此患者有明显的营卫不调证，瘀血证，阴阳两虚证，这些都需要兼顾，但是真正的病机重点却是痉证（颈椎病）——葛根桂枝汤证。颈项部分布着三阳经的经筋、皮部，并且承上启下，作为脑部与躯干、脏腑的桥梁。颈项部经筋、皮部气血瘀滞严重，导致津气不能充分上荣脑部，引起眩晕。脾肾不足，冲气上逆，相火逆行，阵发性冲击胃脘部、右胸部、咽喉部，故出现胃脘放射至胸咽部的颤抖与疼痛，如涌浪般，从食管到胃脘火辣辣的灼热难受。

治法：疏解太阳经筋、阳明经筋，补益脾肾，固冲降逆，化瘀通络。

处方：炮附子30克（先煎2小时），葛根60克，桂枝30克，赤芍50克，炙甘草20克，当归30克，白术50克，茯苓30克，制何首乌30克，白蒺藜30克，川芎10克，红花15克，地龙10克，白芥子10克，生姜15片，大枣10个，骨碎补30克，自然铜6克，蒲黄15克，五灵脂10克，桃仁10克，山茱萸30克，生龙骨、生牡蛎各30克，党参30克。5剂，水煎服，每日3次服用。嘱其忌食生冷瓜果凉菜，奶制品，辛辣腥膻煎炸之物。

2011年12月31日二诊。患者因担心晕车，让其女儿代诉病情，取药。

经过电话沟通，患者现在胃脘至胸咽部的颤抖、疼痛大大减轻，呼吸顺畅，口苦减轻，潮热汗出减少，遇风寒已不咳嗽，腿肿明显好转，颈椎疼痛减轻，活动较前灵活一些。效不更方，原方再取5剂，煎服法同前。

2012年1月7日三诊。患者胃脘颤抖疼痛消除。颈部柔软，活动自如，颈椎右侧略有疼痛，主要痛点下移至背部。清涕少许，唇周不麻，面肿消失，舌底血络青瘀明显好转。

处方：炮附子20克（先煎2小时），葛根50克，当归20克，白术30克，制何首乌25克，白蒺藜25克，赤芍30克，桂枝20克，炙甘草15克，川芎12克，红花15克，白芥子12克，生姜10片，大枣10粒，骨碎补25克，自然铜6克，蒲黄15克，五灵脂10克，桃仁15克，桔梗5克，怀牛膝15克，党参25克，血竭3克。5剂，水煎服，每日3次服用。

此药服完，嘱其服用龙血竭胶囊收尾。【血竭是棕榈科植物麒麟竭的果实与树干中渗出的树脂，性味甘、咸、平，功效为活血定痛，化瘀止血，它的化瘀止痛效果远远高于乳香、没药等树脂中药，而且它必须研磨成散剂服用效果才好。从印度尼西亚、马来西亚、印度进口的血竭，功效胜于国产龙血竭。】

骨髓增生异常综合征

孙某，男，59岁，船员，2011年12月4日初诊。

主症：患者经常两侧胁肋疼痛【肝胆经循行于胁肋部，不通则痛】。白睛黄浊【脾胃湿热熏蒸肝胆】。常突发潮热【水亏木郁，相火难敛】，夏季多汗【热迫津泄】，口干不欲饮水。口味嗜咸【咸味入肾，肾五行属水，水味咸】。寐差【火扰心神】。大便成形。长期嗜好烟【肺燥】酒【脾胃湿热】。唇紫暗，舌质紫【血瘀证】，舌面裂纹【胃阴虚】密集，舌底血络瘀滞，脉涩【阴虚血瘀】。

患者在大连医科大学附属第二医院行骨髓穿刺术，确诊为骨髓增生异常综合征。脾大。西医无有效疗法，故来求诊于中医。

辨机诊断：阴虚血瘀，肝胆湿热。

治法：滋阴化瘀，清利湿热

处方：延胡索15克，川楝子10克，当归15克，牡丹皮20克，生地黄20克，桃仁15克，红花12克，枳壳15克，天冬20克，赤芍30克，炙甘草20克，蒲黄15克，五灵脂10克，姜黄15克，郁金10克，夜交藤20克，柴胡10克，浙贝母7克，茵陈蒿20克，炒栀子7克，桔梗10克，益母草20克，山茱萸30克，茜草20克，金毛狗脊20克，大黄3克（后下）。7剂，每日1剂，水煎服，早中晚各服用1次。

2011年12月11日二诊。胁痛消失。白睛暗黄已转淡，口干减轻，寐差，脾大，受风寒易腹泻，唇紫减轻，舌质紫色变淡，舌底血络瘀滞减轻，脉涩。【一诊处方紧扣病机，疗效明显。】

处方：当归15克，牡丹皮20克，地骨皮25克，生地黄20克，桃仁15克，红花10克，鳖甲25克，枳壳12克，柴胡10克，姜黄20克，郁金10克，夜交藤20克，茵陈蒿7克，炒栀子5克，黄芩5克，生半夏10克（先煎2小时），赤芍20克，龙骨、牡蛎各30克，干姜7克，甘草15克，茜草15克，大黄3克（后下），延胡索7克。7剂，每日1剂，水煎服，早中晚各服用1次。

2011年12月18日三诊。胁痛一直未作。每夜23：00至凌晨4：30之间睡眠不佳，易醒【元气运行于胆经、肝经时间段，肝血不足，神魂不能充分敛藏于阴分】。白睛黄浊略浅。脾大。饮食二便正常，体力可。舌泛紫气，唇紫减轻，舌根小凸，舌底血络瘀滞较轻，脉涩。【脾胃湿热大减，心血瘀大减。】

处方：黄柏3克，知母3克，姜黄15克，生地黄20克，牡丹皮20克，桃仁10克，红花15克，鳖甲25克，枳壳10克，柴胡10克，赤芍20克，干姜5克，丹参20克，茜草15克，蒲黄15克，五灵脂10克，大黄3克（后下），琥珀7克，川芎7克，川牛膝15克，土鳖虫10克，牡蛎30克，泽泻10克，泽兰15克。7剂，每日1剂，水煎服，早中晚各服用1次。

2011年12月25日四诊。患者白睛黄浊较轻，触诊脾大好转。寐可。体力可。唇紫减轻，舌紫减轻，舌底血络瘀滞消失，脉滑。【湿热基本祛除，心血瘀轻微。】

处方：茵陈蒿10克，大黄3克，炒栀子5克，姜黄15克，生地黄15克，牡丹皮 10 克，桃仁 10 克，红花 5 克，鳖甲 25 克，枳壳 5 克，柴胡 10 克，赤芍 20 克，干姜 5 克，丹参 20 克，茜草 15 克，琥珀 7 克，川芎 7 克，川牛膝 15 克，土鳖虫 10 克，牡蛎 30 克，泽兰 15 克，泽泻 15 克，九香虫 10 克。7 剂，每日 1 剂，水煎服，早中晚各服用 1 次。

2012 年 1 月 2 日五诊。患者诸症消失，唯余脾大一项。故嘱其停服汤药，改服复方鳖甲软肝胶囊，以图进一步化瘀软坚缩脾。

近日电话随访，患者自我感觉良好，嘱其抽时间去大连医科大学附属医院复查骨髓增生异常综合征是否已恢复。

【按语】骨髓增生异常综合征，目前认为是造血干细胞增殖分化异常所致的造血功能障碍。主要表现为外周血全血细胞减少，骨髓细胞增生，成熟和幼稚细胞有形态异常即病态造血。部分患者在经历一定时期的骨髓增生异常综合征后转化成为急性白血病；部分因感染、出血或其他原因死亡，病程中始终不转化为急性白血病。此例患者具有明显的中医瘀血证与湿热证、阴虚证特点，紧扣病机用药后，治疗效果显著，为今后诊治骨髓增生异常综合征提供了宝贵的经验与启发。

全身抽搐证

王某，女，71 岁，2012 年 2 月 9 日初诊。

主症：每日频发抽搐，自足至头，自觉筋脉逐步拘紧【寒性收引。此证的筋脉拘紧属于受寒表现，同时也有筋脉失于濡养的病机存在】，痉挛，抽搐【均为肝血不足，筋失濡养，虚风内动之象】，身体拘成一团，腿不能伸直【筋膜受寒而拘紧，同时肝血不足，失于濡养】。

发病 1 年来，每天只能睡 2 个小时，而近 3 日已完全无法入睡【水不涵木，血不养神】。

身体虚弱难支，苦不堪言，伴头晕【清气不能上荣】，恶心【胃失和降】，头项强痛，肩臂痛，背腰痛，膝盖痛，足底痛【三阳经受寒，气血经脉不通则痛；肝肾不足，不荣则痛】。

潮热汗出【阴虚之虚热迫津】，干咳【津液不能润肺】。纳呆【脾胃健运失司】，闻饭菜味恶心欲吐【胆热犯胃】。恶风寒【风寒在表】。大便干【大肠腑失于濡润】，数日一行。

查：舌苔白【脾胃失运而生湿】，中央裂纹【胃阴虚】，舌底络瘀【阴虚血瘀】，脉弱难寻【津气大亏】。触诊：颈项部僵硬，压痛明显，转侧受限。寰枕筋膜挛缩。X 线片示：颈椎第 1、第 2 节旋转移位，第 3、第 4、第 5、第 6、第 7

节椎间孔狭窄严重，卡压植物神经。

辨机诊断：外感太阳、阳明风寒表证，同时内有阴阳两虚，津气不足，瘀血阻络，经筋失养，虚风内动。

治法：外解风寒，内补阴阳，益气生津，活血通络，息风止痉。

处方：桂枝新加汤加滋阴温阳、化瘀息风之品。

桂枝 30 克，白芍 40 克，炙甘草 20 克，生姜 40 克，大枣 15 个，生晒参 15 克，西洋参 15 克，葛根 50 克，炮附子 10 克（先煎 2 小时），山荣萸 60 克，熟地黄 30 克，麦冬 30 克，龟甲 30 克（先煎 1 小时），鳖甲 30 克（先煎 1 小时），桃仁 20 克，丹参 30 克，当归 20 克，川芎 20 克，赤芍 20 克，地龙 15 克，厚朴 10 克，威灵仙 20 克，姜黄 20 克，防风 15 克，莪术 10 克，西红花 1 克，砂仁 10 克，磁石 30 克，生龙骨、生牡蛎各 30 克。

5 剂，每日 1 剂，水煎服，早中晚各服用 1 次。宜进米粥。

服用第 1 碗药时，患者当即感觉心胸敞亮，全身舒适，当天大便 3 次，较稀溏。随着第 2 次、第 3 次服药，患者的抽搐发作频率与程度逐步减轻，到 2 月 13 日晚上，抽搐的发作次序变成了从足底开始，而且仅仅到达足踝就停止了。患者说有那种就像抽不起来了的感觉。之后整夜没有发作，患者一夜安睡。食欲略有增强，见饭不再恶心，但只能吃粥。

2 月 14 日抽搐未作，凌晨全身阵阵潮热，早晨停止，白天未再发作。腿仍无法伸直。食欲略好，仍吃粥。下午大便 1 次，溏。

2 月 21 日，患者夜里潮热【水不涵木，虚热随木郁而阵作】，腿拘紧不能伸直【筋膜失养】；头晕，动则加重，伴肩臂痛【外感风寒后颈椎病引起的颈项部筋膜拘紧，椎动脉受压，脑供血不足】，恶心，不敢吃饭，闻菜味就恶心。大便干燥【阴虚津亏】，服疏塞通后排便如羊矢状。

患者现仍处于津液不足，经筋失养状态，而且颈椎病症状愈发突出（头晕、恶心）。

因为初诊药方较大，患者胃气虚弱，服药量未按照医嘱服用，而是将每日 3 次改为每日 2 次。故此服药天数增加数日。

辨机诊断：考虑到现在病机已发生改变，当前病机主要是津液不足，经筋失养，痰湿困脾。

处方：桂枝新加汤加味。

桂枝 9 克，白芍 12 克，生姜 12 克，大枣 5 个，炙甘草 6 克，党参 9 克，焦三仙各 5 克，清半夏 50 克。1 剂，水煎服，分 2 次口服。

2月23日，头晕减轻，食纳好转，潮热略减，腿部仍紧。将22日处方中清半夏减量至15克，再服2剂。

2月24日早晨患者电话告知：凌晨2∶00突然感觉小腿下部如火焰灼烧般灼热，2分钟后消失，小腿随即不再拘紧，可以伸开。但紧接着心脏又感觉难受，早晨现已好转。肩臂疼痛减轻，头晕恶心依旧。效不更方，将23日处方再配2剂，清半夏调整至25克。

处方：考虑到患者的颈椎问题严重，头晕、恶心、潮热均与颈椎问题有直接关系。2月25日19点，我邀请民间正骨专家宫老师一道前往患者家里为其进行手法检查与矫正治疗【**当时我尚未学习掌握脊椎矫正技法，故此只能邀请他人操作**】。

X线片示：第1、第2颈椎错位，第3、第4颈椎前突，椎间孔狭窄严重，第5、第6、第7颈椎亦然。骨质疏松3度。随后宫老师为其做了寰椎（第1颈椎）、枢椎（第2颈椎）与寰枕筋膜的松解矫正手法治疗，患者当即感觉头清眼亮，眩晕、恶心消失。

次日来电告知：患者因为病情大好，兴奋得一夜未眠。其实是矫正第1、第2颈椎，松解寰枕筋膜后，椎底动脉向脑部供血大增，所以头脑清爽，难以入睡。一般次日即可恢复正常睡眠。

2月27日，患者寐差，口干不欲饮，便秘。

辨机诊断：津液不足，阳不入阴。

处方：小建中汤加味。

桂枝10克，白芍30克，炙甘草10克，生姜5片克，大枣7个，白术100克，夜交藤30克，细辛10克（煎药时打开药罐盖子），党参15克，厚朴7克。3剂，每日1剂，水煎服。

【本案小建中汤重用白芍30克以滋养营阴肝血，桂枝与白芍配伍比例为1∶3，既能调和营卫气血津液，改善头颈背部太阳经与筋膜的气血循行，又能够收潜阳气，改善睡眠。患者便秘与津液不足，大肠腑失润有关，同时脾气虚不能为胃、大肠腑输送充足的津液，亦是主因，故用生白术100克健脾润燥，治疗脾虚型便秘效佳。党参补气滋阴，结合小建中汤补益中气，促使一气周流之枢轴恢复坚实与灵运。细辛辛温通络力强，助力小建中汤调和营卫，疏通太阳经筋膜气血循环。细辛辛温主升，厚朴苦燥，宽中降气，二者一升一降，促进机体气化之圆的恢复。夜交藤交通阴阳以助安寐。】

一周后电话随访，诸症大为好转。我嘱其慎起居，饮食清淡以善后。

抑郁症，前列腺炎

王某，男，23岁。2012年2月12日来诊。

患者因患前列腺炎【前列腺归属于肝木藏象系统，依赖肾水涵养发挥疏泄尿液、精液的功能】出现尿频、尿急、尿痛，多方求医，越治越重，以至于无法工作，情绪焦虑、抑郁、烦躁，不愿与家人交流，终日卧床，不出家门1年余。其母为儿担忧焦虑，年龄未满五旬已是满头白发。

主症：尿频、尿急、尿痛【木气疏泄失司，木郁动风之象】，伴晨起心悸【心包经血瘀】，胆怯【胆气虚】，头昏晕【阳气虚，头为诸阳之会】，乏力【气虚】，手足汗多【气虚不能固摄津液】，畏寒【阳气虚】，多梦【神魂不宁】，舌苔白腻【痰湿体征】，舌底络脉瘀滞【心血瘀】，脉沉紧【病位在里、在脏，紧为寒象】。

辨机诊断：心脾肾阳虚，肝肾阴虚，肝胆疏泄失司，寒痰、瘀血阻络。

治法：滋阴温阳，益气健脾，化瘀通络。

处方：制附子50克（先煎2小时），干姜20克，苍术15克，茯苓20克，橘红20克，清半夏20克，党参50克，三棱12克，莪术50克，蒲黄15克，远志10克，石菖蒲15克，水蛭5克，柴胡15克，槟榔12克，枳壳10克，赤芍25克，牡丹皮10克，焦三仙各15克，山茱萸30克，郁金15克，补骨脂15克，木通10克，龙骨、牡蛎各30克，荔枝核15克，橘核15克，芦根15克，竹茹15克。3剂，水煎服，每日3次。嘱其忌食生冷瓜果、凉菜、啤酒、海鲜、腥膻、甜腻之品。

2月15日二诊：尿频、尿急减轻，脐下压痛明显，会阴部闷胀坠痛，臀部深处麻木疼痛，不敢坐凉处。晨起心悸减轻，头昏晕好转，清涕多，频频抽吸、咯吐。畏寒乏力减轻，手足汗减少。纳呆。舌底脉络瘀滞减轻，苔小腻，脉紧。

处方：三棱15克，莪术50克，蒲黄15克，琥珀12克，橘红15克，清半夏15克，茯苓20克，仙鹤草100克，石菖蒲15克，远志10克，制附子50克（先煎2小时），苍术15克，水蛭7克，柴胡15克，干姜20克，槟榔15克，竹茹12克，牡丹皮10克，焦三仙各15克，姜黄15克，龙骨、牡蛎各30克，荔枝核15克，橘核15克，小茴香7克，山茱萸15克，补骨脂20克。5剂，水煎服，早中晚各服用1次。

2月21日三诊：会阴部闷胀减轻，臀部麻痛减轻，纳增，涕少，脐下压痛大减，手凉乏力，心情略好。舌苔小白，脉滑。

处方：三棱15克，莪术50克，蒲黄12克，琥珀12克，橘红15克，清半夏

15 克，茯苓 20 克，仙鹤草 120 克，石菖蒲 15 克，远志 10 克，制附子 50 克（先煎 2 小时），苍术 15 克，地龙 10 克，柴胡 10 克，干姜 20 克，槟榔 15 克，竹茹 12 克，牡丹皮 7 克，焦三仙各 5 克，姜黄 15 克，龙骨、牡蛎各 30 克，荔枝核 15 克，橘核 15 克，小茴香 7 克，王不留行 15 克，木通 10 克，补骨脂 20 克，山茱萸 15 克。5 剂，水煎服，早中晚各服用 1 次。

2 月 26 日四诊：会阴酸闷，坐久少腹深处不适，体力好转，愿意与家人交谈，外出闲逛。涕少，足汗，苔小白，脉滑。

处方：三棱 15 克，莪术 30 克，蒲黄 12 克，琥珀 12 克，水蛭 10 克，制附子 30 克（先煎 2 小时），仙鹤草 100 克，柴胡 10 克，干姜 20 克，槟榔 12 克，竹茹 10 克，牡丹皮 7 克，姜黄 15 克，橘核 15 克，荔枝核 15 克，王不留行 15 克，路路通 10 克，小茴香 10 克，川牛膝 7 克，泽泻 20 克。7 剂，水煎服，早中晚各服用 1 次。

3 月 4 日五诊：会阴处酸闷好转，涕少，手凉，苔小黄。我告诉患者现在的前列腺炎病情已经基本痊愈，服完此周药后，停药观察一段时间，饮食以熟热、易消化为宜。

处方：三棱 15 克，莪术 30 克，蒲黄 15 克，琥珀 12 克，水蛭 15 克，党参 30 克，柴胡 15 克，清半夏 12 克，荔枝核 15 克，橘核 15 克，姜黄 15 克，郁金 15 克，肉桂 5 克，王不留行 15 克，小茴香 7 克，木香 5 克，乌药 15 克，香附 10 克，川牛膝 20 克，木通 12 克，白酒 100 毫升，五灵脂 10 克。7 剂，水煎服，早中晚各服用 1 次。

3 月 17 日，因患者仍然感觉前列腺部位隐痛，坐久则臀麻，苔腻，脉滑。考虑到"久病入络"，适合用中药散剂，"散者散也"，搜剔消磨细小络脉的痰瘀，恢复前列腺正常功能。

处方：甲珠 50 克，水蛭 30 克，石菖蒲 20 克，远志 20 克，三棱 50 克，莪术 50 克，泽泻 50 克，姜半夏 30 克。1 剂，研细末，每次 1 勺（7～8 克），每日 3 次口服。【穿山甲（现用替代品，下同）、水蛭配伍，研粉口服，化瘀散结、攻坚通脉的功效无与伦比！】

2 个月后随访，患者诸症痊愈，心情舒畅，已参加工作。

幻听幻视型精神障碍

赵某，男，35 岁。2021 年 4 月 17 日初诊。

该患者在某三甲医院药剂科负责管理工作，平素嗜食膏粱厚味，烟酒相伴

【其胃肠道内，尤其是大肠腑内，必然是积蓄大量痰毒、湿热、宿便、浊气之毒】，长年以可乐为浆【可乐内含果葡糖浆伤肝脾，大量碳酸伤胃肠道、伤肝肾，脱骨钙，伤肾精，大量咖啡因伤心脏、血管】。在这些病理基础之上，患者近期因医院领导换届而失宠，着急，焦虑，紧张，悲伤，导致痰热毒火扰乱心神的精神症状：常常半夜惊醒，幻觉家人被绑架、谋害。此人之前在大连市心理医院确诊为幻听幻视型精神分裂症，住院治疗 2 次，疗效欠佳。口臭明显。大便 2～3 日一行，黏腻不爽。苔黄腻、厚，舌质红，左脉弦滑数，右脉滑数。

辨机诊断：手足阳明经、手足少阳经湿热化火，兼以食积生痰化毒，毒热扰乱神明。

治法：清降心包、胆经相火，化除痰毒、湿毒、水毒、食毒。

处方：黄连温胆汤、大柴胡汤、茵陈五苓散、保和丸合方化裁。

柴胡 30 克，黄芩 12 克，黄连 10 克，赤芍 20 克，枳实 15 克，大黄 12 克，陈皮 15 克，清半夏 20 克，茯苓 15 克，竹茹 50 克，连翘 15 克，槟榔 25 克，茵陈蒿 12 克，猪苓 12 克，桂枝 15 克，炒山楂 12 克，炒神曲 12 克，炒麦芽 12 克。7 剂，每日 1 剂，水煎服，早晚各服用 1 次。

7 日后复诊，病情已愈九成，幻听、幻视消失，胃口大开，体重增加 3.5 千克。

查：舌苔薄白，脉象平和。原方小其剂，又予 5 剂善后。痊愈。

青春期精神障碍

2015 年 8 月 1 日上午，我接诊的第一位患者，罗某，男，16 岁。他从今年一月份服用中药至今天已经半年有余了。记得他初诊时面目黧黑，180 厘米的大个子，但体形肥胖臃肿，体臭熏人。大片脓包型痤疮遍布头皮、颜面、耳朵、后背，身上亦时起脓疡。悒郁寡欢，烦躁不安，晚上不睡，早上不起，自言无故害怕（怕死），终夜开灯，已休学 3 年。苔白腻、垢厚，局部剥苔，脉象滑实、略数。

初诊辨机分析，患者母亲忙于工作，孩子经常吃方便面、面包、蛋糕、汉堡包，各种外卖食物，肉类为主，且运动较少。这些工业化食品，普遍高糖、高油脂、高盐、化学添加剂较多，尤其是内含的反式脂肪酸，难以消化，滋生痰浊，蕴热化毒，日久痰热、痰火炽盛，极易影响儿童与青少年的神经系统发育，特别是对神智、心理造成干扰，或扰乱心神、烦躁、难寐、幻听、幻视，或肝胆火盛，暴怒、毁物，或土湿木陷，抑郁、自闭。本案少年即是饮食失宜导致痰热化毒，脾湿木郁，君火不明。

治法：健脾祛湿，疏肝安神，化痰解毒，醒神开窍。

处方：导痰汤合仙方活命饮、三仁汤加减。

胆南星 25 克，清半夏 30 克，橘红 10 克，茯苓 15 克，甘草 8 克，薏苡仁 50 克，白豆蔻 6 克，桃仁 15 克，竹叶 7 克，木通 5 克，槟榔 30 克，金银花 15 克，连翘 15 克，白芷 10 克，赤芍 10 克，浙贝母 12 克，天花粉 15 克，乳香 8 克，没药 8 克，皂角刺 15 克，石菖蒲 15 克，远志 10 克，苍术 12 克，炒山楂 15 克，炒神曲 15 克，酒大黄 5 克。7 剂，每日 1 剂，水煎服。嘱其忌食膏粱厚味，糯米类，奶制品，所有水果及生冷寒凉饮食！

患者服完 7 剂中药，体表泛发的痤疮明显见效，神智有所改善。后期强调忌口，配合语言疏导，中药汤剂在初诊方基础上随证调整，续服半年后停药。

在我们相隔 1 个月未见之后见面的今天，罗某看上去眉清目秀，皮肤白皙，体形匀称，举止有礼，问答得体，昔日顽固的白腻污垢的地图舌象，已经转变为标准健康的淡红舌、薄白苔了。想一想长达半年的素食，他的毅力令我叹服。至此治疗终于完美结束！

我温言告诫孩子，生病只是人生路上的一个小羁绊，越过去我们会更加健康、刚毅、自信！未来的生活、学习、工作会更好、更顺利。

右腿短治验

邹某，女，32 岁，来诊前在微信里忐忑不安地描述自己的病情：两条腿不一样长，走路时右腿短，外人看不出来，可是自己能够明显感觉到。而且右侧大腿及腹股沟处麻木、疼痛不适，外阴偏右侧亦麻木不仁。

因为经过多家医院诊治无效，甚至不知病因，患者怀疑自己得了不治之症，忧心忡忡，焦虑紧张，失眠，心悸，怕冷。

我告知她到三甲医院拍骨盆 X 线片，以供我用于辅助诊断。次日患者携 X 线片与之前就诊的检查报告病历来诊。

首先望闻问切，四诊合参，辨机诊断：脾肾阳虚，寒湿壅阻，血不养筋。

触诊：右腿比左腿略短 0.6 厘米，患者立正时左肩略高于右肩，右侧骶髂关节有明显压痛。

骨盆 X 线片示：右侧髂骨向外、向右后上方偏离，骶髂关节错位。

经过仔细问诊得知，患者的腿短症状出现于分娩后，在分娩过程中，左腿一直空悬于床侧。我判断这正是患者骶髂关节错位的直接病因，由此造成对下肢及外阴部经络气血的压迫阻碍，并且导致双腿长度不一致。

由于人体从形体到功能都是完整周全平衡的生命体，所以内调气血，温补脾肾，清利寒湿，外调脊柱——人体大梁，从颈椎到骨盆，整体调复。

经过我给予手法调脊正骨后，患者当场改善症状，双腿长度均衡。

3 日后进行第 2 次手法治疗，加上十全大补汤合肾四味内服 1 周，已痊愈。

耳内积液 3 个月

主症：一位四旬男士，左耳内积液 3 个月，在大连医科大学附属医院耳鼻喉科抽液 3 次，旋即复发。患者自觉头动时左耳内发出液体晃动的声响，非常难受，伴有盗汗。

查：舌体胖大，苔白，舌底脉络瘀滞，脉左弦【肝木郁、痰饮】、右濡【脾气虚、湿盛】。每日饮水 2000 毫升以上【受多喝水保健之误导】。

辨机诊断：脾虚湿盛，痰饮内生，肝木难升，肺金难降。

手法治疗：触诊查颈椎 C_2 左旋移位，予以手法矫正点穴治疗 1 次，改善耳窍气血循环。

处方：桑叶 25 克，清半夏 15 克，茯苓 25 克，芦根 25 克，橘红 15 克，益母草 25 克，白术 20 克，泽泻 12 克，木通 5 克，猪苓 15 克，红豆 12 克，牡丹皮 15 克，桃仁 12 克，川芎 25 克，防风 8 克，姜黄 15 克。7 剂，每日 1 剂，水煎服，早晚各服用 1 次。

【方中以二陈汤合四苓散加芦根、木通、红豆健脾化痰，利水消饮；防风辛温升清，疏肝健脾；川芎、姜黄疏肝通经；益母草祛瘀利水；桃仁、牡丹皮化瘀凉血；肺为水之上源，通调水道，桑叶苦甘性寒，清降肺金，平肝凉血，重用擅治盗汗，此处亦有降肺利水之功。】

该患者做手法治疗时非常真诚地说：张大夫，我这个病求诊了很多医院和专家，试用了各种方法，效果都不好。朋友介绍我过来找您诊疗，我非常信任您，我也一定会认真配合治疗！只要您治好我这个病，我给您送一块大匾！

我笑言：谢谢。你看我这小屋哪儿还有地方挂匾？不过你不用担心，也许 1 周后你的病就痊愈了。

事实证明，患者经过 1 次手法点穴，1 周汤药调治，痊愈。3 个月后随访未复发。

颈椎病误诊为腔隙性脑梗死

某七旬女士，身高 150 厘米，体重 35 千克，近日因左侧面颊与左臂麻木，经常走路出偏而碰门，在大连市中心医院住院检查诊断为腔隙性脑梗死，输液 10 余日出院。

望舌象：舌体明显歪向右侧 45° 角。根据多年临床经验，我考虑患者此症状的真正病因在颈椎而不在脑血管梗死。于是触诊检查患者寰枕筋膜、颈椎横突、棘突与椎体，肩胛提肌起点，背部膀胱经，发现左侧风池穴、左侧肩胛提肌起点紧张，压痛强烈。

患者整个肩背部肌肉强直紧绷，相当于中医学的痉证。这种情况会严重影响椎动脉对于大脑的血液供应，足太阳膀胱经、督脉气血瘀滞，引起脑缺血反应。

随即问诊发现：患者长期失眠，每晚仅睡 1 小时，同时头晕脑胀，经常落枕，这都是严重颈椎病的常见症状表现。

我予以手法点穴、推揉松解后枕部、颈项部、肩背部的肌肉、筋膜，然后矫正胸椎小关节紊乱，轻提颈椎促使椎体复位，术毕让患者再次伸舌，结果仅仅 10 分钟的点穴治疗，患者舌体歪斜程度就减少一半以上，同时感觉晕乎木胀的头脑以及僵硬绷紧的背部都轻爽了许多。治疗后的事实证明我的病因病机诊断分析非常准确。

由于当今医疗体系对于此类病情一味纠结于颅脑病变，从而使绝大多数此类患者被误诊误治，在此我特别提醒朋友们，遇到此类疾病，一定要将颈椎因素以及太阳经、阳明经、少阳经表证考虑在内，以免误诊误治，酿生脑梗死、脑溢血等不良后果。

左耳耳鸣、失聪 3 个月

周女士，28 岁，左耳莫名耳鸣、失聪 3 个月，西医予以输液加高压氧治疗无效来诊。

来诊之前她电话咨询时，我要求她拍颈椎正侧位 X 线片。因为临床六成左右的耳鸣、耳聋病症均与颈椎椎体失稳，周围筋膜、肌肉局部紧张、粘连，气血瘀滞，影响到耳窍的经脉气血不畅关系密切。

我通过读 X 线片以及颈椎的触诊检查，发现患者寰椎、枢椎轻微偏移，颈椎正位片显示其向右侧微曲，侧位片显示颈椎生理曲度消失并反弓，C_2、C_3 右旋，胸锁乳突肌紧张，颈肩背部筋膜广泛粘连。

从解剖角度分析，颈椎问题可以引发交感、副交感神经血运不良，进而引发其调节功能紊乱，对于内耳血运亦能造成干扰，导致耳鸣、失聪。从中医角度讲则是循行于耳道、颅底、颈椎、肩背部的太阳经、阳明经、少阳经、督脉，由于寒湿阻滞、经筋劳损粘连而气血运行受阻，导致耳鸣、失聪。

综合以上病因病机辨识结果，我以古中医点穴、整脊手法松解患者颈椎、后枕部、肩背部筋膜粘连，矫正椎体偏移直至归位复原，先后手法治疗 2 次，配合经方葛根汤合小柴胡汤 7 剂内服，疏通三阳经脉气血津液循环，治疗 1 周症状全部消失。随访 1 年未复发。

牙龈萎缩

陈女士，43 岁，2018 年 10 月 22 日来诊。

主症：牙龈萎缩、牙疼严重。她的左上牙齿的牙龈由于萎缩过于严重，牙根裸露，牙缝出现漏洞，其直径差不多有 1 毫米，好像整个牙齿长长了似的，既不美观，又疼痛难受。之前就诊过的中医院专家以及牙医专家都束手无策，并且断言"牙龈终身不可能恢复"！

经过诊脉辨证识机，结合望诊、问诊，我郑重告知患者：只要是生命力存在，机体就能够经过古中医药的拨乱反正，调畅气血后，恢复牙齿、牙龈正常的生机与形质。

辨机诊断：齿为骨之余，肾主骨生髓，牙龈为手阳明大肠经、足阳明胃经所络。《灵枢·经脉》曰："大肠手阳明之脉……其支者从缺盆上颈贯颊，入下齿中……是动，则病齿痛颈肿。""胃足阳明之脉……下循鼻外，入上齿中。"人的下齿与大肠经有关，上齿与胃经有关。我们抓住中医学的基本生理知识来指导辨识病机，就能够直接获得此证的病机根源：患者双尺脉较弱，肾经精气不足，齿体不坚。肾阴虚则相火难降，相火循三焦经袭扰足阳明胃经，胃经火盛，灼耗津液，不能正常荣养上齿龈。

处方：六味地黄汤合清胃散加味，其中六味地黄汤滋补肾水，有助于牙髓、齿体坚固，清胃散清利阳明经郁热，恢复津液濡养功能。

生地黄 30 克，山茱萸 20 克，山药 20 克，牡丹皮 15 克，泽泻 10 克，茯苓 10 克，菟丝子 25 克，沙苑子 25 克，胡桃仁 20 克，黄连 10 克，黄柏 6 克，升麻 15 克，当归 12 克。7 剂，水煎服。嘱其忌食生冷寒凉饮食以及油煎油炸、烘焙食物、辛辣食物、糯米、黏糕、汤圆、粽子等。

患者一周后复诊，自诉牙龈疼痛消失，牙龈萎缩恢复了百分之七十，肉眼观察萎缩的牙龈明显丰满，裸露的牙缝几乎看不到了。患者感觉睡眠、精力均有明显改善。

效不更方，再进 7 剂，以奏全功。

头痛怪病

严某，男，38 岁。2018 年 7 月 15 日来诊。

主症：每于午睡后头痛，伴恶心，胃脘痛数小时，直至遍身冷汗淋漓，方能缓解。大便每日 2～3 次，溏，饭后随即如厕。恶热，喜食冷饮、瓜果。

查：舌面凹陷，舌体胖大，舌底络瘀。左脉弦紧，右脉濡弱。

辨机诊断：患者舌胖大，便溏，右脉濡弱，此为太阴湿盛，中气不足，枢轴不灵，相火难降，故恶热，喜冷饮水果。午睡后的时间，恰是太阴湿土对应。

土湿木郁，复加足厥阴肝经感寒。左脉弦紧，为足厥阴肝经寒郁之象。足厥阴肝经直达颠顶，寒郁引发头痛，同时肝木乘脾土，抑营阴，导致脾胃升降呆滞而恶心、胃脘痛。

待到傍晚阳明燥金主令时，土湿之气消减，脾胃升降有所恢复。

卫气根于胃，营气根于脾，营卫和合，冷汗【虚寒特点】淋漓而下，病痛缓解。

故此证病机为肝经寒郁乘脾。【此证的辨识病机与处方用药完全按照中医学核心医理"土枢四象，一气周流"的指导完成，标本同治，堪称完美。】

处方：吴茱萸汤合六君子汤。

吴茱萸 15 克，红参 15 克，生姜 12 克，大枣 30 克，陈皮 12 克，姜半夏 12 克，炒白术 15 克，茯苓 15 克，炙甘草 10 克。7 剂，水煎服，早晚各服用 1 次。嘱其忌食所有的生冷寒凉饮食物。1 周痊愈，随访未复发。

慢性结膜炎，角膜受损

翟姓女童，8 岁。2021 年 8 月 26 日上午就诊。无既往病史，过敏体质，有小儿腺样体肥大。

患儿 7 月底，发现右眼有红血丝，当时没在意，过了 10 日带去医院检查为疱性结膜炎，采用地塞米松加盐酸左氧氟沙星滴眼液，人表皮生长因子滴眼液，滴了 1 周后改善，可过了 1 周又复发。再次去医院诊断为慢性结膜炎，角膜边缘有受损，医师说激素类眼药水不能多滴，开了盐酸洛美沙星滴眼液加人表皮生长因子滴眼液，滴了 1 周了，目前改善不明显。

曾经诊断有腺样体肥大，过敏性鼻炎，中医调理过一段时间。

刻下右眼巩膜红血丝横行、较粗。饭量大，体形较瘦，气色不好。大便干涩，呈羊屎球状。精神好、出汗少、不爱运动，舌苔白、舌质红。脉象未记录。

辨机诊断：按照辽宁中医药大学彭静山教授的眼窍后天八卦诊断法，以瞳仁为中心建立八卦，巩膜红血丝位置对应震卦，血络属木，巩膜（白睛）属金。金本克木。

刻下之象：震木侮金。因金弱。

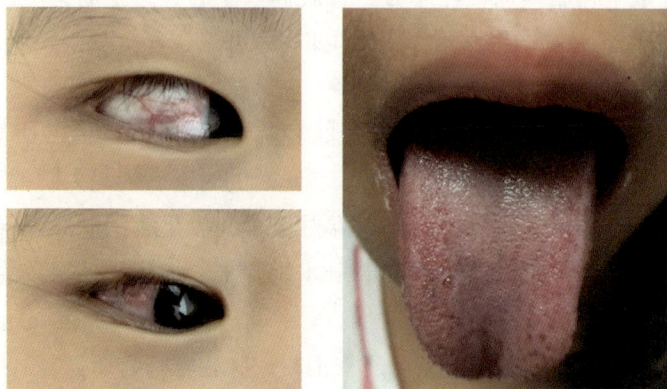

孩子常年大便羊屎状，此为阳明腑燥，太阴（脾气）难升，中气不足，肺金偏弱。今为风热所扰，震木侮金。

处方：升麻 3 克，柴胡 3 克，薄荷 7 克，炒杏仁 9 克，桑叶 30 克，菊花 7 克，黄芪 20 克，党参 15 克，白芍 12 克。

病位在首，非轻不举。只能轻煎，开锅 10 分钟即可，饭后 30 分钟服用。共 3 剂，如无不适，续 3 剂。

【黄芪补肺气，党参补中气。升麻、柴胡促脾气升清，薄荷辛凉，不仅升清，亦能疏散肺经郁热。桑叶、菊花清散肝经及眼窍风热之邪，杏仁宣降肺金。白芍养血柔肝，促降胆经相火。】

嘱其忌食烘焙食物，海鲜，贝类，辛辣食物，黏腻食物，糯米，韭菜，韭黄，蒜苔，油饼，油条，茄子，芋头。

8 月 27 日晚，家长反馈服药 1 天后，巩膜红血丝已明显减少，疗效见图。

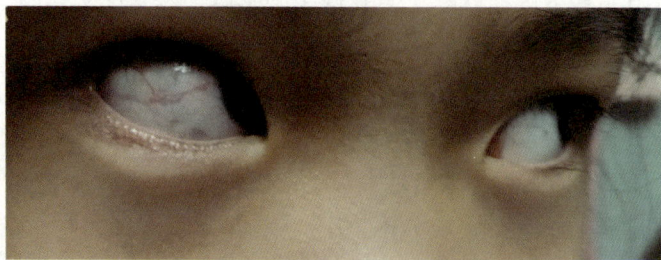

续服 3 剂痊愈。

舌尖痛，口腔溃疡

金某，男，54 岁，2021 年 8 月 24 日初诊。

主症：刻下晨起恶心【胃气上逆】，舌尖痛【心火郁而难降】，口腔溃疡【脾湿木郁，相火上犯口窍】数日。平素受凉即腹痛【胃肠寒饮、木郁，容易受外寒引动而发作】，动则大汗【饮停火逆，迫津外泄】。

左脉浮弦【津气郁表】、细涩【津虚木郁】，右脉寸弱【肺气虚】、关尺浮弦【太阴肺经、脾经不开、停饮】，沉取滑大【痰饮内停】。

处方：白参 12 克，炙甘草 12 克，茯苓 12 克，生姜 9 克，干姜 6 克。7 剂，水煎服，早晚各服用 1 次。服用后 2 日见效，1 周痊愈。

【方解】白参补津气，炙甘草补中气，中气为水木火金升浮降沉的枢轴，中气足则肺气得充，肺金得降；茯苓健脾渗湿，利痰饮；干姜升脾促运，开太阴脾；生姜辛散，开太阴肺，降阳明胃。干姜与炙甘草的用量比例为 1∶2，意在伏藏中阳，使太阴升、阳明降，君火、相火归位，则舌尖痛止，口腔溃疡痊愈。此案亦是按照中医学核心原理"土枢四象，一气周流"的指导取效的。

青少年幻听幻视型精神分裂症

青少年，尤其是青春期的少男少女，正处于整个人生的生长发育快速，第二性征开始发育并且加快，初步具有生育功能的阶段。按照中医学的生长壮老已来划分整个生命旅程，正属于长的阶段。此阶段机体相火偏盛，情绪、心理波动较大，人格心理结构不完善，思维、行为容易走极端。

再加上当前时代，我国的经济繁荣，生活水平较高，孩子们嗜食高糖、高油脂、高蛋白质饮食，即所谓的膏粱厚味。同时学习内卷严重，学校教育方式不当，孩子们普遍少动而久坐，读书、写作业、考试等用脑过度，思则气结，特别容易导致孩子们的机体出现脾胃运化失调，内生、内蕴痰浊郁热，甚至化燥、化火，痰蒙清窍，或痰火扰乱神明，引起青春期心理障碍、抑郁症、焦虑症、自残行为、精神分裂症等。

吴某，女，14 岁，2018 年 9 月 7 日初诊。

患者近日出现幻听幻视各种鬼怪缠身，导致精神狂躁不安。苔黄腻，左脉弦滑数，右脉滑实有力。

辨机诊断：肝胆郁热，痰火扰心。

处方先用大柴胡汤加导痰汤、承气汤以图疏木解郁，利下痰火，结果服用 1 日后未见明显泻下，却出现恶心欲吐却吐不出来的症状。这是胃气不降反而上逆表现，说明病位在中上焦，痰热瘀结上焦。《素问·阴阳应象大论》云："其高者因而越之。"治该证当采用涌吐法，给邪以出路。

给予《金匮要略》经方之瓜蒂散，早上服 1 次，3 克，患者呕吐出痰涎夹血丝数口，幻听、幻视、狂躁症状缓解，下午出现轻度腹痛，未见腹泻。次日又服瓜蒂散 1 次，3 克，呕吐黏痰明显增多，且泻下 2 次秽物，恶臭。幻听幻视鬼怪等诸症消失。嘱家长米粥调养。

此案先以升清降浊法欲求泻下痰火而未果，后以涌吐法开上焦痰热瘀结，而秽浊毒素自下，由此亦能看出人体气机升降之奥理。

【特别提示：西医认为精神疾病均与大脑组织功能、结构异常有关，包括癫痫。而中医学从脾胃、肝胆、大肠、小肠的寒热虚实，痰、湿、水饮、血瘀来辨机施治精神类疾病，也包括脑梗死、脑溢血、老年痴呆症等脑部疾病疗效显著。现代解剖学已经证明，人体肠道壁中的神经元细胞与大脑相关联，部分参与脑功能。】

出院诊断共 32 项病症，25 天临床治愈

李某，男，82 岁。2022 年 2 月 16 日出院。2 月 22 日初诊。

查：左脉细滑涩迟【津血不足，血运乏力】，右脉沉涩弱【气津不足】。舌底根部青紫【瘀血体征】。舌暗红，苔薄。

刻下：咳嗽带动两胁痛【津血不足，水不涵木，两胁失荣，胆木难降，相火叩金，肺金不降】，白痰容易咳出。喜食半流质面食【证明心脏功能偏弱，消化固态主食困难，机体自主选择最有利于自身消化吸收的食物形态】。急躁，暴躁【胆木难降，相火扰神】。每日喝水 1000 毫升【故意饮水多反而增加心肾与胃肠、膀胱的负担，自以为是为了帮助排尿，其实适得其反】，尿黄多沫。依赖乳果糖排大便，每间隔 2 ～ 3 日 1 次【凡是依赖缓泻药、峻泻药助排大便者，必然耗损脘腹部的中气、元气，导致排便困难的恶性循环。正确的做法是

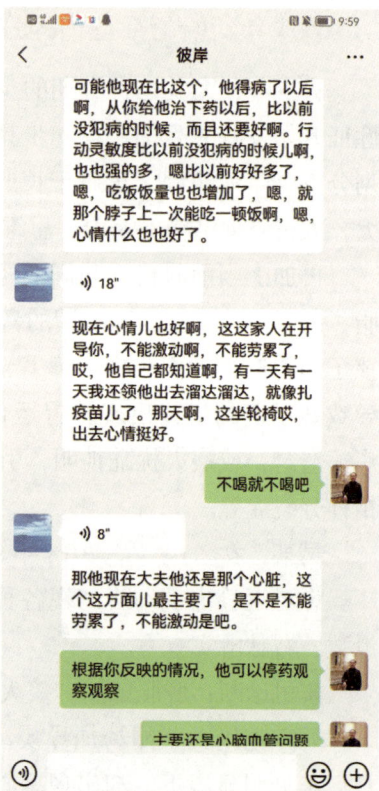

恢复脾胃、肾气的功能状态，达到自主的正常的排便方是王道、正道】。昨日大便1次，量不少。

辨机诊断：气虚火逆，痰饮血瘀，真阴大亏，阴不敛阳。

处方：橘红25克，清半夏10克，茵陈蒿8克，地龙10克，紫苏叶20克，代赭石12克，党参50克，黄芪90克，玄参30克，当归12克，白芍30克，生地黄30克，山茱萸20克，山药25克，茯苓皮30克，猪苓12克，生白术10克，泽泻12克，厚朴25克，木通6克，冬瓜皮25克，地骨皮12克，黑附子15克（先煎2小时），砂仁12克，龟甲9克，炙甘草9克，怀牛膝30克。5剂，每日3次服用。嘱其忌食所有生冷的饮食物，尤其是水果，凉拌菜，牛奶，酸奶，饮料，糕点，油腻、黏腻食物，辛辣食物，海鲜贝类。

【方解】重用党参、黄芪大补肺脾之气，党参配伍少量代赭石，利用代赭石沉降之性引党参之气直补关元、气海之元气，此为张锡纯先生经验。虽然人参疗效更佳，但因过于昂贵，故选用党参。党参配伍黑附子温振心肾阳气，促进全身气化功能的恢复重建。橘红、清半夏、茯苓皮理气化痰。归芍地黄汤峻补肝肾精血津液，配伍潜阳丹，阴中求阳，潜阳敛阴。茵陈蒿、玄参清降肺热、相火。当归、地龙、怀牛膝、地骨皮补血活血，助心行血。紫苏叶、厚朴宣降肺气以止咳。五苓散加木通利水化饮。整个处方选方用药加减化裁严密、紧扣病机，这是临床治疗复杂型疾病取效的关键核心要点！

患者服用后主要症状好转，心肺脾肾功能显著改善。

至 2022 年 3 月 20 日止，我随其脉证变化而化裁处方一共历时 25 日，患者气色、饮食、睡眠、心情、动作、大小便均恢复较好，无不适。患者要求停药，经过与其儿女充分沟通后同意停药观察随诊。

癫痫 5 年

王某，男，71 岁，长居瓦房店市泡崖乡。2019 年 3 月 30 日来诊。

主症：自述 2015 年 12 月 11 日突然晕倒抽搐，2016 年 1 月 31 日复发，2018 年 6 月 20 日、9 月 27 日、10 月 23 日、2019 年 3 月 6 日分别发作 4 次，均是在打牌下棋时，下午 4 点钟【元气走行于足太阳膀胱经】后发作，晕倒、抽搐、吐涎沫【血不荣筋，血虚生风，风痰上扰清窍】。既往史：癫痫 5 年，久治不愈，痛苦莫名。

患者已经戒烟 5 个月。平素还有颈椎病【太阳经、阳明经瘀滞】，酷爱下棋。经常后背疼【足太阳膀胱经经气瘀滞】，腰痛【足太阳膀胱经、足少阴肾经经气瘀滞】，尿不净【肝木郁、疏泄不利】。口不渴。大便 4～6 日一行【肾水不足，大肠腑失于濡润；相火不降，肝木难生，大肠腑推动乏力】。足跟干裂【肾水不足】。面色红【上热】，足冷【下寒】，说明相火不能下潜而逆升。右脉郁涩【脾胃偏燥，升降郁滞】，左脉弱、浊涩【阴虚、津血不足】。舌苔白腻【痰湿体征】、舌面纵裂【胃阴虚体征】，舌底络瘀【阴虚血瘀】。

辨机诊断：癫痫。真阴不足，相火难潜，血虚生风；脾胃运化失司而生痰，风痰上扰清窍导致头晕、吐涎沫，同时足太阳膀胱经、足阳明胃经、足少阴肾经经气瘀滞，导致后枕部、颈项部、背部筋膜、脉道气血循行瘀滞，脑部失于供养，亦是癫痫发作主因之一。血不荣筋，血虚生风而抽搐。

治法：大补真阴，收潜相火，引火归元，养血活血，化痰息风，疏通太阳经、阳明经气。

处方：引火汤、潜阳丹、葛根汤合方加减。

熟地黄 50 克，制何首乌 25 克，巴戟天 20 克，五味子 8 克，茯苓 15 克，麦冬 20 克，天冬 20 克，牡丹皮 12 克，肉桂 3 克，龟甲 7 克，山茱萸 20 克，黑附子 8 克，炒桃仁 12 克，红花 9 克，砂仁 15 克，白芍 25 克，甘草 6 克，伸筋草 20 克，葛根 80 克，陈皮 15 克。9 剂，水煎服，每日 3 次服用。

2019 年 4 月 10 日二诊：右脉寸关浮滑【上中焦气盛】尺沉【下元不足】，左脉弱、尺沉【肝肾阴虚】。舌底络瘀大减。今早是 6 日来第一次大便，先干后溏【脾虚有湿】。尿无力，夜尿频【肾精亏，肝木郁】。腿有劲。后背疼、腰痛未作。

面红改善。

处方：熟地黄 50 克，制何首乌 20 克，巴戟天 20 克，五味子 8 克，茯苓 15 克，麦冬 18 克，天冬 20 克，牡丹皮 12 克，肉桂 3 克，龟甲 7 克，山茱萸 20 克，黑附子 9 克，炒桃仁 12 克，红花 7 克，砂仁 15 克，白芍 25 克，甘草 6 克，伸筋草 20 克，葛根 80 克，陈皮 15 克。9 剂，每日 1 剂，水煎服，早中晚各 1 次口服。

2019 年 4 月 20 日三诊：癫痫未作。夜尿 4 次，尿无力【肾气不足】。脉弱。大便 4 日一行。

处方：熟地黄 50 克，制何首乌 20 克，五味子 8 克，茯苓 15 克，麦冬 18 克，天冬 18 克，牡丹皮 12 克，肉桂 3 克，龟甲 7 克，山茱萸 20 克，黑附子 8 克（先煎 1 小时），炒桃仁 10 克，红花 7 克，砂仁 12 克，甘草 9 克，炒白术 12 克，山药 25 克，伸筋草 20 克，葛根 60 克，陈皮 15 克。9 剂，水煎服，每日 3 次服用。后期给予桂附地黄丸服用 2 周收尾。随访 1 年未复发。

重症肺炎，贫血，冠心病，心肌梗死

孙先生，医院住院病历写的是 82 岁，经过跟其家属核实，实际年龄是 87 岁。患者患有免疫性血小板减少症，重症肺炎，贫血，冠心病，心肌梗死。

2024 年 1 月初，患者无明显诱因出现咳嗽，咯痰，痰中带血，无发热，四肢及躯干见散在瘀斑，但是并无发热。1 月 23 日在大连医科大学附属第一医院查血常规、血清铁 4 项，还进行了贫血系列骨髓穿刺、外周血淋巴细胞亚群、免疫分型等检查，诊断为骨髓增生异常综合征。当时给予红细胞悬液 2 个单位、血小板 2 个治疗量，还有氨肽素口服以进行升血治疗，并配合抗感染、降糖等治疗，病情平稳出院。

2 月 23 日无明显诱因出现鼻衄（鼻衄就是鼻子出血），而且止不住。因为他本身血象异常，血小板计数偏低，凝血的功能比较弱，再加上吃了 10 年的西药——拜阿司匹林肠溶片等抗凝药，血液的凝固机制较差。再次住进了部队 967 医院。医院诊断是骨髓增生异常综合征导致全血细胞减少（贫血），红细胞低，白细胞低，血小板也低。入院时查血常规：红细胞计数 2.69×10^{12}/升，血小板计数 5.3×10^{9}/升。住了 14 日医院，出院查血小板计数是 16.00×10^{9}/升。

患者女儿比较信中医，患者不相信中医，但因患者先后 2 次住院进行西医治疗，效果不理想，病情没有得到有效的改善，于是他接受了女儿的建议，来到汉唐中医门诊看诊。

1 月 24 日至今做了 3 个肺脏 CT，确诊为重症肺炎。2014 年因患冠心病，心

肌梗死，安装了 3 个心脏冠状动脉支架，一直服用拜阿司匹林肠溶片，一直到 2024 年 1 月 21 日才停服。西医诊断为肺纤维化，血小板减少，免疫性血小板减少症。症状是一活动就喘，心肺的功能比较差，咳嗽有痰。

辨机诊断：右脉关部弦数，反映气血瘀滞还有虚热；左脉弦数涩，同样也有气血瘀滞，并且还有虚热，同时血液运行不畅；涩脉为血瘀、血虚之象。舌体厚，舌质暗红，反映出气血循行不畅，心肺的功能偏低。

患者气血亏虚，血脉不畅（因已是 87 岁高龄，故见肝肾精血、元气偏弱），因外感风邪入里化热，且身体又处于偏于虚弱的状态，导致骨髓造血的功能受到了抑制和阻碍，引起了全血细胞减少，尤其是血小板减少的非常严重，这也跟他长期服用拜阿司匹林肠溶片抗凝血有直接关系。

重症肺炎，也是因其年老体弱，肺气不足，胸腔中细小支气管以及肺泡部位，积累了较多黏痰等病理分泌物，但是其自身没有能力把它充分地排出来。

处方：升降散加减。

升降散古时擅长治疗瘟病、瘟疫，但在这里，主要还是治疗由于外感风邪，西医所谓病毒感染导致的上呼吸道以及肺部的感染。

升降散：蝉蜕、僵蚕、片姜黄、大黄，加上了薏苡仁、桔梗、白芥子 3 味药组成的药对配伍，擅长稀释痰浊，并且帮助肺和气管，把肺脏深处的黏痰通过咳嗽振动、清理排出；又加了大剂量的党参（50 克）来补脾胃之气，补中气，增强自身排除病邪的能力。

由于病因是外感导致的风邪入里，又加了防风、荆芥来辛散风邪；用大剂量的陈皮（25 克）、半夏（20 克）来理气化痰。由于患者年老体虚，尤其是心肾阳虚，导致病情迁延不愈，就用大剂量的炮附子（25 克），温振心肾阳气，增强身体康复的实力。

葶苈子清利肺中痰饮，同时有强心的作用；另外还用了柴胡 25 克，黄芩 10 克，清半夏 20 克，这是小柴胡汤的底子，来清除少阳经的郁热。因为少阳经的郁热会影响到脾胃的升降，脾胃运化功能失司后，又会内生更多的痰浊。我们中医治病讲究治病求本，所以要把少阳经的郁热也给清除掉。

另外还有排尿不畅，西医认为是慢性前列腺肥大，中医认为是下焦有湿热，我们采用了瞿麦栝蒌丸的组方原则，用其中的瞿麦、琥珀，加上芦根、滑石，配合前面说到的炮附子，来清除下焦的湿热，解决排尿不畅的问题。

因为人体咳嗽是为了排痰，是在清理肺脏呼吸道里面的病理产物，给病邪以出路。排尿则是给体内的痰浊，尤其是包括湿和浊等病理产物以出路，包括湿热也可以从小便走，瞿麦栝蒌丸就起到这个作用。另外还有排便这个渠道，因为肺和大肠相为表里，当肺中出现痰热蓄积，咳嗽、喘、黏痰多，甚至很多黏痰毒素清理不出来的时候，考虑到肺与大肠经络上互为络属，相为表里，临床可以通过清理大肠的作用来帮助肺减轻压力，把肺中形成的痰毒病邪，利用现成的大肠渠道，增加排出的机会。

相应地，我们也加了一些三七粉和茜草，因为患者痰中带血，鼻子出血止不住，其血小板数量极低，凝血功能比较差，所以就配伍应用既能化瘀又能止血具有双向调节作用的三七粉和茜草。

女贞子在此起到一个养血滋阴，益气固肾的作用。

患者9日已经出院了，并放弃了已经证明效果不理想的西医药物和治法，采用百分之百的中药治疗。这个方子服用6日之后，16日患者到家居附近的社区卫生服务中心，化验了血常规，化验结果显示：血红蛋白由66克/升，升到了88克/升，血小板由$16.00×10^9$克/升，升到了$153×10^9$克/升，比他出院的时候简直有天翻地覆的改善，疗效特别显著。

分享这个病例，是想让大家了解，即便是病情这么危重的血小板减小症，随时可能会出现内脏出血不止的危重病情。我们在短短的6日之内，通过给患者服用中药汤剂的方式，使患者的病情得到了一个显著的改善。事实证明：中医治病并不慢，疗效好坏关键在于医师对病情的认识是否准确，对患者病情的病因、病机认识是否准确，判断是否准确，用药处方、采取的治疗方法是否得当准确，这才是最关键的。同时患者是否信任医师，是否能够认真地执行医嘱，包括忌口、起居作息、避寒保暖防风、少洗头、少洗澡等。

如果患者和医师相互信任，紧密配合，医师的水平也能达标的话，不管多么危重的疾病，在能来得及治疗，并且患者的身体基础状态、体质状态尚有生机的前提之下，绝大多数疾病都是能够得到显著改善，甚至完全痊愈的。

肺动脉高压

王女士，70岁，家住沙河口区锦绣小区。2017年11月14日初诊。

患者在大连医科大学附属第一医院确诊为肺动脉高压，病因不明，住院对症治疗15日出院，疗效欠佳。患者步行困难，经双人搀扶缓慢步入诊室。面部、肢体浮肿，动则喘促。小腿胀。畏寒，纳少。脱发。尿频。右脉关滑有力，左脉寸关浮滑大，尺沉弱，苔白。

辨机诊断：水肿。肺动脉高压是西医的诊断，而中医学是按照患者的最典型主症来作为诊断的。王女士主症就是全身水肿。三焦为水液运行的通道，全身水肿，说明三焦经脉是不通的，水液运行不利。脾胃主运化水液，肺气主宣发肃降，通调水道，肾气主水液代谢，肾精所化元气是心、肺、脾、膀胱经气化的原动力。肾经气化所生原尿中的浊中之清津液返回机体气化大循环，浊中之浊排至膀胱适时排出体外。一般机体上半身水肿多与肺脾经气化失司，上焦、中焦气化不利相关；下半身水肿多与肾经、膀胱经、下焦气化不利相关。

患者畏寒，左脉尺部沉弱，这是肾经阳虚的表现。左脉寸部对应肺经、大肠经，关部对应脾经、胃经，那么寸关部浮、滑大，反映肺经有表邪，肺经、胃经之气难降，脾经、大肠经气升发之势明显，内有痰湿或宿便等实邪。右脉关部对应肝胆经，关滑有力，反映胆经郁热，相火难降。脱发是津血不足，肝肾阴虚的表现。尿频是肾阴不足，相火不能充分降敛，肝木生发不及，阴虚风动之象。苔白是痰湿体征。而诸脏腑经气的升降失司又与中气不足，枢轴失于灵运密切相关。

我认为本案病机核心因素是因为肾水不足，三焦、胆经相火难降而逆升，影响肺气下降不及，水道不利，肾经偏寒，气化较弱而水肿。肾虚失于纳气，故动则喘促。但是诸君切勿忽视心脏的功能！试想当机体出现三焦经、胆经相火与肺经、胃经之气难降，相火扰乱脾经、大肠经气升发过度，而肾经大虚，肝经之气郁而风动，加上中气不足，枢轴失于灵运之际，作为君主之官，主运血、主全身血脉的心脏怎么可能脱身事外。本案病机归纳总结后，其实质依然是水火失济。

此案发病时间为冬季，机体阳气应以降敛为主，而刻下患者上盛下虚，当给予大补肝肾津血，降胆经相火，以促使水火既济，肺胃经气得以顺降，同时化痰解表，恢复机体一气周流，从而使三焦水道通利，肾经、膀胱经气化复原，则水肿得消，阴平阳秘。

治法：补阴潜阳，解表化痰。

处方：人参潜阳丹、当归六味地黄汤合二陈汤加味。

炮附子10克（先煎2小时），龟甲7克，砂仁10克，炙甘草7克，当归15克，生地黄30克，山茱萸20克，山药20克，牡丹皮12克，茯苓12克，泽泻12克，陈皮15克，姜半夏12克，紫苏叶15克，地龙12克，桃仁10克，炒神曲12克，红参20克，红景天30克。7剂，每日1剂，水煎服，早中晚各服用1次。嘱其忌食腥膻、辛辣、黏腻、生冷、油煎油炸、烧烤、烘焙食物。

2017年11月22日二诊：患者水肿减轻一半，尤其是头面部、上肢水肿大减。活动后喘促明显好转。纳食增加。苔白减轻。效不更方，守方再进15剂，患者水肿基本消失。呼吸顺畅，寐安，饮食可，二便调。随访1年，诸症未复发。

再生障碍性贫血骨髓移植术后发热

于某，男，30 岁。2016 年 4 月 9 日初诊。

患者既往患急性肝病引发再生障碍性贫血，行骨髓移植术 2 年。

此次体温高热已 5 天，伴恶心欲吐【**胃气不降**】，咳嗽【**肺气难降**】，脉象疾弦【**津伤木郁**】、数而有力【**木郁相火炽盛**】。家属与本人忧虑重重，担心再生障碍性贫血与肝病复发。

患者初诊时体温几近 40℃，口渴喜饮【**阳明经热耗津**】，乏力【**壮火食气**】，纳呆【**脾失健运**】，给予重剂白虎汤加党参清阳明经气热，降肺经、胃经之气，体温略退至 38.6℃，但是后脑部与左额角晕闷，伴有腿软无力，纳呆，考虑为肾阴不足，下元亏虚，加六味地黄丸配合汤药调治。

患者服药后腿软好转，但高热仍反复，食欲略好转，咳嗽转剧烈，此为相火犯肺，肺气难降。患者久病，肝肾精血不足，不能敛藏相火，应当考虑滋阴降火，引火归元，遂于当晚建议患者自购桂附地黄丸服用 1 次，并希冀能够补实肾元能量，促生中气，进而增强肺气之降力。结果服丸药后当晚半夜 1 点钟【**太阴湿土、阴盛阳弱时**】大汗出【**阴复而元阳归位，水火既济**】，退热至 36.5℃。至早晨仍然体温稳定，咳嗽明显减轻，食欲大增。

胜利大局已定。再予资生汤养阴益气、清虚热收尾，痊愈。

久治不愈的胁痛

姚某，女，80 岁。2015 年 6 月 19 日来诊。

患者因身体两侧胁肋部攻撑胀痛，饮食不下，坐卧难安。数年来辗转到各三甲医院、中西医专家处求诊，西医各项理化检查未见异常，无法诊断治疗。某些中医说是肝郁气滞，给予疏肝理气方药，当时略微缓解，随即又复胀满窜痛。

数日前其家属与我联系问诊。我直接问老人发病前是否有过跌倒外伤史，果不其然，老人之前确曾遇车祸仰面摔倒，后背着地，腿部骨折，自那以后即出现上述症状。该患者之症乃由外伤造成颈椎、胸椎局部错位，卡压肋间及脏腑神经所致。

患者在其子搀扶下挪入诊室，一步一停，表情痛苦，呻吟不止。我请她直接上诊查床，老人试探了数遍，极其艰难地勉强趴在了床上。

我双手触诊，仔细查体发现老人胸椎错位明显。考虑到患者为 80 岁高龄女性，骨质疏松非常普遍，故以极轻柔手法试探性地松解患者因疼痛而紧张僵硬的背肌，同时用语言安慰老人，以放松她紧张的心情，增强她战胜病痛的信心。

人岁数越大，胆子越小，往往对陌生事物充满畏惧心理。我就一边说着话，一边轻轻地尽可能恰到好处地控制手法力度，治疗五六分钟后，老人胸椎的下半段发出整脊到位的轻微咔咔声，老人紧张的体态随即放松、缓解下来，口中一直不绝的呻吟声亦停住了。我又给她的颈椎、腰椎分别点穴、推揉 10 分钟，术毕，老人自行下床，动作轻快了许多。

随后我开了 3 剂和胃解郁的汤药，药味与药量均很少，然而却对证，因老年人本身脾胃虚，不耐重剂，加上久病煎熬，气血更加虚弱。

治疗结束后，患者刚进门时的痛苦难耐不复存在。目送患者母子俩步行离开，作为医师，我甚感安慰。

第二天患者家属高兴地打来电话：她母亲的病痛基本消除了。他既惊讶，又感激。其实在我看来，难者不会，会者不难，如此诊疗效果并没有什么神奇之处。

电话里我再三嘱咐患者家属，一定要告诫老人注意坐卧姿势，不要歪着、倚着被子、枕头或沙发看书、看电视，避免脊椎再次错位，避免筋膜、肌肉粘连卡压神经。

老年痴呆症（一）

于某，女，62 岁，普兰店地区农民。2009 年 2 月 13 日初诊。

主症：头晕头痛，明显健忘，时而不辨亲疏，痴笑不已。

现病史：患者曾于 10 年前患脑血栓，经过治疗康复后恢复良好。于 2008 年 5 月开始出现双手麻木，头皮麻木发胀，耳鸣，身体容易出汗，大便干燥，自服天天清茶排便有所改善，但其余症状越发加重。

【许多长期服用降压药的患者，由于利尿型降压药伤阴耗血，加上高血压病机本来就是脑组织供血不足而应激性升高血压，西医不问究竟只顾降压，导致脑组织长期缺血，故此引起患者局部躯体麻木，抽搐，皮肤干，便秘，神经反应退化，智力受损。】

刻下：面色灰暗枯黄，面部表情淡漠，双目呆滞，颈部左右转动受限，动作明显僵硬迟滞，行走时腰部前弓，似乎不能直立，右小腿经常抽筋，伴寒热往来，多汗，饮食无味，纳少，寐差，胆小易惊，乏力，舌质淡红，舌根苔露，脉弱无力。

查体：颈肩部肌肉僵硬如石，压痛明显。

辨机诊断：肾精亏虚，肝血不足，中气偏弱，心神失养，髓海失充。患者的手麻，耳鸣，头皮麻胀，颈部转动受限，头晕，头痛，面色灰暗枯黄均为颈椎关节失稳，筋膜粘连，椎动脉血络受压，气血不能上充于脑，加上肝血不足，皮肉筋骨失荣，不通、不荣则痛所致。而肾精不足，不能化生精髓，上充于脑，精亦不能化血颐养心神，故出现健忘，表情淡漠，痴笑不已等症。当然，中气不足亦与此相关。**【我曾经使用补中益气丸调治1例72岁阿尔茨海默病男患者，其即属于脾虚中气下陷，脑络、脑髓失养的病机。】**脾气虚故纳呆，后天气血化生不足，亦不能上荣于心脑，以致神明失养，健忘，寐差，易惊。肾主二便，大便干燥是肾精不足、大肠腑失于濡润之象。

治法：补肾精，益中气，通脑络，养心神。

处方：黄芪80克，党参25克，制附子25克（先煎2小时），生地黄15克，熟地黄20克，山茱萸25克，山药20克，牡丹皮15克，肉苁蓉20克，巴戟天20克，菟丝子25克，生龙骨、生牡蛎各25克，当归20克，炙甘草15克，焦三仙各15克，葛根50克，天麻15克，白芍40克，川芎15克，桃仁15克，决明子15克。7剂，水煎服，每日1剂，早中晚3次口服。嘱其忌食生冷、黏滑、油腻、油炸、过甜食物。

治疗主攻方向放在补益肝肾精血，益气生血，以制附子、生地黄、熟地黄、山药、白芍、山茱萸、肉苁蓉、巴戟天、菟丝子填补肾精，龙骨、牡蛎收涩元气，镇静安神，黄芪、党参大补中气，配当归气血双补，陈皮理气化痰，焦三仙消食导滞。同时疏通颈椎周围经脉气血循环，重用葛根、天麻、川芎、当归、桃仁、牡丹皮、决明子，并且要求患者家属必须每日上下按摩捏掐后枕部、颈肩部肌肉至少30分钟。

2009年2月21日二诊：面色红润，眼神灵动，表情自然，记忆力改善，颈软，转动灵活，纳佳，寐安，大便通畅，体力增强，舌质淡红，舌根部有小圈白腻舌苔，舌根露苔少许，脉滑有力。

处方：黄芪70克，党参20克，制附子20克（先煎2小时），生地黄15克，熟地黄20克，山茱萸25克，山药20克，牡丹皮15克，肉苁蓉20克，菟丝子30克，生龙骨、生牡蛎各25克，磁石30克，炙甘草15克，焦三仙各15克，葛根50克，天麻15克，当归20克，川芎15克，桃仁15克，陈皮15克，姜半夏15克。7剂，水煎服，每日1剂，早中晚3次口服。忌口同前。配合按摩颈部肌肉。

2009年2月28日三诊：诸症均已基本恢复正常，嘱患者口服补中益气丸、金匮肾气丸1个月以善后。

老年痴呆症（二）

田某，女，68 岁。锦州人，现住大连。

主症：3 年来逐渐出现思维与动作反应迟缓，记忆力明显下降，对家人识别错误，头脑整日昏沉混乱，身体疲劳不适，但又难以表达清楚。且长期便秘严重。手背及下肢的皮肤常出现青黑色的瘀斑。

望其面色黄灰无泽，表情淡漠，反应迟钝，脉象沉迟无力。

辨机诊断：《素问·四时刺逆从论》"血气上逆，令人善忘"。脑为髓之海。肾藏精，精化髓。肾精不足，髓海空虚。同时精不足以化气，阳气亏虚故疲倦乏力，血运迟滞，进而皮肤常现青黑瘀斑。长期便秘是肾精不足，肠腑得不到滋润引起的。加上肾阳不足以充分温煦脾阳，清气不升，浊气不降。

脑髓是肾精化生的，肾精虚而脑髓化生不足，脑功能必然退化，加上血瘀在上，脑髓失荣而出现痴呆表现。因此我们治疗的重点就放在温补肾阳、填精益髓、润肠通便上。

处方：大剂量金匮肾气汤合济川煎，加小剂量血府逐瘀汤。

炮附子 25 克（先煎 2 小时），肉桂 10 克，熟地黄 40 克，山茱萸 25 克，山药 25 克，牡丹皮 15 克，茯苓 15 克，泽泻 12 克，当归 25 克，怀牛膝 20 克，肉苁蓉 40 克，升麻 5 克，枳壳 10 克，生地黄 15 克，桃仁 10 克，赤芍 10 克，红花 5 克，炙甘草 5 克，川芎 8 克，桔梗 5 克，柴胡 5 克。7 剂，水煎服，每日 3 次服用。

患者服用 7 剂后，面色明显润泽，头脑略清晰些，便秘亦明显好转。皮肤上的青黑色瘀斑基本消除。

效不更方，复诊 2 次，直至服用第 21 剂汤药时，疗效就非常显著了。

患者面色红润透亮，表情丰富，愿意说话，表词达意清楚，记忆力好转，识别能力基本正常，体力好转，大便恢复到每 1 ～ 2 日 1 次。

后期将汤剂转换成散剂，每日 3 次，开水冲服，继续巩固善后 2 个月，临床治愈。

虚劳重症

邹某，男，64 岁，2016 年 2 月 8 日来诊。

主症：骨瘦如柴，二目深陷，胃脘整日疼痛，饮食难下，既往喜食饮料、各种小食品、水果、奶制品，而正餐少吃。脉象弦硬疾数。

辨机诊断：虚劳病。骨瘦如柴，双目深陷，脉弦硬、疾数，为胃气津液大亏之象。阴津不能敛藏相火。水不涵木，胆胃难降。当下病情危急。

治法：滋阴和阳，以复胃气。

处方：小建中汤加阿胶。

桂枝 12 克，白芍 25 克，炙甘草 12 克，生姜 12 克，大枣 30 克，麦芽糖 60 毫升，阿胶 9 克（烊化）。7 剂，每日 1 剂，水煎服，早晚各服用 1 次。饮食务必软烂熟热，使其容易消化吸收。

调治 1 周见效，效不更方，连续服用 1 个月，临床治愈。

花季少女为何莫名瘫痪——从少女痿躄案谈中医的临床诊断及处方用药思维方法

2007 年 7 月初的大连刚下过一场大雨，天气却仍然潮湿闷热。这天一大早，晚报社的小田就打电话来，说有亲戚得了怪病，想请我会诊。我们约好 8：30 到专家门诊部见面。

8 点刚过，小田和另一位年长些的妇女搀架着一名 10 多岁的女孩子踏进了我们诊室的大门。其实通常从患者一进门，中医师就已经开始了诊察过程。所谓看病，顾名思义，首先医师要用眼睛观察患者的高矮胖瘦，神态，面色，唇色，一些典型性、特征性的疾病体态，比如胖人多痰，瘦人多火，面色红亮属阳亢，萎黄则脾胃虚，气血弱。

这个患者看上去面色白皙，唇色尚红润，身高约 160 厘米，是个很漂亮的小女孩，然而她的小腿却明显吃力地轻点着地，无法自主行走。此时我心里先有个大概的预判：患者运动功能出现障碍。待患者坐稳稍事休息后，我进一步询问后得知：她是小田的外甥女，第一次发病是在 2007 年 4 月 23 日早晨起床时，突然感觉小腿酸软无力，不能行走，女孩和家人都十分恐惧，不知所以，但在家休息 3 日后小腿又逐渐恢复了正常。

谁知间隔 2 周后的一天清晨，患者起床时突然又出现同样的症状，不能行走了，又休息 3 日恢复了正常。如此这般，至今天已是第 6 次猝然发作，且一次比一次症状略重些。在这期间家长带她到大连医科大学附属医院神经内科做了全面检查化验（血钾，核磁共振，下肢肌力测试），除下肢肌力减退外，其余指标均正常，肢体神经反射正常。西医无法确诊，亦无法治疗，那么我在问诊时仔细观察，女孩神态安详，答话思路清晰，表达准确，且上肢活动自如，说明发病部位仅在下肢无疑。

她现在的自我感觉是小腿里面骨头似乎是空的，伴有酸乏麻木感，行走时用不上力气，大脚趾也有发空、酸乏的感觉。于是这个病的主症就出来了：突然发作的下肢痿软无力，难以行走（中医学十分重视患者的自我病痛感觉，而不是仅凭化验检查异常指标来判定）。此外，她还有不爱食肉类、海鲜的习惯，睡眠也不好，大便2～3日一行，而且性格急躁，平时手心特别热。

望诊见其舌质尖红，舌苔白，切脉：左脉细滑，右脉滑。

下面则是我的辨证过程：

首先根据她的主症给出中医诊断病名：痿证（古书中也称痿躄）。

发病部位：双侧下肢。

病因病机：中医理论指出，肾主下肢，肾藏精，精化髓，髓养骨，故曰肾主骨生髓。小腿骨空虚麻木，酸软无力，正是肾精亏虚，不能化髓养骨的典型表现。大足趾通足太阴脾经，脾为后天之本，气血生化之源。大足趾空乏无力，说明脾虚气血不足，不能荣养大足趾。

肾为先天之本，脾为后天之本。此患者脾肾两虚，精血匮乏是发病的主要内因。在此内因基础上，病情突然发作，且下肢麻木，瘫痪，却是风邪发病的特点。风邪是六淫之长，对应的季节是春季，所谓春季多风，4月份正是风邪肆虐之时。中医看病要考虑因时制宜，因地制宜，因人制宜，正是此义。

此女孩内有精气血亏虚，外有风邪乘虚而入，阻蔽了下肢的经脉，肢体得不到濡养，所以丧失了运动行走的功能，这就是此病的病因病机。

那为什么发病3日不吃药就能逐渐恢复正常功能呢？因为14岁的年龄，正值机体"生长壮老已"之"长"的阶段，生机蓬勃，自我调节能力较强。而发病之初，风邪尚处表浅，故能够暂时缓解，但随着时间推移，风邪由表入里，诸多不良的生活饮食习惯进一步耗损气血，病情必然逐步加重，以后会进一步引起上肢甚至全身的瘫痪（2006年大连媒体曾报道过的一位少女王丹，即是此病，从2004年断断续续发病，一开始也是突然下肢瘫痪，然后自己恢复正常，后来逐渐加重，至2005年春节卧床不起，经全国各大医院西医检查会诊均无法确诊治疗，已成植物人，实在令人扼腕）。

此外，脉细亦是血虚的表现，而患者不爱吃肉类、海鲜，又造成蛋白质摄入不足，精血生成不足，睡眠不好正是精血虚，心神失养的表现。大便2～3日一行，是气虚肠道传导慢的表现。性格急躁，手心烫人，燥热，则是阴精亏虚，相火难降的表现。

根据我对病情所做的上述分析来确立治疗大法：培补脾肾精血，补气搜风通络。

处方：黄芪桂枝五物汤合独活寄生汤加熟地黄、枸杞子、菟丝子、蜈蚣、白花蛇。

黄芪 30 克，桂枝 15 克，白芍 20 克，炙甘草 15 克，生姜 15 克，大枣 25 克，独活 15 克，桑寄生 25 克，秦艽 10 克，防风 12 克，细辛 5 克（煎药时打开药罐盖子），川芎 15 克，当归 15 克，生地黄 25 克，熟地黄 25 克，茯苓 12 克，枸杞子 25 克，菟丝子 25 克，蜈蚣 2 条，白花蛇 10 克。7 剂，每日 1 剂，水煎 2 遍，早晚口服。嘱其忌食绿豆、冷饮、生冷瓜果，以防止伤损脾肾阳气。

服药 3 日后电话随访，患者自述小腿空虚、麻木、酸软感消失，身体感觉比以前轻松有力，这是脾肾精气血恢复，病情好转的佳象。

7 日后二诊时，女孩原来最明显的不适：感觉小腿里面骨头似乎是空的，已完全消失。睡眠以及排便都恢复正常，情绪也很好，自我感觉身体舒服多了，只是小腿还乏力。这证明我对该患者的病因病机的分析和治疗是正确有效的，效不更方，按照这个思路继续用药治疗，续服 7 剂汤剂，临床治愈。

以上就是我结合此例少女痿病所进行的中医诊断、辨证、处方用药的全过程，从中能清楚地了解到中医理论与临床治疗是如何结合运用的，中医学独特的辨证思维方法是如何进行的。中医师精确地掌握并熟练运用中医学理论指导处方用药，以及针灸、推拿等技能，在临床上不仅能解决常见病、多发病，还能治愈很多西医无法解释，无法确诊，或确诊后无法治疗的奇病、怪病、疑难病。相信大家读完本书会对中医学理法方药技在诊治各种疑难危重病，疑难怪病方面独特确凿的疗效有更加深刻的认识！

远程诊疗重庆疑难病患者记录

赵某，女，65 岁。长居重庆市。2015 年 1 月 4 日微信问诊。

主诉：多年来一直身体不适，或感头晕，或感胃痛，或感胸闷，每年在春夏之交和秋冬 季节比较严重。病发时刻，胸口郁结得厉害，就像胸口有东西堵着落不下去，心脏往里面压缩直到贴到背上去的感觉，同时打嗝。

全身一阵一阵发热，心里面感觉很烫，就像被辣椒辣着了一样，全身肌肉发麻，出汗。这种状况一般持续几分钟，但是非常难受。如果不吃饭或者只吃稀饭，胸口会好受一点，没那么郁结得难受，但是全身无力，身体感觉很累，没精神。平时有口气，嘴巴又干又苦，没犯病的时候大便是正常的。

近几年患者到医院看病，做过胃镜、24 小时心电监控、脑电图等检查，检查结果显示患者有高血压，心率有点过速。一直服用治疗高血压和抗抑郁的药物。之前有的医师说是癔病，有的说是神经症，但患者除了有轻微胆囊结石之外，并没有查出什么问题。

问诊：大小便怎么样？

患者答：发病时大便不正常，时干时稀，有时两三日不排便，小便一直都正常。一旦感冒或者饮食不调都会犯病，严重时天旋地转，心口很辣，出汗。

辨机诊断：此证表现为春夏木火难升，秋冬金水难降，核心出在中土脾胃升降失司。病起于太阳表，传阳明表，己土（脾气）难升，戊土（胃气）难降，中气日虚，痰食积滞，相火郁而生热，痰热结胸，故作诸症。病在太阳、阳明表，兼痰热互结。

老人久病，胃气虚弱，药量须小，且头煎药气浓烈，恐为胃气所拒，故弃之，今取第 2 煎服用，药味柔和，易为胃气接纳。先服 3 剂，观察疗效。

处方：葛根汤合小陷胸汤加味。

葛根 12 克，黄连 3 克，炒栀子 7 克，姜半夏 5 克，瓜蒌 5 克，桂枝 4 克，麻黄 3 克，白芍 10 克，炙甘草 4 克，生姜 3 片，大枣 4 个，党参 6 克，蒲黄 6 克，五灵脂 7 克，淡豆豉 12 克，干姜 3 克，枳壳 6 克。3 剂，每日 1 剂，早晚各 60 毫升。煎药方法：冷水泡 30 分钟，煮开 10 分钟，将药液倒掉。重新再加热水 300 毫升，煮成 120 毫升，分早晚服。

次日家属反馈：张老师：您好！我母亲吃了 1 剂药（第一道药液倒掉了）过后，今天感觉后腰（大概是肾的位置）有点痛，间歇性的，偶尔发作 1 次。

我答：继续服药，重点观察食欲和大小便的变化。

2015 年 1 月 7 日家属反馈：我母亲吃了 3 日药过后的感受：①身体总体比之前好多了。②还会打嗝，但没那么频繁。③有点感冒的症状，腿脚比较软、酸（自诉可能是这几天只吃稀饭的原因）。④嘴巴有点苦，但较之前好多了，但感觉干。⑤背部偶尔仍感觉有点麻，但不似之前非常难受的那种麻。⑥胸口不像之前那么结得厉害，感觉要空一点，但偶尔还是有点热（之前是感觉心头有点烫），但往上提气仍感觉有点累。七八年的病，只吃了 3 日药，有了这样的治疗效果，确实让人惊奇！非常感谢张老师！

我问：大小便怎么样？患者家属答：小便正常，一直吃粥，没有便意，加上今天共 4 日没有排便了。

医嘱：此病本来就是受寒感冒引起的，所以病邪渐解，出现类似感冒的感觉是正常的。续服 2 剂。大便待其自解。

复诊方：葛根 12 克，黄连 3 克，炒栀子 7 克，姜半夏 5 克，瓜蒌 5 克，桂枝 4 克，麻黄 3 克，白芍 10 克，炙甘草 4 克，生姜 3 片，大枣 6 个，白人参 6 克，蒲黄 6 克，五灵脂 7 克，淡豆豉 12 克，干姜 3 克，枳壳 6 克，2 剂，每日 1 剂，早晚各 60 毫升。煎药方法：冷水泡 30 分钟，煮开 10 分钟，药液倒掉。再加热水 300 毫升，煮成 120 毫升，分早晚服。

服完诸症临床治愈。

一例咽痛病案的整体辨治思维过程

周女士，51 岁，2022 年 10 月 7 日来诊。

主症：感冒咽痛严重，伴口苦，凌晨 2：00—3：00 易醒。每次月经期即感觉纳呆、乏力明显。舌质淡暗，苔白，左脉弦、尺弱，右脉偏弱。

辨机诊断：咽喉与三阴三阳经相通连，为肺胃之关隘。临床遇到感冒的咽痛，我多从少阳相火郁滞辨证，用乌梅、白糖补中气，敛相火。此例患者的口苦亦是如此。

凌晨 1：00—3：00 是元气走行于肝经。相火难降，则乙木（肝气）难升，郁则风动，肝魂难安，极易影响睡眠。

但是我更重视的是患者经期纳呆、乏力严重症状。月经本身消耗气血，此时纳呆乏力，说明患者自身中气不足，脾胃气弱，月经一排，又加重了机体气血不足局面，故乏力异常。且中气自有固摄血液之功，现在经血量大，亦证明太阴脾气弱。

患者年过五旬，少阴肾气亦衰，升举无力，疲劳感强烈。其舌脉亦支持脾肾不足的辨证。

故综合以上判断，拟四逆汤：干姜 7 克，甘草 15 克，炮附子 15 克（先煎 2 小时），3 剂，水煎服。

甘草倍于干姜，意在以土伏火，补中而收上热，恢复中土之气机升降枢轴作用。炮附子温少阴以升肝木之气，则胆木之气自降。

服药后随访，1 剂知，2 剂已。

过敏性紫癜（一）

王某，女，30 岁。既往患过敏性紫癜 6 年，近 2 年未发作。2009 年 4 月初不明原因又复发。2010 年 1 月 14 日初诊。

主症：左、右踝关节外侧上方 10 厘米范围内皮肤呈密集针簇状红色紫癜，余无不适感。患者性格急躁，舌质暗红，舌底络脉青暗，苔薄白，脉滑。

辨机诊断：血虚血瘀，郁热入血。

治法：养血活血，凉血祛瘀。

处方：桃仁 7 克，红花 5 克，当归 7 克，川芎 7 克，白芍 9 克，生地黄 9 克，大蓟 12 克，青黛 1 克（冲服），地榆 12 克，牡丹皮 9 克，紫草 9 克，三七 5 克，焦三仙各 7 克，炮姜 3 克。7 剂，水煎服。嘱其忌食口辛辣、海鲜、鸡、羊肉、油煎油炸烘焙食物。

服药后紫癜全消，又开 7 剂巩固。

此时正逢五一长假，患者举家外出旅游，因旅途劳累，5 月 2 日于外地来电诉又出新疹，遂嘱其中药加量，每日 3 次服用。

5 月 6 日回大连复诊，紫癜又已全消。三诊原方加量，7 剂，水煎服，巩固疗效，防止反弹。

随访 3 年未复发。

过敏性紫癜（二）

四川来诊的 8 岁女孩，9 个月前确诊为过敏性紫癜，中西医治疗罔效。2014 年 9 月 11 日初诊。

主症：下肢泛发紫癜，双眼睑下垂，尿频、量少，舌大、有齿痕，苔薄。血红蛋白 100 克 / 升，血小板计数 $85×10^9$/ 升。

辨机诊断：眼睑下垂，舌大、有齿痕，为脾虚之象。脾主肌肉，脾气虚则眼睑松弛无力上举。脾虚相火难降，以小建中汤去饴糖收降相火，黑豆补脾肾、清虚热，二者共用使中气足，相火自降。牡丹皮、紫草、茜草、乌贼骨、川牛膝，凉血活血、祛瘀消斑。

处方：桂枝 3 克，白芍 10 克，炙甘草 7 克，生姜 3 片，大枣 5 个，牡丹皮 12 克，紫草 15 克，茜草 10 克，乌贼骨 12 克，龙骨 15 克，黑豆 15 克，川牛膝 3 克。7 剂，每日 1 剂，水煎服，早晚各服用 1 次。

9 月 20 日复诊：血红蛋白已升至 121 克 / 升达到正常值。血小板 $122.4×10^9$/ 升，接近正常值下限 $125×10^9$/ 升。下肢紫癜大减，疹色较淡，排尿正常。患者家长要求带药回家，我又开了 15 剂，患者遵医嘱服之。随访 2 年未复发。

针灸治腰痛，针出痛止！

石女士，27 岁，2021 年 9 月 9 日上午 11 点来诊。

主诉：腰痛，中间及两侧明显。

辨机诊断：左脉弦细【津弱木郁】，右脉尺部弦硬【腰为肾之府，腰部右侧气血瘀滞】。

西医诊断为 $L_4 \sim S_1$ 椎间盘膨出，中西医药物治疗乏效，要求进行针灸治疗。

查体：取患者俯卧位，查腰部左侧无触痛。腰阳关穴压痛，右侧气海俞穴（髂骨上嵴）压痛，右侧胆俞穴、三焦俞穴压痛。

治疗：腰阳关采用斜上浅刺，右侧胆俞穴、三焦俞穴、气海俞穴采用斜下浅刺，左手后溪穴直刺0.5厘米【病在下者取之上，病在右者取之左。后溪穴为手太阳小肠经的输穴，八脉交会穴，通督脉】，双侧委中穴直刺0.5厘米，留针30分钟。针后痛止。其实针灸高手经常仅一穴一针即可取效。

【中医师技不压身，我临床虽然是以方剂、中药调治疾病为主，但也得掌握一些推拿、点穴、刺络、针灸、刮痧技法。一切为了患者尽早康复。】

眩晕、不寐

孙女士，56岁，2014年4月10日14：00来诊。

主诉：头晕眼花，四肢乏力，整宿失眠，幻听，胸闷、气短、心悸，厌食，呕逆。

望诊：面色晦暗无泽，精神躁扰不宁，时而欲哭。舌苔白，左脉寸关弱，右脉数。

辨机诊断：眩晕、不寐。肺脾气虚，相火扰神。

治法：健脾益气，降火安神。

处方：甘麦大枣汤合理中汤、下气汤。

炙甘草15克，浮小麦90克，人枣25克，党参25克，干姜12克，炒白术12克，橘红12克，姜半夏10克，茯苓15克，杏仁12克，白芍20克，牡丹皮12克，制何首乌30克。7剂，每日1剂，水煎服，早晚各服用1次。

与此同时，我考虑患者的严重头昏眼花有可能是局部颈椎椎体不稳定，引起椎动脉供血受阻所致，当即采用手法触诊检查，发现患者的颈椎第2、第3、第4节向右旋错位，压迫椎动脉，导致脑供血不足，必须立刻通过手法矫正复位治疗颈椎问题，尽快恢复椎动脉供血，解决眩晕，心悸，精神高度紧张问题。

我予以手法点穴，整脊治疗10分钟后，患者颈椎椎体复位，椎动脉恢复正常供血，患者仿佛大病初愈般，全身放松下来，呼吸舒畅，心情释怀，语言平稳安和，头晕眼花消失。一切均如所料。而医院所做的脑CT扫描，完全不起作用，所给出的诊断风马牛不相及。

发热 20 日

丛某，男，78 岁。因排尿疼痛在大连医科大学附属第二医院——星海二院住院待查。2012 年 10 月 23 日，一实习生给丛某插导尿管时操作不当引起出血，血量较多，随之体温骤升至 39℃。医院以尿路感染和老年肺炎为诊断，经连续输液泰能，口服环丙沙星等抗炎治疗，患者体温逐渐降至 37.5～38.5℃区间，基本每日早晨 37.2℃，随后逐步上升，下午 1 点后体温 38.2℃，晚上 6 点后 38.5℃，持续近 20 日。

11 月 12 日中午 12：30 丛某家属邀请我前往病房会诊。

望其面色晦暗，两目少神【阳虚不能养神】。频吐黏涎，纳呆【脾为生痰之源，中虚痰盛】。尿少而浊，大便失禁【肾主二便】。腿肿【肾主水】，乏力，但欲寐而不寐【痰湿水饮瘀血，导致阳难入阴】。舌苔灰黑而腻【阳虚痰湿体征】，舌底脉络瘀滞【血瘀证】，脉濡【气虚湿重】，沉取有神。

辨机诊断：太阳营卫失和，少阳枢机不利，脾肾阳虚，痰瘀蕴肺。

治法：调和营卫，疏解少阳，温补脾肾，化瘀解毒。

处方：柴胡桂枝汤合薏苡附子败酱散加味。

柴胡 30 克，黄芩 10 克，姜半夏 15 克，桂枝 10 克，赤芍 10 克，薏苡仁 30克，炮附子 20 克（先煎 2 小时），干姜 3 克，细辛 3 克，五味子 5 克，地龙 15克，紫花地丁 20 克，黄芪 15 克，红参 15 克，茯苓 10 克，黄豆 30 克，陈皮 10克，冰糖 30 克，滑石 10 克，甘草 15 克，焦三仙各 25 克，生姜 5 片，大枣 5 个。2 剂，水煎服。每剂煎取药液 400 毫升，每次 50 毫升，每小时一服，嘱其忌食生冷寒凉之品。

13 日下午 3 点半，家属来电话告知：患者当天中午服药后食欲大增，进食较多，此为胃气来复之佳象，且体温降至 36.5～37.2℃。尿液清澈，大便仍失禁。舌苔转白而略薄。

效不更方，前方略减剂量，又予 2 剂，按原服法。14 日晨电话随访，患者咯出大量黏痰，体温已降至正常，36.3℃，大便恢复正常。

14 日中午体温又升至 37.4℃，患者精神、气色、语言、饮食、二便均佳，病已退出三阴，单以小柴胡汤 1 剂，和解少阳枢机，服之立愈。

【读到这里，结合前面的若干所谓的疑难、复杂病案，大家应该看出来，临床时我们只要全面详细收集患者的望闻问切的信息资料，然后运用中医学的核心医理与生理病理去解析症候背后的病因病机，内心坚守天地人、全体系的气机升浮降沉、一气周流的核心原理，找出病机的核心所在，通过汗吐下和温清补消等治法方药技，补不足，泻有余，予以整体系的调复，以期气血阴阳复衡而康复，那么任何在医学可控范围内的疑难复杂疾病，都能够取得较满意的疗效。】

神经血管性头痛 30 年

2011 年 3 月 12 日，晚上 7 点多钟，门诊早已关门，此时却传来一阵阵敲门声。我正巧没有离开，闻声开门一看，是家住附近的一位女子，抱着孩子，陪她母亲来看头痛。看到那位中年妇女扶头呻吟的痛苦模样，尽管有重要事情急于出门，我还是接待了她们。

蓝某，女，55 岁，四川广安人，自 20 岁分娩产后患头痛起，至今已 30 余年。头痛常常不明原因，频繁发作，几乎每月都要发作数次。近日患者来大连帮女儿看孩子，不知何因，头痛再次剧烈发作，服用止痛片无效，因四川百姓偏爱中医中药，故来大连汉唐中医门诊求诊。

主症：颠顶头痛，伴恶心，呕吐 1 次，舌苔白，脉弦紧。

辨机诊断：寒犯厥阴，吴茱萸汤证。

先进行针灸率谷、百会、内关、太冲，以缓解头痛。

处方：吴茱萸 20 克，红参 15 克，大枣 30 克，生姜 30 克。3 剂，水煎服，每日 1 剂，早晚 2 次口服。

5 月 3 日，又是晚上 6 点半左右，蓝某又来敲门，说上次服药后头痛一直未发。昨天晚上不知原因又开始发作，全头痛带着脖子痛，不能随意转动。

查：颈项僵直，舌苔略白，脉浮紧。

辨机诊断：刚痉证，属太阳、阳明经伤寒。

处方：葛根 30 克，麻黄 15 克，桂枝 10 克，杏仁 15 克，炙甘草 10 克，生姜 20 克，大枣 30 克，川芎 15 克，防风 15 克，白芷 10 克，藁本 10 克，细辛 15 克（煎药时打开药罐盖子），羌活 5 克，熟地黄 15 克。3 剂，水煎服，每日 2 次，饭后 30 分钟服。嘱其忌食生冷寒凉饮食。

服药之后头痛立愈。随访至今未复发。

【该患者产后头痛 30 余年，病机仍然停留在厥阴经，故吴茱萸汤一击中的！而二诊病邪已出三阴经，辨机为太阳经、阳明经风寒证，故予以葛根汤加川芎茶调散治愈。一般来说，龙胆泻肝丸治疗肝经湿热引起的顽固性头痛效佳。吴茱萸

汤治疗肝经寒湿引起的头痛效佳。葛根汤治疗太阳经、阳明经风寒头痛效佳。】

吃水果引起的严重贫血

大家看到标题，一定会感到莫名其妙，不知所以然：怎么吃水果能吃出贫血！那么高大上滋味美好的水果，明明营养丰富，维生素、膳食纤维多多，怎么可能导致贫血！还严重贫血！这是什么庸医在胡说八道！请看官莫急，且听我细细道来。

季某，女，39 岁，长居大连市。2016 年 3 月 5 日前来大连汉唐中医门诊看诊。

患者自诉最近贫血加重，化验血红蛋白值是 72 克 / 升，而正常成年女性的血红蛋白值是 110 ～ 150 克 / 升。

望闻问切：面色灰暗无泽【阴寒阳虚体质】。舌色泛青，舌体胖大厚，舌底脉络瘀青【此为瘀血与水湿同在之象】。右脉关尺部隆实【反映患者中焦、下焦气血痰饮壅滞】。

一般医师见到贫血就会考虑脾不生血，肾虚精不化血，而径直补脾益肾，气血双补。我却直接问患者，月经量是否较大，伴有大块瘀血块？患者点头称是。我接着问：您是否嗜好吃水果，天天吃，大量吃？患者点头。

辨机诊断：患者面色与舌象提示瘀血与水饮并存，这是病机。脉象提示瘀血、水饮存于下焦，这是病位。这种情况会导致妇女月经崩漏，故直接问患者是否有血崩之症，得到肯定的答案。而导致瘀血水饮并存的原因往往是寒凉伤脾阳，土湿木郁，同时寒性收引，血脉瘀滞，血得温则行，得寒则凝。肝木郁则风动，脾土失其升提故血脱于下。大量经血流失加上脾胃虚寒，气血生化乏源，故贫血如此般严重。

那么当代我国女同胞最容易受寒凉侵体的普遍原因就是嗜食生冷水果，冷饮，频繁洗浴，运动汗出后洗浴，月经期洗浴。我的病因病机分析判断一一被患者认同。

治法：温脾益气，化瘀利水，滋阴养血。

处方：当归 10 克，川芎 10 克，白芍 15 克，茯苓 25 克，茜草 12 克，生地黄 15 克，泽泻 30 克，白术 25 克，乌贼骨 15 克，甘草 10 克，制何首乌 15 克，牡丹皮 15 克，干姜 15 克，桂枝 15 克，生牡蛎 15 克，人参 10 克。7 剂，水煎服，早中晚各 1 次。嘱其忌食水果、凉拌菜、冷饮、凉水。避寒保暖。

药到病除，2 周痊愈。

内科病

【咳喘病案六则】

哮喘 30 年

赵女士，女，55 岁，现住大连市绿波小区。

患者患哮喘、肺气肿 30 余年。2006 年初，她先后 2 次因为哮喘急性发作、肺气肿，合并心力衰竭，住院抢救。病情缓解后哮喘仍然发作频繁，基本上 1 周得输液 2～3 次，而且发病不分季节。**我始终认为西药扩张支气管，稀释痰液，糖皮质激素促进炎性分泌物吸收，抗生素杀菌抗感染均为治标之策，而且对于患者机体的脾胃、肝肾、心肺功能反而造成损害。故此我坚决主张采用中医辨机论治，标本同治的治法，力求快速见效，缓解病情，进而改善、增强体质，达到稳定持久的疗效。**

2006 年 5 月份初诊：患者面色灰暗，十分憔悴，走路一步一停，张口抬肩，呼吸困难，坐下来休息 20 分钟后才能开口说话，且说话声音有气无力。

根据她的沉弱的脉象和白腻的舌苔，结合她一动就喘，下肢水肿的特点，辨机为心肾阳虚，水饮上犯于肺而作喘。

治法：温阳化饮，强心止喘。

处方：苓桂术甘汤合真武汤加减。

茯苓 25 克，桂枝 15 克，炒白术 15 克，炙甘草 15 克，炮附子 25 克（先煎 2 小时），红参 15 克，白芍 20 克，地龙 12 克，生姜 15 克，紫苏子 15 克。7 剂，水煎服，每日 3 次服用。

1 周后复诊，患者面色润泽转白，喘促大为好转，纳食增加，体力改善。效不更方，守方续服，共计 40 日，患者的咳喘及水肿消失，每天散步 30 分钟，能够自行上街买菜做饭。熟人看到她都感觉她年轻了许多，气色红润，其精气神与治疗前判若两人。

随访 1 年多基本未发作，还经常介绍哮喘病友来我处看诊。

哮喘 10 年

过敏性支气管哮喘在临床上属于常见但却治疗颇为棘手的疾病。西医认为过敏性支气管哮喘是终身疾病，只能依赖激素药物维持而不能治愈。而中医治疗难度也很大。不仅对医师的技术要求比较高，而且患者必须严格忌口达 3 个月以上方能痊愈，且不易复发。

傅某，男，38 岁，身形魁梧高大，偏胖，年轻时在大连消防局当过消防兵，体质很好。可他复员后却患上了哮喘，对冷空气、尘螨、异味等非常敏感，春秋换季时发作尤其严重。

2005 年 3 月来诊时，症见喘憋，胸闷，面色红而油亮，舌苔黄腻而厚，脉象滑数有力。患者随身带着万托林气雾剂，随时在憋气重时吸两口以缓解症状。自诉哮喘已有 10 年之久，近年来加重。

辨机诊断：痰火壅肺，肺失宣降证。中医认为哮喘病根是顽痰，大多是恣食甜咸油腻、大鱼大肉等膏粱厚味之品，日久产生的。许多患者患病多年，却从未在饮食上纠正自己。一边是喘息艰难，一边是大鱼大肉，烟酒糖茶。如此我们就不难理解他的病情为何越来越重，难以治愈了。

我当面一问，果不其然，傅某几乎天天喝羊汤，吃羊肉，而羊肉性温，肥腻多脂，容易蕴热生痰，加重痰热、痰火的病机，而这正是他哮喘频发的主要病因。

治法：清火化痰，肃肺平喘。

处方：自拟平喘汤加减。

金银花 20 克，玄参 30 克，黄芩 15 克，黄柏 20 克，知母 25 克，浙贝母 15 克，姜半夏 15 克，陈皮 20 克，天竺黄 15 克，竹茹 15 克，桔梗 10 克，杏仁 15 克，桃仁 15 克，厚朴 15 克，焦三仙各 15 克，炙麻黄 5 克，薏苡仁 30 克，白芥子 10 克，炙甘草 15 克。7 剂，每日 1 剂，水煎服，早晚饭后服。饮食必须清淡、熟热、好消化。嘱其忌食生冷寒凉饮食物，油煎油炸烧烤烘焙食物，糯米及其制品，肥腻高油脂食物。

二诊时患者哮喘大为缓解，继续上方加减，前后治疗了 40 多天，哮喘症状完全消失。我要求他自购 1 千克紫灵芝。每日取灵芝 50 克，鸡蛋 2 个，煮水饮汤吃蛋清以善后，增强免疫力。随访 4 年，再未复发。

哮喘 2 年

秦某，女，32 岁，2011 年 12 月 29 日初诊。

患者于 2009 年 10 月的一次感冒后发作哮喘，在大连医科大学附属医院确诊。

服用中西药若干，至今未愈。

主症：气短，憋气，喜叹息，伴畏寒，手足凉；口苦、口干、多饮，喜冷饮，嗜饮茶；纳呆；便溏；尿频；腰酸，性冷淡。月经周期准，经血可见血块。

望其双目略凸，甲状腺肿大，我怀疑其患有桥本甲状腺炎，建议其详细检查以明确诊断。舌苔微黄，有齿痕，舌根凸起，舌底脉络青黑，寸脉不及，左脉弱，右脉紧。

辨机诊断：宗气不足，脾肾阳虚，肾精亏虚，相火上浮。

处方：柴胡 15 克，黄芩 7 克，桂枝 10 克，干姜 10 克，当归 20 克，赤芍 20 克，焦三仙各 10 克，党参 20 克，黄芪 30 克，炮附子 15 克（先煎 2 小时），炙甘草 20 克，淫羊藿 20 克，补骨脂 20 克，菟丝子 20 克，沙苑子 20 克，枸杞子 20 克，浮小麦 30 克，大枣 20 克，炒白术 15 克，生姜 12 克，清半夏 12 克。

7 剂，每日 1 剂，水煎服，早中晚各服用 1 次。嘱其忌食生冷瓜果、腥膻油腻甜腻之品，以及奶制品。

服药之后连续 3 日，患者感觉困倦异常，每天昼夜睡近 20 小时，3 日之后体力恢复，且胃纳渐开，哮喘渐轻。

2012 年 1 月 10 日复诊，患者自称在服药至第 5 日时，因工作较累，哮喘轻微发作一次。现吃得香，睡得香，精神体力均可。仍有口干多饮，尿频，手足寒，便溏，舌苔略白，齿痕轻微，脉弦滑，左脉弱于右脉。

辨机诊断：脾肾两虚。

处方：桂枝 10 克，淫羊藿 15 克，补骨脂 15 克，菟丝子 20 克，沙苑子 20 克，枸杞子 20 克，炒白术 15 克，当归 20 克，赤芍 20 克，生姜 12 克，大枣 20 克，清半夏 12 克，党参 20 克，冬虫夏草 15 克，炮附子 15 克（先煎 2 小时），炙甘草 10 克，山药 20 克，天冬 15 克，紫菀 10 克。7 剂，每日 1 剂，水煎服，早中晚各服用 1 次。

医嘱：如哮喘平稳未发，则注意饮食清淡，起居保暖，停药观察一段时间。1 年后随访未复发。

喘证

王女士，35 岁，2014 年 11 月 15 日来诊。

主诉：外感风寒所致咳喘病 10 余日，加重 1 日，喘促不能平卧。

查舌脉：舌苔白润，左脉寸关弱，右脉弦数。

辨机诊断：喘证。病机为外感少阳病，肺脾气虚，痰饮蕴肺，胆经郁热犯肺，肺气失于宣发肃降而发作喘证。

治法：和解少阳经郁热，温化痰饮，补益脾肺。

处方：小柴胡汤合千金苇茎汤、二陈汤、甘草干姜汤加减化裁。

柴胡12克，黄芩9克，姜半夏12克，桃仁9克，芦根25克，冬瓜子12克，陈皮12克，茯苓12克，炙甘草10克，党参10克，厚朴10克，干姜10克，白果10克，桑白皮9克。3剂，每日1剂，水煎服。

服药当晚即能平卧安眠，喘促大减。3日后复诊，效不更方，再予以原方5剂，水煎服，调治并善后。

哮喘10年

申某，女，28岁，2009年9月16日来诊。

患者咳喘数月，输液及口服中西成药无效。

主症：喷嚏多，干咳无痰，胸闷憋气，喘鸣，伴咽痒，盗汗，乏力。

查舌脉：舌质干红，苔黄少，脉滑数。

既往史：过敏性哮喘10余年。

辨机诊断：我们诊治内科杂病时，一定要结合患者发病的节气与季节，考虑到天气、大气对于患者机体的影响，这是我们分析认识病因病机的重要一环。

这位患者的主症为喷嚏，咳喘，均为外感风寒犯肺，肺失宣降表现。其实外感风寒湿诸邪机会最多的并不是冬季，而恰恰是夏季。因为夏季人们贪凉饮冷，如开空调，吃冷饮，生食瓜果，最容易导致机体外感风寒湿邪。大连地区的阳历9月份，天气仍然暑热明显。该患者28岁，属于阳气偏旺的年龄段，加上长期患哮喘，气阴皆虚，故此出现了表寒部分入里化热，表里俱病，热灼肺津，故干咳无痰。胸闷憋气，为痰热阻滞气机。盗汗为阴分蕴热，热迫津出之象。肺主一身之气，咳喘数月则肺气虚，故乏力疲倦。舌干红，苔黄少，为气阴不足。脉滑数为痰热内蕴。

治法：益气滋阴，宣降肺气，清热化痰，止咳平喘。

处方：炙麻黄6克，白芥子10克，牡丹皮15克，薄荷7克（后下），玄参30克，金银花15克，赤芍25克，黄芩15克，黄柏20克，党参30克，炙甘草15克，姜半夏12克，薏苡仁30克，桑白皮30克，芦根15克，焦三仙各15克，知母25克，浙贝母7克，橘红20克，桔梗10克，厚朴15克，大腹皮15克，蜜炙款冬花15克，蜜炙紫菀20克，地骨皮30克，生地黄15克。7剂，每日1剂，水煎服，早中晚3次口服。嘱其忌食油腻、油炸、烧烤、过甜过咸之品，以及鸡鸭羊狗肉，生冷瓜果，冷饮，牛奶酸奶，无鳞鱼，虾蟹贝类。

此方服后 5 日，患者打来电话，惊喜异常地告诉我：张大夫，我的哮喘好了！现在不咳了，喘气非常畅快，跟没有病之前一样，这些年从来没有过！

我嘱咐她，这只是症状缓解了，并不意味着哮喘已经痊愈了，还需要再服用一段时间的扶正固本，健脾化痰的中药，同时饮食务必清淡，熟热软烂，富于营养。

患者遵嘱继续服药 2 周，自我感觉良好，舌质、舌苔、脉象俱佳，其哮喘已临床治愈。嘱其注意饮食结构与搭配，慎起居，多运动为佳。随访 2 年未复发。

间质性肺炎

楚某，男，62 岁。长居大连市。

患者于 2022 年 1 月 20 日行胃癌全切术，并且做完 7 次化疗。另患肾上腺肿瘤行靶向、免疫治疗已结束。患者于 2023 年 6 月因新冠病毒感染而持续咳嗽 19 日，在我处服用中药汤剂数剂痊愈，并且持续服用 1 个月中药汤剂解决了阴阳两虚，肺脾气虚问题，体质明显得到了改善与恢复。

患者于 2024 年 2 月开始自费接受某种日本最新研制的抗癌神药的化疗，具体药物名称与毒副作用不详。2024 年 4 月 11 日因纳呆，恶心，反胃，面色黧黑，体虚难支来诊。给予参赭培气汤加味服药 20 剂后，体质明显改善。继续使用日本特效神药化疗。

2024 年 10 月 8 日，因化疗引发间质性肺炎，呼吸极度困难，病情危殆而停止化疗来诊。刻下呼吸困难，24 小时不间断吸氧，卧床不起，生活不能自理。面色黧黑，严重削瘦，气短难续，语声低微。不耐寒热，汗多，失眠。每日服用强的松片 8 片，已经连续服用 4 个月。同时服用复方新诺明片抗感染。纳可。大便 1 ～ 2 日一行，大便成型。右脉弦紧、略数，左脉弦、略涩濡。舌齿痕明显。

间质性肺炎是一种多种原因引起的肺间质炎性和纤维化疾病，主要侵犯肺间质和肺泡腔，包括肺泡上皮细胞、毛细血管内皮细胞、基底膜以及血管、淋巴管周围的组织，最终引起肺间质的纤维化，导致肺泡－毛细血管功能的丧失。一般认为肺间质纤维化属于不可逆的器质性病变。

根据病因的不同，间质性肺炎主要分为已知原因的间质性肺炎和特发性间质性肺炎。已知原因的间质性肺炎包括过敏性肺炎、药物所致间质性肺炎、结缔组织病相关性间质性肺炎、尘肺病等；特发性间质性肺炎则是一组病因不明的间质性肺疾病。

本案患者显然属于长期化疗导致的药物性间质性肺炎。

中医学认为，只要机体脏腑经络气化功能可以恢复正常运行，就不存在所谓的"不可逆"的病理改变。北京中医药大学赵绍琴教授治愈肾萎缩，以及刘渡舟教授治愈肝硬化都是实证。"言不可治者，未得其术也"。

辨机诊断：肺主气，司呼吸，主一身之气。今肺泡纤维化，肺脏失于宣发肃降，导致整个机体气化不足，虚弱难支。所幸患者胃纳尚可，大便调，证明胃气尚存，这就是治疗恢复脏腑生理功能的重要基础！

大剂量强的松糖皮质激素，会迅速盗伐元精元阳，属于饮鸩止渴，必须立即停止。复方新诺明属于磺胺类药物，对于肾脏损害较大，建议停服。

初步治疗大法：培土生金，润肺降肺。

处方：百合固金汤合资生汤加味。

刺五加 50 克，乌梅 30 克，龙眼肉 25 克，灵芝 25 克，百合 20 克，绞股蓝 25 克，沙参 40 克，生地黄 20 克，牡丹皮 12 克，地骨皮 12 克，桑白皮 12 克，山药 30 克，鸡内金 15 克，玄参 15 克，炒白术 12 克，牛蒡子 6 克，金荞麦 40 克。7 剂，每日 1 剂，水煎服，早中晚各服用 1 次。嘱其忌食所有生冷寒凉饮食，以及较硬、黏腻、不易消化的食物。

2024 年 11 月 2 日复诊：语声低微，唇干，手颤、手温，吃饭不多，有饥饿感，吃饭后汗多，不烦躁，自觉下肢凉气上行。持续微汗，动则加重。尿不净，排尿次数少。大便每日 1 次，成型。肝肾功能正常。仍然服用复方新诺明片，每日服用阿普唑仑助眠。舌面水滑，舌底络瘀。左脉寸微，关尺弦硬长，右脉浮、弦涩，沉郁。

辨机诊断：肺气不宣，心火微弱，肝郁气滞，肝血不足，肾水寒。

治法：温通心肾，补气养血，疏肝化瘀，从肺泡微循环与孙络入手精细调治，恢复生机。

处方：黄芪建中汤合潜阳丹、四逆散、破格救心汤。

桂枝 15 克，白芍 25 克，炙甘草 15 克，紫苏叶 15 克，薏苡仁 30 克，白芥子 10 克，桔梗 12 克，柴胡 15 克，枳壳 15 克，黄芪 30 克，生姜 20 克，大枣 25 克，炮附子 20 克（先煎 2 小时），龟甲 7 克，砂仁 15 克，山茱萸 30 克，灵芝 20 克，刺五加 30 克，白人参 20 克，煅龙骨 25 克，煅牡蛎 25 克，乳香、没药各 3 克，陈皮 25 克。5 剂，每日 1 剂，水煎服，早中晚各服用 1 次。

此处特别值得分享的用药心得就是乳香、没药的微量使用，擅长消除孙络与微细毛细血管的瘀滞。在此例间质性肺炎病案中，起到了至关重要的改善肺泡超微毛细血管血液循环，消除肺泡纤维化病变，恢复肺泡生理功能的作用。

2024年11月7日复诊：患者近日住院复查，做肺脏CT，抽验血，CT示：间质性肺炎明显好转。白细胞恢复正常。刻下平卧位时可停止吸氧，患者自己能够较快坐起，活动则心悸、气短明显。面色逐渐转白。纳可，二便调。苔白，脉弦弱。效不更方，继续服用11月2日处方5剂。

11月21日复诊：因住院复查而停药1周余，患者体质有所变差。面色复暗，体力弱，动则心悸、气喘。苔白，脉细弱数。

继续以11月2日处方调治2周，12月5日复诊，患者可以自行起卧、行走，动作敏捷，语声增强，面色完全转白、润泽。饮食、二便调。寐可。至此临床治愈。

【心脑血管病案】

心力衰竭、房颤、心包积液、胸腔积液

魏某，男，90岁，因心力衰竭、房颤、心包积液、胸腔积液，经大连医科大学附属第一医院心内科住院诊查认为患者已无治疗价值，劝其家属将老人接出院回家观察。2015年8月6日其家属邀请我会诊。

刻下望其面色偏黄晦，脸泛油光，瘦小枯干的身体，蜷缩侧卧在床，呈张口昏睡状态【阳气衰微不能固摄口唇，气脱之象】，患者插了鼻饲管、氧气管和导尿管。患者往日每每大汗淋漓【相火蒸迫，气津两虚】，6日上午突然无汗，此为真

阳、真阴衰弱至极之象。若再进一步，突然汗出如油，则阳不敛阴，魂魄分离，则回天无术了。

查脉象左脉沉微，右脉细弱，细寻尚有根基，苔白而浮，治疗时机尚存。须当机立断，速予以中药汤剂回阳救逆以复中气。

辨机诊断：阴阳两亏，阳不敛阴之危象。

处方：大剂破格救心汤合葶苈大枣汤、真武汤化裁，峻补真阳、真阴，温振心脾肾阳，敛阴强心，利湿化饮，标本同治。

炮附子 120 克（先煎 2 小时），山茱萸 70 克，炙甘草 50 克，煅龙骨 30 克，煅牡蛎 30 克，红参 30 克，白芷 12 克，川芎 15 克，丹参 15 克，葶苈子 15 克，大枣 30 克，炒白术 12 克，茯苓 15 克，白芍 20 克，桂枝 20 克，生姜 15 克。3 剂，每日 1 剂，水煎服，徐徐少量而持续喂药。

8 日其女儿反馈：服药第 2 日，老人眼皮睁开了，能说话，也知道饿了。今天是服药第 3 日，患者能进饮食，二便通畅。继续给予原方 3 剂调治。

12 日患者自行步入诊室，面色明显有光泽，说话有力，思维清晰，睡眠、二便正常。给予小剂量人参桂枝附子理中汤善后巩固疗效。

心脏病 20 年

刘某，男，81 岁，2010 年 1 月 4 日初诊。因患者家住瓦房店，路途遥远，患心脏病 20 余年，年老病重，无法面诊，遂通过电话问诊进行辨证、诊治。

主症：自觉心脏难受，感觉很累，心前区憋闷、难受异常，需大声喊叫、呻吟方能略缓，吃饭与步行均会加重，心率常常超过每分钟 100 次。尿频，腿肿，指按深凹不起。汗少，略畏寒，大便一日 2 ～ 3 次，经常带血。

我反复询问他心脏难受的感觉到底是不是疼痛？他说不是，就是难受，说不出来的难受！

我让他自己摸摸手腕的脉搏，感觉一下，他说脉是硬的，跳得快且有力量，这应该是弦硬数的脉象，是真气外泄的表现。

综合整个病情以及患者的年龄来分析，这是中医的胸痹病，属于心肾阳虚，瘀血阻络证。

阳虚则寒，故体畏寒。心主血脉，血得寒则凝，得温则行，心阳不足，心血瘀滞，故心前区憋闷难受。心肾均为少阴，为人体先天之本，肾又主水液代谢，肾精化生元气，以三焦为通道，激发增强心阳，故心肾阳虚，则尿频，腿肿。在西医来讲，下肢水肿，早起轻，下午重，是心力衰竭的表现。

肾在声为呻，故大声呻吟方舒。肾为水脏，主二便，肾主封藏精血。患者肾精不足，肝木失养，木郁生风，肝不藏血，故大便带血，一日数次。

治法：大补真元，温阳利水，活血通痹。

处方：血府逐瘀汤合瓜蒌薤白半夏汤、破格救心汤加减。

生地黄30克，桃仁10克，红花6克，当归12克，赤芍10克，川芎10克，柴胡10克，枳壳15克，炙甘草10克，怀牛膝12克，桔梗8克，红参25克，山茱萸50克，干姜30克，丹参12克，白芷10克，车前子15克，磁石30克，生龙骨30克，生牡蛎30克，清半夏12克，瓜蒌30克，薤白30克，白酒30毫升。10剂，水煎2次和匀，早中晚分3次，饭后30分钟口服。嘱其忌食生冷寒凉饮食。

服药4日后，我电话随访，患者反映胸闷难受感减轻，食欲及睡眠好转，身体感觉舒服，遂嘱其继续服药，随时沟通。

服药第8日再次电话随访，患者感觉心脏难受感基本消除，大便通畅，没有出血，下肢水肿基本消失，尿频依旧，近两天都骑自行车外出，行动自如，无不适。遂告知其注意休息，适当活动，饮食适度，注意保暖。

二诊时，根据患者好转的情况，予初诊方剂量减半，续服7剂汤剂，继续治疗以巩固疗效。

1月28日电话随访，诸症已痊愈，遂叮嘱患者饮食有节，起居适度，随时联系。

心力衰竭、房颤

余某，男，90岁。长居大连市。2015年8月6日初诊。

主症：心力衰竭，房颤，24小时吸氧，通过鼻饲管进食，心包积液，胸腔积液。往日大汗淋漓，今日汗止。左脉沉细弱，右脉细弱。

辨机诊断：心脾肾阳虚，肝脾难升，三焦不利。

治法：温振心肾脾阳，大补元气，健脾利水，疏肝宣肺，涵养精血。

处方：山茱萸50克，红参25克，干姜30克，炙甘草30克，制附子50克（先煎2小时），葶苈子12克，龙骨、牡蛎各30克，白术20克，茯苓25克，菟丝子20克，沙苑子20克，枸杞子20克，补骨脂20克，麻黄5克，桂枝5克，五味子10克，泽泻15克，车前子10克，淫羊藿20克，白芍12克。3剂，水煎服，每日4～5次服用。

3日后的下午老人的二女儿来取第二诊的中药时反馈，患者的心力衰竭、房颤症状大有好转，能够搀扶着下地缓行，但是家人因为给他喂水、喂饭多少量合适而反复争执。我再次告诫：老人年迈体衰，机体虚弱之极，这时候最应该做的是保证他的营养吸收是关键，而不是按照人体每日摄入食物与水的标准量去衡量。况且任何食物与水进入胃肠，都需要五脏六腑全系统地运转才能吸收、利用、分配、排泄。一个体重35千克的90岁老人，一次又能够承载多少呢！何况他尚在病危中。

普通人对于医学的认识，首先要立足于人这个根本。你可能不懂医，但是不可以不懂人类衣食住行等基本常识。婴儿、幼儿、少年、青年、壮年、老年，不同时期的人，其饮食特点要有不同，包括量的不同。这位病危的老人就应该按照他的年龄、体重、心脾肾阳的虚实状态来确定饮食规则：饮食应当软烂熟热，容易消化，少食多餐。

心肺功能衰竭

郭某，男，95岁，患心肺功能衰竭，在解放军210医院住院治疗，病情每况愈下，家人已做好最坏准备。其孙媳妇邀请我会诊。时间：2016年1月15日。

刻下症见：气短难续，喘促，痰鸣辘辘，难以咯出。腹大胀满，尿涩而少。舌质红艳，中央少许黄苔，脉象细数。

辨机诊断：真阴不足，元阳式微，痰饮壅肺，中气失枢。

治法：滋阴温阳，大补元气治本，同时理气化痰，温阳化饮治标。

处方：生脉散合理中汤、金匮肾气汤、二陈汤化裁。

红参25克，麦冬20克，五味子15克，炮附子30克（先煎2小时），炒白术15克，炙甘草15克，干姜15克，熟地黄30克，山茱萸20克，山药20克，牡丹皮15克，陈皮25克，茯苓25克，泽泻15克，姜半夏20克，厚朴15克。7剂，水煎服，每日3次服用。

7日后复诊，患者病情大为好转，气短喘息好转，呼吸通畅，食欲、大小便正常，能扶持着下地步行。初战告捷，效不更方，又予7剂中药，水煎服，继续温补脾肾，此为先天后天之本，巩固并扩大战果。

1月30日三诊：患者呼吸平稳，纳食正常，能够独自缓慢步行，睡眠、二便基本正常。给予附子理中丸合桂附地黄丸巩固并善后。

重度心力衰竭

王某，男，84岁，2013年5月6日，由其儿女搀扶来诊。

西医诊断：重度心力衰竭，心功能四级，极危重高血压。

该患者长期在大连医科大学附属第一医院住院，病情日渐危重，西医告知不治，让家属为其准备后事。经熟人介绍前来我处求治。

刻下症见：面目浮肿，眼眯如线，神气衰败，语音低弱。稍吃点饭就胃胀难受，略动即喘促大汗。全身严重水肿，排尿困难，但是一闻水声，或者手触水即遗尿不禁，大便困难，时有失禁。右脉沉微，左脉细弱涩。

辨机诊断：心肾阳虚，水饮凌心。

治法：温阳化饮，益气固本。

处方：大剂破格救心汤合真武汤，其中炮附子用到 200 克 / 剂。

炮附子 200 克（先煎 2 小时），干姜 50 克，炙甘草 50 克，山茱萸 90 克，生龙骨、生牡蛎各 30 克，丹参 15 克，川芎 12 克，白芷 12 克，磁石 30 克，茯苓 20 克，炒白术 15 克，白芍 20 克，红参 30 克。5 剂，水煎服，每日 3 次服用。

5 月 11 日服完来复诊。望其面色润泽，水肿大减，知饥索食，步履自如，语言有力，诸症大为好转。元阳已回，故炮附子减为 60 克，其他药不变，续服 7 剂。

下午老人的女婿来门诊取煎好的汤药，坐下聊了一会儿才知道，老人家当天上午 9 点多看完病就去参加每月 1 次的家族聚会，自己步行到大连电视塔去观光拍照，转悠了 2 小时。中午全家人聚餐，那些了解其以往危重病情的亲属看见他此刻的身体与精神状态均感到十分惊诧，进而对中医的疗效敬佩不已。

心动过速出诊纪实

2014 年 7 月 31 日下午 3 点半，我应邀前往新起屯半岛晨报社后身山上居民家中出诊。

金某，女，70 岁。因第 2 腰椎压扁性骨折住院卧床 3 月，现频发心动过速，心率时常超过每分钟 120 次，同时伴有食欲不振、乏力。医院不知病因，予倍他乐克服用无效，患者痛苦不堪，故其家属邀请我出诊。

待汽车驶上一段近 30° 的陡坡，辗转而至半山腰。经过一处小广场，到达一座 4 层的老旧居民楼。患者住 1 楼，我进屋一看，立刻发现病因所在：患者卧床于窗下，头背对着打开的窗扇，徐徐清风向内吹拂。

患者因天热体虚而多汗，刻下发根汗湿，风吹必凉，而且定向持续吹风，此为健康大忌！《素问·上古天真论》云："虚邪贼风，避之有时。"风为百病之长，寒是百病之因。人体内外诸病，常常与风寒相关，而风寒侵体常在不知不觉间。

加上老人长时间单向侧卧，机体一侧经脉长时间受压，气血运行不畅，脊椎必然偏离正位，日久容易发生局部错位。

我遂告诉患者：我们的头与身体均不能开窗吹拂，尤其是年迈体弱、气血亏虚者。枕头不宜过高或过低，应以自己竖立握拳高度为宜。同时必须时常变换体位，保护脊椎安全。

随后我开始望闻问切诊断，并且重点以手法触诊患者的颈椎，结合其脊椎的核磁共振、CT片，发现她颈椎明显错位，第4、第5节有椎间盘膨出。但引起她心率快的病因是颈椎的寰椎和枢椎轻微错位。

我的一贯作风就是雷厉风行，以第一时间为患者解除病痛为要务！

我遂立即动手为患者点按松解其紧张的颈椎横突诸肌、胸锁乳突肌、寰枕筋膜、肩胛提肌等起止点。当时为了做手法治疗而拿掉患者枕头时，她恐惧地大叫：头不能平躺，空虚难受！我当即将一折叠的6厘米厚布单垫在其后脑，再行手法治疗。待手法松解数分钟后，我以微乎其微的力度，向左微调患者寰椎、枢椎，只听手感"哒"的一声，寰椎归位，大功告成！此时拿掉患者后脑垫的布单，令其平躺于床面，再无难受喊叫之声矣。此时仅就心率过速症而言，我已从病因上给予根治了。此外，患者仍需调补气血，恢复体能，应当服用汤剂。

说到此处，各位读者，请问这个手法治疗费我该如何收取？50元、100元，还是1000元、2000元？对此种医院无计可施、无因可查之疑难病症，收多少钱合适呢？患者仅一平民耳。我既已收了他出诊费，治疗费就免了吧。我再次嘱咐患者注意避风寒，卧床体位及时调换，每日下地活动，之后遂告辞。

8月2日，患者家属来汉唐中医门诊取中药，惊喜地告诉我说：前日先生走后，心率过速再未发作。不过当晚一夜无眠，昨夜方得安睡。我回复说：脊椎督脉长期气血不畅，此次调治后气血入脑量大增，故头脑清晰而难眠，1日后大脑已适应正常气血运行状态，故睡眠恢复。

【此案记述目的亦在于为有心者提醒：睹病思己，平素是否防风避寒，坐卧姿势是否合理。有则改之，无则加勉。】

冠心病，心动过缓，耳聋10年

2015年12月22日来诊的杨女士，60岁，家住庄河农村，近日因胸闷，心慌，气短严重，到大连医科大学附属第一医院住院检查，诊断为冠心病，心动过缓，心率每分钟38次。

医院要求她尽快安装心脏起搏器，但是杨女士非常抗拒，因为她邻床的心脏病患者在做心脏支架手术时发生了意外。于是她两位孝顺的女儿便通过朋友打听到汉唐中医门诊，带着我要求拍摄的颈椎 X 线片来诊。

当时我看颈椎 X 线片开口位显示：寰椎、枢椎轻微错位，寰椎与颅底间距过窄。侧位片与正位片显示颈椎第 3、第 4 节右旋，颈椎生理曲度反弓。颈椎横突、肩胛提肌肌腱、韧带，颈肩背部筋膜广泛粘连。

脉诊：左脉寸微关滑尺弦，沉取无力，右脉沉弱。

诊断：冠心病，心动过缓，颈椎病，耳聋（右耳），肾虚腰痛。

因为颈椎的错位会引起心率过快或过缓，心律不齐，所以治疗方案既要疏通颈肩背部太阳经、督脉，补肾填精，活血祛瘀，又要松解颈肩背部筋膜，矫正颈椎错位。

处方：葛根 60 克，桂枝 15 克，白芍 25 克，炙甘草 15 克，生姜 15 克，大枣 25 克，黄芪 30 克，党参 20 克，乳香 8 克，没药 8 克，片姜黄 25 克，生地黄 30 克，山茱萸 20 克，山药 20 克，牡丹皮 15 克，茯苓 15 克，泽泻 10 克，补骨脂 30 克，枸杞子 30 克，菟丝子 30 克，淫羊藿 30 克。7 剂，水煎服，早中晚各服用 1 次。每天练习或彰自编颈椎拍打操 3 遍。

【方解】桂枝汤加葛根疏通太阳经、阳明经气化，黄芪补肺气，合党参补宗气，配伍桂枝增强通胸阳之力，助心行血通脉，增加心率。片姜黄、乳香、没药化瘀除痹，解除筋膜、血脉之瘀滞，则三阳经顺降，三阴经畅升。六味地黄汤合肾四味涵养肾水，生肝木，化君火，维持、稳定心率，同时强腰膝，壮筋骨。如此阳降阴升，水火既济则机体气化周流复原。

24 日杨女士上午来做手法治疗，高兴地告诉我说：前天手法治疗后回到家里感觉头脑清爽，心脏也非常舒服，效果非常明显。我诊脉后发现，患者心率已达每分钟 60 次，短短 2 天的治疗已经见效了，临床痊愈指日可待。

冠心病，黄褐斑

杨某，女，40 岁。2011 年 12 月 25 日初诊。

主症：患者因工作压力大，于 12 月 16 日、17 日连续 2 天出现胸前区疼痛，拒按【胸痹实证】，身体活动时易发作，伴畏寒，乏力【少阴阳虚】。寐浅，便干【阴血不足】。月经前乳胀【肝经气郁】，经血夹杂血块【瘀血证】。面部黄褐斑【血虚、血瘀】。舌泛紫气，舌底血络青瘀【心血瘀】，脉弱【气血两虚】。

辨机诊断：气血两亏，寒瘀痹阻胸阳，不通则痛。

处方：血府逐瘀汤、附子理中汤合失笑散、枳实薤白桂枝汤加减。

当归 30 克，生地黄 25 克，桃仁 15 克，柴胡 7 克，枳壳 30 克，赤芍 30 克，红花 15 克，炙甘草 10 克，川芎 12 克，桔梗 7 克，怀牛膝 15 克，桂枝 12 克，蒲黄 15 克，五灵脂 10 克，党参 30 克，黄芪 30 克，青皮 7 克，沙苑子 30 克，菟丝子 30 克，姜黄 15 克，炮附子 7 克（先煎 1 小时），干姜 10 克，白术 50 克，瓜蒌 20 克，薤白 20 克，白酒 50 毫升。7 剂，水煎服，早中晚各服用 1 次。嘱其忌食生冷瓜果凉菜，油腻油炸之品，以及奶制品。

2012 年 1 月 5 日复诊，患者面色白润光滑，舌底血络红润，精神体力可，纳佳，寐安，无不适。嘱其服用八珍丸两盒以善后。

【胸痹（冠心病）的中医治疗，即便是病机以阴虚为主，也必须适当考虑炮附子强心肾的随机配伍应用。我的经验为虚证加上炮附子后疗效明显增强。】

胸痹（一）

李某，女，85 岁，莲花小区居民，2012 年 5 月 27 日初诊。

患者面容憔悴，呻吟不止，由其孙子搀扶而来。自诉胸闷，心悸，气短，背痛异常【胸背部气血痹阻，属于胸痹典型症候】，遇风寒加剧【寒性收引，不通则痛】。长年口腔溃疡，口苦严重【相火逆升】，口干不欲饮【津液不能上承】，大便干结【肺肾阴虚，大肠腑失于濡润】，数日一便，腿冷仍着棉裤【相火不能潜藏于肾水】。

舌苔黄厚【痰热体征】，舌底脉络青黑【血瘀证】，脉象硬、弦【阴亏木郁，胃气大伤】、搏指有力【相火亢盛】。既往有冠心病、胆结石病史。

辨机诊断：胸痹。肺肾阴虚不能敛降相火，相火上逆，上热下寒，瘀血阻痹。

治法：大补肾阴，引火归元，清火化瘀。

处方：引火汤合三黄泻心汤加味。

熟地黄 30 克，天冬 25 克，白芍 20 克，五味子 10 克，茯苓 15 克，肉桂 5 克，乌梅 30 克，冰糖 20 克，姜黄 20 克，红花 15 克，清半夏 10 克，黄豆、黑豆、绿豆各 25 克，黄连 5 克（后下 3 分钟），黄芩 10 克（后下 3 分钟），大黄 10 克（后下 3 分钟）。5 剂，水煎服，每日 2 次早晚服。嘱其忌食生冷寒凉瓜果凉菜、牛奶酸奶、煎炸油腻食物。

2012 年 6 月 2 日二诊：胸闷、心悸、气短、背痛大减，口腔溃疡基本痊愈，口苦、口干大减，清涕较多，腿冷减轻，大便前干后溏。舌底瘀滞减轻，苔白腻，脉象转柔而有力，此乃胃气来复之佳象。

效不更方，加上患者本人强烈要求继续服药加强疗效，故调整前方之清半夏为 12 克，白芍为 25 克，天冬为 20 克，加砂仁 7 克以醒脾健胃，化湿，降肾气，又予 5 剂，水煎服。

近日随访：李某服完汤药后，纳香，便畅，寐佳，于 7 月 2 日随儿女同游山东曲阜、泰山 10 余日，坐轮船，乘汽车、火车、高山缆车，一路跋涉，头不晕，腿不软，精神抖擞，患者高龄有此良好状态，令同途游客羡慕不已。

胸痹（二）

刘某，男，32 岁，2018 年 11 月 20 日来诊。

主症：心悸气短，伴口渴多饮，神疲乏力，大便黏腻。左脉弦，右脉弱。舌底络瘀重。

辨机诊断：胸痹。从脉象看，左脉弦，木郁，乙木（肝）难升，甲木（胆）难降；右脉弱，气虚。

肺金主气、司呼吸，脾土主运化谷气，故肺脾气虚，脾土难升，肺金难降，因此见气短、乏力、右脉弱。

脾胃为气血生化之源，脾土左旋则木水得升，君火得济；胃土右降则金火降沉，肾水充盈，真阳秘固。

今冬大连地区气温偏暖，大气沉降不足，加上患者经常熬夜，耗伤精血，导致肾水偏弱，真阳不秘，肝木升发不及，君火失煦而致神倦、血瘀、心悸。脾胃升降不利则湿郁蕴热，故便黏。肺与大肠相表里，足阳明胃戊土从手阳明大肠庚金化燥，故大便黏腻亦为肺胃气难降之象。肝木难升，肺胃难降，则胆木相火逆升，灼津耗气，故口渴多饮。

治法：补中气，运枢轴，升木水，降金火。

处方：制何首乌 25 克，黑附子 9 克（先煎 1 小时），干姜 9 克，黄芩 9 克，枳实 12 克，天花粉 15 克，党参 18 克，桂枝 5 克，酒大黄 7 克，炒山楂 12 克。7 剂，水煎服，每日 2 次。嘱其忌食生冷、油腻、煎炸、辛辣食物。

【方解】党参、干姜升脾，枳实、大黄降胃，促进中土枢轴灵运。天花粉降肺气、生津液、化肾水，何首乌补肾水，附子、桂枝阴中求阳，温生肝木，上煦心阳君火，温通血脉。黄芩、枳实、大黄降胆胃。山楂化瘀消积，辅助上药通脉降胃。诸药共奏补中气，复升降之功。方中虽未用任何一味活血化瘀主药，而患者 1 周后复诊，诸症基本消失，舌底络瘀不见。

下肢动脉血栓、冠心病、房颤、高血压、腰椎间盘突出症

张某，男，65 岁，长居大连市。2009 年 10 月 18 日初诊。

主症：双腿沉重、酸软乏力，步行困难【肾主下肢。肾阳虚，升发无力】，走

大约 200 米即感大腿疼痛难耐【经脉气血不通则痛】，小腿肌肉痉挛【肝藏血，肝主筋。精血不足，筋失所养，肝郁风动则痉挛】、疼痛【不荣则痛】，无力再行，同时伴有心悸，胸闷，气短【心血瘀滞】；咳嗽【肺金难降】，无痰；小便可，大便干燥【肝肾阴虚，大肠腑失于濡润】，2～3 日一行。

望诊：面色晦黄，体态臃肿，行走困难。舌质青紫，舌根苔露【肾精不足】，舌底络脉青黑【心血瘀滞】。

脉诊：结、代、滑。

西医诊断（大连医科大学附属第一医院）：双侧下肢动脉血栓，冠心病，房颤，高血压，腰椎间盘突出症。

既往史：慢性支气管炎，腰椎间盘突出症，高血压，高脂血症。

中医诊断：脉痹，怔忡。

辨机诊断：气阴不足，心肾阳虚，心血瘀滞。

治法：益气滋阴，温通心肾，化瘀通脉。

处方：炙甘草汤合四逆汤、血府逐瘀汤加肾四味。

党参 50 克，炮附子 30 克（先煎 2 小时），干姜 10 克，炙甘草 15 克，黑芝麻 20 克，当归 15 克，川芎 15 克，生地黄 50 克，桃仁 15 克，红花 15 克，地龙 20 克，柴胡 12 克，枳壳 15 克，桂枝 25 克，赤芍 30 克，桔梗 9 克，怀牛膝 30 克，补骨脂 25 克，菟丝子 25 克，淫羊藿 25 克，枸杞子 25 克，麦冬 25 克，大枣 20 克，阿胶 10 克（烊化），白酒 30 毫升。7 剂，每日 1 剂，水煎服，每日 3 次。嘱其忌食生冷煎炸油腻食物，注意保暖，每日晚间热水加入 50 毫升白酒烫足。

服药第 3 日，患者感觉下肢有明显轻松感，之后又恢复原状。服完 7 剂汤药，心悸好转，小腿痉挛疼痛现象消失，大便排出顺畅，舌质转红，舌根苔露依旧。

二诊诸症好转，效不更方，仍以原方略微加减，又予 7 剂水煎服。

11 月 1 日三诊：患者自诉身体轻松，前一日尝试步行，走出 600 米之后，方感觉小腿绷紧，似欲抽筋，大腿沉重，歇息后自行缓解。同时心悸进一步减轻，大便每日一行，舌质红，舌根露苔范围缩小，但是每日午饭和晚饭后感觉困倦欲睡。

处方：予以一诊处方加五味子 7 剂，水煎服，每日 3 次。

11 月 8 日四诊：望患者面色亮泽红润，行走轻松，心悸、房颤进一步好转，仍易困倦。二便基本正常，夜尿 2～3 次。舌质红，苔腻，舌根苔露少许，脉象较前有力，节律可。近日没有步行太远距离，腿部感觉基本无异常。

处方：予一诊方 7 剂，水煎服。要求患者抽时间做一次较长距离的步行试验，将结果及时反馈于我。

11月15日五诊：一见面患者即欣喜地向我报告，前日下午无事闲逛，自己步行了约3千米路，尚无疲倦不适感；心脏亦感觉良好，近期从未发病，身体无乏力；夜尿1～2次；舌脉均基本正常。原方剂量相应减少，又予7剂以善后收功，并告其近日到大连医科大学附属第一医院做彩超，复查下肢动脉血栓的变化。我明确告诉他，此病已临床治愈，做检查只是为了求一明确的结果以作证明。半年后随访未复发。

中药抢救一例左脑半球大面积梗死垂危患者实录

2014年7月12日上午，我收到大连理工大学姜女士的电话。她父亲突发脑梗死，范围较大，半昏迷状态，口内黄痰多，体温38℃左右，已3日未降。大便不畅，长期依赖服用泻药。现在普兰店市中医院住院抢救，化验白细胞$15.0×10^9$/L，注射头孢类抗生素控制肺内感染，同时注射利尿剂降低颅压，减轻脑水肿。患者24小时尿量大约2000毫升，深黄色。

姜女士之所以电话求治于我，乃是2年前她曾经请我为另一位数月高热不退的老年男士诊治，我运用中药汤剂辨证施治而痊愈。

辨机诊断：考虑到患者突发脑梗死，舌苔白腻夹黄，黄痰为痰热、痰火。患者平素大便不畅易致肠腑积滞湿热毒火，循经上攻于脑而导致血压较高，故辨证其为阳明腑热，痰火闭窍。

治法：清热化痰，醒神开窍，通腑降压，滋阴潜阳。清下、温潜、豁痰、滋阴、祛瘀并用。

处方：涤痰汤合潜阳丹加增液承气汤加减。

制天南星15克，清半夏15克，枳实15克，茯苓15克，橘红7克，石菖蒲15克，西洋参20克，竹茹10克，甘草7克，炮附子15克（先煎1小时），砂仁20克，龟甲7克，麦冬15克，玄参20克，生地黄20克，大黄10克，玄明粉10克（药液冲服）。3剂，水煎服。考虑患者年迈，肾水不足，以生地黄、麦冬滋肾水，潜浮阳，退热降压，兼以润下。西洋参益气滋阴。

待3剂药煎完已过2小时。当我电话联系患者家属叫计程车送药时，姜女士说她父亲瞳孔已散大，医院说已经无力回天了。

我从询问中得知老人体温仍高，这证明患者阳气仍在，此时给患者服药尚有生机。

于是我嘱咐姜女士：待中药一到立即用鼻饲管打入半袋，隔1小时再半袋。

考虑到计程车送药尚须 2 小时，为抓住战机，立即购买鲜竹沥液数盒，一次 50 毫升，给患者频频打入，竹沥液清热化痰效果极佳，尤其适合此类脑卒中痰热型昏迷患者。

15 日早上姜女士又来电话：父亲昏迷不醒、瞳孔散大 2 天后，14 日傍晚醒来，右眼瞳孔缩小，左眼瞳孔仍然散大。意识恢复，二便自控，手指能动。14 日晚 6 点测体温为 36.9℃。凌晨体温复升到 37.8℃，故今早要求再配 3 日汤药。

中午时姜女士打电话问我：患者体温已正常，还需服中药否？我回复说：此药非退热专剂，实乃急救脑梗死，醒神开窍降压复苏之剂。

后续治疗方案就是择机面诊，随证治之。

16 日傍晚我驱车百里到普兰店市中医院为 14 日急救的脑梗死患者会诊。患者家属说今天是服用中药的第 5 天，早上体温高于 37℃，口服布洛芬 1 次，一整天都很稳定，36.6 ～ 36.8℃。患者家属说今天患者神智进一步恢复，对所有话语都能够反应：眨眼、左手握紧，表示听懂。口腔痰涎减少，面部可以露出笑容。舌苔较数日前越发变薄。

患者当前的状态表明他已经度过了最危险的时刻，其病情在中药的介入下正在逐步改善。虽然患者的舌苔仍然白厚腻，脾胃弱，痰湿重，且排便不畅，但是我拟定的益气健脾，化痰利湿，通腑清热，醒神开窍的治法是正确的。我进一步调整处方以巩固治疗，相信患者必定会恢复至完全苏醒状态，从而进入康复治疗期。

【三叉神经痛病案五则】

三叉神经痛（一）

张某，女，26 岁。2007 年 11 月 7 日初诊。

主症：右侧头痛剧烈 10 余日，针灸治疗 1 周无效来诊。

望其颥部发红，自觉头部有烘热感，口渴重，饮水多，手足凉，体畏寒，大便干燥。

舌质红，苔薄白，左脉弦紧，右脉关尺沉弱。

辨机诊断：真阴大亏，水不敛阳，虚火上炎，头络失荣。

处方：附桂八味汤合芍甘汤加味。

熟地黄 90 克，生山药 30 克，山茱萸 30 克，茯苓 20 克，白芍 60 克，甘草

15 克，牡丹皮 15 克，全蝎 7 克（研末药汁冲服），蜈蚣 2 条（研末药汁冲服），细辛 10 克（煎药时打开药罐盖子），肉桂 1.5 克，磁石 20 克，川芎 15 克，白芷 15 克（后下 10 分钟）。7 剂，每日 1 剂，水煎服。

11 月 17 日二诊：患者十分高兴地说：从吃药的第 1 天起，头痛再未发作过，效果非常明显。效不更方，予原方 7 剂，水煎服。

11 月 26 日三诊：患者的阴虚状况明显改善，头痛基本未发作，又予原方 7 剂调理善后。随访至今未再复发。

【本案的病机——真阴大亏，相火难降非常容易辨识。处方里面重用熟地黄、山茱萸、生山药与重用白芍、甘草是关键点！紧紧咬住病机核心：真阴大亏！这个方义与引火汤是一致的。我的临床经验就是准确辨机，方药严丝合缝以紧扣病机，疗效必然快捷而彻底！】

三叉神经痛（二）

刘某，女，44 岁。2007 年 10 月 9 日初诊。

主症：鼻梁右侧疼痛（睛明至迎香处），说话声音略高则震动此处疼痛，饮水、咀嚼、吞咽等动作亦可引发疼痛。自觉疼痛处鼓起并发热；右眼易流泪；口苦明显，口臭，纳差；身体畏寒，手足冬冷夏热。舌体干红，脉弦细，左脉偏弱。

既往史：三叉神经痛 20 余年，曾经采用针灸，中西药，封闭注射治疗，但疗效欠佳，现每日服用卡马西平片，每日 5 片，以控制病情，但近来耳鸣加重。

辨机诊断：少阳郁热侵犯阳明，经气不利。患者有明显的口苦、口干、纳差等少阳证的特点，且疼痛部位在足阳明胃经循行部位上，故辨证为少阳郁热侵犯阳明，经气不利，不通则痛。

处方：小柴胡汤合川芎茶调散加味。

柴胡 25 克，姜半夏 15 克，黄芩 15 克，炙甘草 20 克，党参 20 克，生姜 3 片，大枣 5 个，白芍 40 克，川芎 30 克，白芷 15 克，细辛 7 克（煎药时打开药罐盖子），防风 15 克，薄荷 7 克，磁石 30 克，生龙骨、生牡蛎各 25 克，全蝎 7 克（研末冲服），制何首乌 30 克，白蒺藜 30 克，藁本 15 克，姜黄 15 克。7 剂，每日 1 剂，水煎服，早中晚各服用 1 次。嘱其忌食生冷辛辣刺激性食物。

10 月 16 日我外出开会，患者来诊时扑空，因道远来诊不易，遂电话咨询我能否续服一诊方 1 周，待下周再来复诊。据其所言服用 7 剂药后，口苦轻，疼痛有所减轻，我便同意其再服 7 剂。

10 月 23 日三诊：患者疼痛加重【以我现在的临床技术来看 10 多年前的病

案，一望便知我当年首诊处方的失误在于滋养肝肾精血不足，并且误用且重用了燥湿伤阴的姜半夏，加重了肝阴血虚，故病情反弹加重】，右颧部皮肤微微肿起，可见红血丝。

右眼下眼睑处【足阳明胃经起于目眶下方中点】灼热，用手触摸感觉明显。右侧迎香至睛明穴处跳痛【实为厥阴肝经血虚，少阳胆经风火犯胃，循胃经上攻颜面】，伴口苦，口唇干、脱皮。患者平素性急易怒【厥阴肝经阴血虚，胆经风火偏炽】。月经周期准，经前腹部微痛，经血夹杂少许血块。舌质红，中央有纵向裂纹【胃阴虚表现】，舌体右侧麻木【血虚失荣】，舌苔白腻，脉弦细。

辨机诊断：阴虚火旺，虚火上炎，络脉失荣。

处方：引火汤加味。

熟地黄 60 克，生地黄 15 克，麦冬 30 克，天冬 30 克，茯苓 25 克，白芍 90 克，炙甘草 15 克，巴戟天 30 克，五味子 10 克，细辛 9 克（煎药时打开药罐盖子），肉桂 1 克，全蝎 7 克（研末冲服），姜黄 15 克。7 剂，水煎服，早中晚各服用 1 次。

10 月 30 日四诊：鼻梁右侧疼痛减轻，卡马西平片减至每日 2 片，口不渴，口唇仍干，舌体中央裂纹变浅，舌质润泽，苔薄，脉弦疾搏指。

辨机诊断：阴虚改善明显，但虚火仍炽。

处方：熟地黄 50 克，生地黄 20 克，茯苓 25 克，麦冬 30 克，五味子 10 克，天冬 30 克，白芍 90 克，炙甘草 15 克，巴戟天 30 克，细辛 10 克（煎药时打开药罐盖子），全蝎 7 克（研末冲服），姜黄 15 克，肉桂 1 克，磁石 20 克，龙胆草 2 克，山药 25 克。8 剂，水煎服，早中晚各服用 1 次。

此次加龙胆草的目的，是为了清除肝胆郁热，而事实证明这一加减是十分正确的！自此以后，凡遇到阴虚木郁，热灼络脉的痹痛，均在育阴涵木基础上，配伍龙胆草以清利肝胆郁热，疗效甚佳。

11 月 8 日五诊：患者笑容满面，称谢不已。此次服药疗效非常显著，疼痛已基本消失，说话、咀嚼、吞咽等比较自如，卡马西平片已完全停服，舌体润泽平滑，舌苔薄，口唇略干，脉弦细数。

效不更方，又予四诊方 7 剂以巩固疗效，之后症状全消。2008 年因与丈夫闹别扭生气导致复发 1 次，服用汤药调治 2 周即愈，至今未再复发。

三叉神经痛（三）

刘某，男，32 岁。2007 年 10 月 22 日来诊。

主症：既往三叉神经痛 15 年，一般冬春、夏秋换季时节多发，以头部两侧疼痛，右侧偏重，疼痛部位沿足少阳胆经走行——耳后、耳上、太阳穴、眼、鼻、牙龈处跳痛。思虑多，舌质暗红，舌尖特红，脉滑数，口唇紫暗。

辨机诊断：肝肾阴虚，水不涵木，肝胆虚火循经上犯，经络气血瘀滞，不通、不荣则痛。

治法：滋肝肾阴，清潜虚火，通利经脉。

处方：生地黄30克，熟地黄15克，天冬30克，白芍60克，甘草15克，枸杞子20克，野菊花10克，川芎30克，白芷15克，藁本15克，柴胡10克，黄连3克，黄芩15克，焦栀子10克，茵陈蒿3克，川楝子6克，牡丹皮15克，姜黄15克，肉桂1.5克，枳实15克。3剂，水煎服，每日3次服用。

此方虽杂，但立意明晰：滋补肝肾精血，滋水涵木，清利三焦经、胆经相火郁热，活血化瘀通络，故而疗效卓著。

患者服此3剂汤药后，至今未再复发。之后又来治疗肝硬化，疗效亦佳，现已成好友。【川芎、白芷、藁本3味药同用，可以起到类似于麝香的行气通络、活血止痛佳效。】

三叉神经痛（四）

唐某，女，46岁，家住大连市开发区，于2011年6月10日来诊。

患者于2009年10月在一次感冒后，出现左侧中迎香穴至左目内眦，直至左眉中点处疼痛，时发时止，在大连医科大学附属第三医院确诊为三叉神经痛。她先后接受过理疗、止痛片、针灸、中药等治疗，疗效不佳。

近3个月来，疼痛日趋严重，咀嚼、说话均会引发加重，遇冷风亦然，疼痛呈闪电样刺痛，现已无法控制病情。针灸时，疼痛只能在针刺过程中缓解，拔针后随即发作。患者痛不欲生，问诊时痛哭失声，言语中有欲轻生之意。

望其面色暗黄，消瘦，舌质小暗，舌苔斑驳不均，有白苔，脉涩紧细，尺部沉弱。双踝以下长期冰凉，畏寒。

辨机诊断：患者疼痛发作部位在足阳明经一线，且最重处的睛明穴为手足太阳、足阳明、阳跷、阴跷五脉之会。太阳主表。女子六七三阳脉衰于上，面皆焦，发始白。此证之病因应与患者三阳脉衰，脾肾阳虚，复又外感风寒，侵袭太阳，加上采用输液，服用抗生素等损耗阳气，引邪深入的不当治疗之后，寒邪深入少阴，不通则痛。

治法：温阳解表，息风止痛。

处方：麻黄附子细辛汤、桂枝加芍药汤加味。

麻黄 15 克，制附子 25 克（先煎 2 小时），细辛 15 克（煎药时打开药罐盖子），川芎 30 克，全蝎 5 克（研末，分 2 次冲服），僵蚕 15 克，干姜 30 克，白芷 25 克，桂枝 15 克，白芍 50 克，生姜 15 克，大枣 40 克，炙甘草 30 克，蔓荆子 20 克，藁本 15 克，白蒺藜 25 克，沙苑子 30 克。3 剂，每日 1 剂，水煎，分 3 次口服。嘱其忌食生冷寒凉，油炸烧烤，腥膻辛辣，牛奶、茶叶、绿豆之品。

2011 年 6 月 17 日二诊：服用上方后，连续 3 日疼痛越发剧烈，难以忍受。停药之后，疼痛日复一日减轻，患者喜形于色，但双踝以下仍然冰凉。

处方：制附子 50 克（先煎 2 小时），细辛 20 克（煎药时打开药罐盖子），川芎 25 克，全蝎 5 克，桂枝 15 克，白芍 80 克，蔓荆子 20 克，淫羊藿 20 克，制何首乌 30 克，白蒺藜 25 克，炙甘草 30 克，干姜 30 克，沙苑子 30 克，白芷 20 克。5 剂，每日 1 剂，水煎服，早中晚各服用 1 次。

6 月 24 日患者打电话告诉我：诸症已愈。嘱其忌食生冷寒凉饮食及加强保暖以防止复发。

三叉神经痛（五）

家住大连市山东路大钢家属楼的刘桂英老人（征得家属同意，故用实名），89 岁，2007 年 3 月 2 日，她的大儿子在网上搜索到了我发布的医案信息，辗转找到我求诊。

主症：患三叉神经痛 30 多年，刻下右侧面颊疼痛剧烈，呈烧灼感，闪电感，间歇性发作，夜晚加重，甚至无法入睡。同时还伴有口渴，腰痛，大便干结。性格急躁易怒。

望其舌质红，苔黄少津，脉弦细数。

辨机诊断：我考虑到这个疼痛部位基本在足阳明胃经上，而且此经联络齿龈，所以就询问她是否早先有龋齿、牙痛病。果不其然，她曾经患有严重的龋齿，现在年老了，虽然牙基本拔光了，又配了假牙，但右侧牙齿仍然不敢咀嚼，否则立刻引发三叉神经痛加重。这进一步证明了我的判断。

现在根据此病发作部位，疼痛特点，与齿龈和胃经的联系，我认为这是胆火犯胃，胃火循经络上炎头面所致。而胆火盛的根源就在于肾阴虚，水不涵木，相火难降而逆升。

处方：川芎茶调散加大剂量生地黄、熟地黄、枸杞子、龟甲，大滋真阴，潜阳清热，息风止痛。

生地黄 45 克，熟地黄 45 克，枸杞子 30 克，龟甲 20 克（先煎 30 分钟），川芎 30 克，荆芥 12 克，防风 12 克，薄荷 10 克，细辛 10 克（煎药打开药罐盖子），甘草 10 克，羌活 10 克，白芷 12 克，菊花 9 克，大青叶 5 克。7 剂，每日 1 剂，水煎服，早中晚各服用 1 次。

患者服用此方 3 日后疼痛逐渐减轻，前后调治 1 个多月，临床治愈，随访半年未复发。

【糖尿病及其并发症病案】

糖尿病 25 年

郑某，女，79 岁，2010 年 1 月 4 日初诊。

她与前案之 81 岁心脏病患者刘某为夫妻，因家住瓦房店，路途远不能来诊，遂通过电话问诊进行辨证施治。

主症：患者既往患糖尿病，慢性喘息性支气管炎，冠心病，心力衰竭Ⅱ度，胆囊切除术后 7 年。现卧床不起，每日注射胰岛素，空腹血糖仍在 15 毫摩尔 / 升左右，口干、口渴，喜饮温水【胃阴虚】，常自觉发热、烦躁，伴喘促【肾阴虚，相火难降，肾不纳气】。纳呆【脾失健运】。入夜难寐，多梦易醒【阴虚阳浮，心肾不交】。腰痛剧烈【腰为肾之府，肾虚腰部失荣】。尿频，夜尿 5 ～ 6 次，常遗尿【肾阴虚，水不涵木，肝郁风动】，大便干燥【肾阴虚，大肠腑失于濡润】，数日一行。双膝酸软沉重【肾主下肢，肾阴阳两虚，下肢筋骨失于荣养】。舌质红，布满裂纹【胃阴虚，肾阴虚】，舌苔几无【电话问诊时提醒患者家属观察得知】。

辨证：肾阴阳两虚证，以阴虚为主。

处方：附桂八味汤、生脉饮加味。

制附子 25 克（先煎 2 小时），肉桂 5 克，生地黄 30 克，山药 20 克，山茱萸 30 克，黄精 20 克，牡丹皮 15 克，泽泻 10 克，巴戟天 30 克，菟丝子 30 克，沙苑子 30 克，补骨脂 25 克，川续断 25 克，金毛狗脊 25 克，桑寄生 30 克，葛根 25 克，当归 15 克，白芍 25 克，桃仁 15 克，丹参 20 克，红参 25 克，麦冬 25 克，天冬 15 克，龟甲胶 15 克（烊化），陈皮 10 克，生龙骨、生牡蛎各 30 克，磁石 30 克。10 剂，水煎服，每日 1 剂，早中晚 3 次，饭后服。嘱患者饮食宜清淡，切勿依西医之说节食，食谱当以大米、面粉、蔬菜、瘦肉、鸡蛋为主。嘱其忌食生冷黏腻、过甜、过咸、油腻、油炸、高脂肪、高糖食物，尤其是水果与牛奶制品！

服药第 4 日，电话随访，患者自诉身体感觉轻松，纳增，便畅，口渴轻，夜寐好转，嘱其继续服药观察。

第 8 日又电话随访，患者自诉晨起自测空腹血糖 4.3 毫摩尔 / 升，家人十分惊慌，立即给服香蕉、苹果各 1 个，再测血糖 10.2 毫摩尔 / 升【可悲又可怜的患者，被所谓糖尿病终身不愈之说洗脑，几成精神强迫症】，还反问我为什么会这样！其他症状：体力大增，喘息大减。饮食有味，纳食量增。睡眠好转，夜尿 4 次左右，大便每日 1 次，且便软成形。腰痛减轻。舌裂纹大减，舌苔增加。诸症均呈向好之势，效不更方，上方减天冬，再煎 10 剂，煎服法与忌口同前。

2010 年 1 月 25 日电话随访，患者当日自测空腹血糖 6.7 毫摩尔 / 升。微喘，可在家中自行散步；饮食、二便基本正常，夜尿 2 次；腰痛几无。舌质已无裂纹，舌苔薄白。患者自诉不敢停用胰岛素，因诸症已消失，要求停服中药。

【按语】此案患者患糖尿病 20 余年，即便是注射大剂量胰岛素，血糖值仍居高不下，证明降糖药无效，而中医药辨证施治糖尿病疗效确凿显著。

既然胰岛素降糖无效，为何还在继续注射？因为西医说了，2 型糖尿病无法治愈，病因不明，如果不用降糖药，后果生不如死，或危及生命。如此这般，无效的药物仍在日复一日地被使用着，患者的体质与病情在药物与疾病的双重损伤下，每况愈下，谈何生存质量，更谈何治疗效果！

我一直以来十分尊重患者的自身意愿，从不怂恿或勉强任何一位患者接受中医治疗。对那些相信中医药，相信我的患者则使出浑身解数，努力治愈。而那些疑心重重，不能遵守医嘱的患者，则恭敬地劝说他们审慎思考，切勿勉强来诊就医。这就是古语所谓"医不叩门"的含义吧。

糖尿病，冠心病 12 年

王某，女，57 岁。2011 年 10 月 16 日初诊。

主症：胸痛反射到左侧肩背部、上臂部【心包经瘀滞】。左侧腰、臀、双膝痛【肾主下肢。肝主筋，肾主骨。肝肾不足，筋骨失荣，不荣则痛；加上血瘀经脉，不通则痛】，伴烧心，反酸，口苦【胆热犯胃】；口干，自汗，尿频，尿少，尿不净【水亏木郁风动之象】，大便干燥【阴虚】，常服果导片通便。每日 14：00—20：00 手足心热。患者平素性情急躁【肝阴虚火盛，肝主怒】。空腹血糖 7.3 毫摩尔 / 升，舌底静脉青黑【心包经瘀血】，脉涩【心血瘀】。脉象未记录。

辨机诊断：痰瘀痹阻，胆胃郁热，肝肾阴虚。

处方：炮附子 20 克（先煎 2 小时），干姜 15 克，甘草 30 克，桃仁 15 克，红花 10 克，白酒 50 毫升，山茱萸 30 克，龙骨、牡蛎各 30 克，红参 20 克，川芎 10 克，蒲黄 15 克，五灵脂 10 克，枸杞子 20 克，菟丝子 25 克，沙苑子 25 克，菊花 15 克，牡丹皮 10 克，磁石 30 克，玄参 15 克，黄连 3 克，决明子 20 克，瓜蒌 20 克，薤白 20 克，枳壳 10 克，清半夏 15 克，姜黄 20 克，细辛 20 克（煎时打开药罐盖子）。5 剂，水煎服，早中晚 3 次口服。嘱其忌食生冷瓜果凉菜、奶制品。

【附子、干姜剂量低于甘草，这是脾胃土中伏火理论的经典运用。如此配伍则有助于虚热、虚火收敛潜藏于脾土、肾水之中，恢复脾肾的正常生理功能】

2011 年 10 月 22 日复诊：胸痛等诸症大减，空腹血糖 6.2 毫摩尔 / 升，二便正常。

效不更方，原方再进 5 剂。11 月 2 日带朋友来看病，告诉我其现已一切恢复正常。

糖尿病 5 年

曲某，男，60 岁，退休工人。2010 年 12 月 4 日来诊。

主症：患者双膝以下冰凉【肾主下肢，阳虚气滞之象】，疼痛如针刺【瘀血疼痛特点：部位固定，刺痛】，左重于右【肝气升于左，左侧疼痛较重，则肝气升发被瘀阻】。口苦【胆经相火上犯】、口干【津液不能上承于口】，喜食生冷【相火犯胃】。大便溏【脾虚湿滞】，每 2 日一行。嗜烟酒【烟性温燥，酒性湿热，燥伤阴，湿亦伤阴，可以看作是此病证的基础病因之一】。既往有糖尿病史 5 年。餐后 2 小时血糖 16.5 毫摩尔 / 升，现服用消渴丸已 2 年。

查：舌质红而干【阴虚则热】，舌苔黄厚【湿热指征】，脉滑数。

辨机诊断：阴阳两虚，火逆络瘀。

治法：滋阴温阳，降火通络。

处方：党参 25 克，麦冬 20 克，乌梅 20 克，山药 25 克，山茱萸 20 克，生地黄 15 克，枸杞子 15 克，制附子 25 克（先煎 3 小时），葛根 20 克，怀牛膝 20 克，虎杖 25 克，丝瓜络 15 克，陈皮 10 克，川芎 20 克，防风 15 克，牡丹皮 15 克，炒栀子 7 克，木通 10 克，巴戟天 20 克，川续断 25 克，金毛狗脊 25 克，细辛 15 克（煎时打开药罐盖子），徐长卿 15 克，茯苓 15 克。7 剂，每日 1 剂，水煎服，早中晚各服用 1 次。嘱其忌食油腻油炸之品，以及鸡羊狗肉，辛辣食物。

服药当晚，感觉口唇及肢体麻木【这很可能是附子的药效反应！虽然我们已经把制附子先煎 3 小时，解毒留效，但是个别胃气薄弱者仍然反应敏感】，双腿疼痛加重【这是活血通络蠲痹诸药冲击腿部瘀堵的经络脉道之象，待经脉通达则痹痛立消】，夜不能寐，次日疼痛减轻，睡眠改善。

12月15日二诊：双腿疼痛轻微，口苦、口干消失，大便略溏，化验餐后血糖降至8.6毫摩尔/升。效不更方，上方减量，续服7剂。

12月24日三诊：餐后血糖6.9毫摩尔/升，双腿疼痛消失。给予知柏地黄丸2盒口服，以巩固疗效。嘱其减烟酒，忌啤酒与煎炸食物，以防止复发。

糖尿病足、糖尿病肾病

关某，女，55岁，大连市石油七厂职工家属，2011年2月22日初诊。

患者年前因糖尿病足，糖尿病肾病，于大连医科大学附属医院北院住院，右足行手术清创，抗炎对症治疗。患者后期突发急性心力衰竭，经急救缓解后出院。

主症：下肢水肿【心肾少阴阳虚】，左足背皮肤色黑，发凉【肾阳虚】，患者左足底溃烂情况触目惊心，已经烂到骨头了。大趾下方原溃疡处清创引流之刀口颜色暗黑，无分泌物【经过抗生素内服以及定时西医方法对创面消毒、换药、包扎，创面组织无新鲜肉芽，阳虚木郁，毫无生机】，周围皮肤紫红偏暗【络脉瘀滞】。左趾经常疼痛【气血不通则痛】，不能触地。左眼内眦有阻闷感【足太阳膀胱经起点在目内眦】，双眼视物模糊【目为肝之窍，目得血而能视，肝血虚故视物不清】，身体极度空虚【肾阴阳两虚】、困倦多寐【神倦即为阳虚不能养神】，每日饮用牛尾汤体力略感缓解。纳可，喜饮冷食凉【阳明经热】。面红【相火难降】，多汗【郁热迫津外泄，气虚不能固摄津液】，身体稍动则肢体颤抖【肝血不足，筋失荣养，动风之象】，乏力，身重【心脾肾虚，痰湿壅滞】。患者近日常梦见故去的长辈管她【阴阳两虚，阴气偏重】。平卧时头部血管嘣蹦跳动。查血压198/98mmHg【高血压的中医病机可以看作是外感、内伤等多种病因引起头部、脑部气血不充，大脑调动气血上升过度，或心血瘀滞，或情志躁怒，怒则气上，或肾水不足，相火逆升。本案血压高病机属于心血瘀滞、水亏火逆】，血脂偏高【血脂高即为无形之痰湿偏盛】，血浆白蛋白值偏低。舌底血络暗黑【血瘀指征】，脉沉细弱【肾阴阳两虚】。

辨机诊断：元阳亏虚，精气大伤，痰湿、瘀血阻络。

治法：峻补阴阳精气，健脾利湿，降脂化瘀。

处方：金匮肾气汤、附子理中汤加活血化瘀药。

制附子50克（先煎3小时），白术20克，茯苓25克，干姜15克，生姜20克，山茱萸25克，熟地黄30克，山药25克，绞股蓝25克，党参60克，骨碎补

20 克，菟丝子 30 克，沙苑子 30 克，丹参 25 克，生龙骨、生牡蛎各 30 克，磁石 30 克，炙甘草 20 克，肉桂 5 克，西红花 2 克，怀牛膝 20 克，茜草 15 克，赤芍 30 克，益母草 15 克。5 剂，每日 1 剂，水煎分 3 次口服。嘱其忌食生冷寒凉、煎炸烧烤之品，以及绿豆，茶叶，鸡，鸭，蟹，贝类，牛奶及其制品。

2011 年 2 月 27 日二诊：水肿略减，左趾疼痛略减，体力略增，口渴明显【阳明经热】。

病机同前，疗效略显，效不更方，原方加天冬 15 克，天花粉 15 克清热生津，再进 5 剂。

2011 年 3 月 5 日三诊：水肿已消，体力增强，但仍感乏力，左足大趾仍发凉，但皮肤黑色减轻，吃饭时汗多。空腹血糖 14 毫摩尔 / 升。叮嘱其空腹血糖值在 10 毫摩尔 / 升以上时亦可适当注射胰岛素控制，血糖值低于 8 毫摩尔 / 升时不必注射【对于机体血管损伤以及肌肉组织溃烂时，必须保持血液中较高的血糖浓度才能有利于损伤组织细胞的生长与修复】。

处方：制附子 50 克（先煎 3 小时），山茱萸 60 克，干姜 50 克，炙甘草 40 克，红参 20 克，白术 30 克，生龙骨、生牡蛎各 30 克，磁石 30 克，绞股蓝 25 克，山药 25 克，巴戟天 20 克，天冬 20 克，骨碎补 25 克，红花 7 克，茜草 15 克，益母草 20 克，丹参 30 克，黄芪 90 克，地龙 10 克，桃仁 10 克，川牛膝 15 克，沙苑子 30 克，菟丝子 30 克。5 剂，每日 1 剂，水煎服，早中晚各服用 1 次。忌口同前。

2011 年 3 月 10 日四诊：左足青色好转，大趾凉，温度低于右足。体力可，吃饭时汗出，能自己洗衣服。空腹血糖 14 毫摩尔 / 升。昨日感觉口渴，饮水较多。

处方：制附子 50 克（先煎 3 小时），干姜 25 克，乌梅 30 克，绞股蓝 25 克，白术 30 克，熟地黄 40 克，砂仁 10 克，红参 20 克，炙甘草 25 克，肉桂 5 克，茯苓 20 克，川牛膝 30 克，丹参 20 克，红花 10 克，桃仁 10 克，山茱萸 30 克，沙苑子 30 克，牡丹皮 10 克，牡蛎 30 克，地龙 10 克，山药 20 克。5 剂，每日 1 剂，水煎服，早中晚各服用 1 次。忌口同前。

2011 年 3 月 15 日五诊：患者早晨 7：20 来电话：空腹血糖 22 毫摩尔 / 升，由坐位站起时头晕，乏力；心中烦热，汗出如洗；口干多饮，饮一溲一【消渴症表现，阳明气热，耗伤津气】。左足肤色进一步好转，左大趾及刀口处仍发黑，大趾温度好转【络脉气血贯通】。平卧时双足足趾均麻木，刺痛【瘀血疼痛特点】。此为阴阳两虚，瘀血阻络，阳明经热证。

处方：黄芪 100 克，玄参 20 克，党参 50 克，蒲黄 15 克，五灵脂 10 克，川牛膝 20 克，地龙 10 克，桃仁 10 克，红花 10 克，丹参 20 克，茜草 15 克，益母草 15 克，天花粉 20 克，天冬 25 克，龙骨、牡蛎各 30 克，赤芍 30 克，当归 15 克，山药 30 克，干姜 30 克，山茱萸 50 克，甘草 40 克，生地黄 30 克，牡丹皮 15 克，制附子 40 克（先煎 3 小时），苍术 7 克。6 剂，每日 1 剂，水煎服，早中晚各服用 1 次。

2011 年 3 月 22 日六诊：口渴，烦热，腰痛，汗出正常，体力可，二便正常，空腹血糖 18～21 毫摩尔 / 升。足趾痛减。

处方：蒲黄 15 克，五灵脂 10 克，川牛膝 15 克，桃仁 7 克，红花 5 克，丹参 15 克，茜草 10 克，黄芪 70 克，玄参 20 克，益母草 15 克，天花粉 15 克，天冬 20 克，龙骨、牡蛎各 30 克，赤芍 25 克，当归 12 克，山药 30 克，干姜 25 克，山茱萸 50 克，甘草 30 克，生地黄 30 克，牡丹皮 15 克，制附子 40 克（先煎 3 小时），苍术 7 克，金毛狗脊 25 克，川续断 25 克。6 剂，每日 1 剂，水煎服，早中晚各服用 1 次。

2011 年 3 月 30 日七诊：左足肤色正常，全身症状消失，体力可，空腹血糖约 10 毫摩尔 / 升。

处方：金匮肾气汤加味，以调节血糖。

山药 30 克，生地黄 30 克，山茱萸 50 克，牡丹皮 15 克，泽泻 15 克，茯苓 15 克，苍术 7 克，制附子 25 克（先煎 2 小时），桂枝 10 克，桑叶 15 克。7 剂，每日 1 剂，水煎服，早中晚各服用 1 次。

2011 年 4 月 7 日八诊：口渴，腰痛，左足刀口又痛。

病情反复，仍以益气化瘀，双补阴阳立法。

处方：黄芪 70 克，玄参 20 克，天花粉 20 克，龙骨、牡蛎各 30 克，蒲黄 15 克，五灵脂 10 克，川牛膝 20 克，没药 10 克，赤芍 25 克，山药 30 克，干姜 30 克，山茱萸 40 克，桑叶 15 克，甘草 30 克，生地黄 30 克，牡丹皮 15 克，金毛狗脊 30 克，川续断 30 克，制附子 40 克（先煎 3 小时），苍术 7 克，骨碎补 15 克，当归 10 克，茯苓 10 克。5 剂，每日 1 剂，水煎，早中晚各服用 1 次。

2011 年 4 月 13 日九诊：左足趾刀口深处有黑色物质变软，如水泡状，逐渐变大，似要破壁而出。上半身热，汗出，空腹血糖 18 毫摩尔 / 升左右。

上次处方用黄芪、附子、山茱萸、干姜、山药、生地黄以益气养血，托里透脓毒于外的目的已逐步实现，此次加大益气补血，托里透脓力度。

处方：黄芪 70 克，玄参 20 克，天花粉 20 克，龙骨、牡蛎各 30 克，蒲黄 15

克，五灵脂 10 克，川牛膝 20 克，没药 10 克，赤芍 25 克，制附子 15 克（先煎 2小时），山茱萸 40 克，甘草 30 克，桑叶 15 克，当归 15 克，丹参 20 克，茯苓 15克，干姜 15 克，生地黄 15 克，熟地黄 15 克，白术 15 克，党参 25 克，皂角刺 3克。6 剂，每日 1 剂，水煎服，早中晚各服用 1 次。

2011 年 4 月 15 日早 7：00 患者打电话告诉我说：左足刀口处鼓出一个大水泡，是否需要去医院处理？我考虑医院外科势必又要大动干戈，消炎杀菌，破疮引流，导致伤口经久不愈，故告诉患者家属将创口周围用碘伏消毒后，缝衣针烧红待凉时，将水泡挑破，用消毒纱布蘸干渗液，然后用新鲜香油外敷包扎，同时继续服药，配合独一味分散片口服。

2011 年 4 月 19 日患者打电话告诉我：当天挑破水泡，出水若干，夹杂少许黑色物，伤口过 2 日即愈。现在身体恢复正常，可以做家务，亦不觉得累。饮食、睡眠、二便、体力均好！唯血糖值不稳定，于是我告诉患者现在可以停药，每日以 10 克霜桑叶开水冲泡，代茶饮，调血糖。若血糖值高于 10 毫摩尔 / 升，可以注射胰岛素 5 个单位。

【《本草纲目》：桑叶乃手、足阳明之药，治劳热咳嗽，明目长发，止消渴。】

【当年没有智能手机，无法照相留存资料。初次看见患者左足底溃烂情况时，触目惊心，已经烂到骨头了！而治愈后，足底长满了新鲜的嫩肉，肌肤粉润，焕然一新。】

【肾病案】

糖尿病肾病，肾功能衰竭，心绞痛

宋某，女，67 岁，长居大连市。

患者患糖尿病 10 余年，现每天注射大剂量胰岛素以维持血糖平衡。此次因全身高度水肿，无尿，大连医科大学附属第一医院确诊其为肾功能衰竭，要求立即给患者进行肾透析，否则有生命危险。除此之外，患者还有频发心绞痛；食欲极差，少食即胃胀；双目失明，严重贫血，全身怕冷等症状。

由于患者家庭经济困难，无法支付高昂的透析费用，2007 年 11 月 18 日，她经老工友介绍来我处求医。

望其面色暗黄肿胀，步履艰难，必须有人搀扶，而且说话有气无力，心绞痛频发。舌苔白腻，舌质青，脉象沉弱结代。

辨机诊断：心脾肾阳气大亏，肺气失宣，三焦不通，水毒泛滥。

治法：大补元阳，益肾强心，开宣肺气，通利三焦，排水毒于外，方能力挽狂澜，救生死于顷刻。

处方：真武汤合五苓散、参附龙牡四逆汤、四物汤加减。

茯苓30克，赤芍25克，干姜30克，白术15克，泽泻20克，制附子50克（先煎2小时），炙甘草15克，生龙骨、生牡蛎各25克，生晒人参20克，当归15克，川芎15克，桂枝20克，姜半夏15克，怀牛膝30克，莱菔子20克，枇杷叶10克，枳壳5克，磁石25克，紫苏子10克，炒麦芽15克，焦山楂25克，紫苏叶10克。7剂，每日1剂，水煎3小时，早中晚各1次口服，每次150毫升。

患者服药的当晚即有尿意，开始能够自主排尿100毫升左右。待到7剂药服完，排尿已经基本正常，下肢水肿全消，面部尚有部分水肿，心绞痛程度减轻，发作频率明显减少，而且血糖也有所下降，胰岛素的注射量也减少了，食欲也明显好转。

11月26日二诊：我仍然维持原治疗方案，效不更方，只稍作加减，给予7剂中药汤剂，水煎服。

12月4日三诊：患者步履轻快，水肿全消，面色略红润，精神佳，语言有力，心绞痛未再发作，食欲正常，二便通畅，睡眠可，与前两次判若两人。

患者要求这次重点治疗一下她的眼底病变，但我考虑到患者年迈，病程时间长，故我仍是进一步采用益肾强心，活血化瘀之法，既巩固既有疗效，又全面调节、增强体质，又予7剂中药汤剂以调理善后。

【大家看到这种病情危重的患者，切勿紧张惊慌，反而应该镇定自若，有条不紊地去辨机诊断。诸多中医明师以及我个人的无数次的辨机施治经验都证明了，只要我们中医师做到了准确辨机诊断，紧扣病机处方用药，只要患者未进入失神状态，未出现七绝脉，则必然效如桴鼓，药到病退。】

红斑狼疮肾病——山东泰安红斑狼疮肾病患者千里寻医诊疗纪实

2010年12月9日，在被泰安市人民医院婉拒治疗之后，20余日高热不退，咳喘，重度腹水，全身水肿的红斑狼疮性肾病患者刘丽霞，终于下定决心，与其丈夫乘坐大客车，辗转一千多千米来到大连，向我寻求诊治。

在12月初，患者丈夫王老师曾经数次与我在网上沟通病情，征求意见。记得第一次我下的处方是柴胡桂枝干姜汤，治疗患者太阳、少阳两感，太阴难升引起的高热不退，患者服用当天解下很多黑色大便，体温由40℃随即明显下降至

37℃，开始有胃口。

12月5日针对患者口渴喜冷饮，高热的症状，我又予以张锡纯的改良白虎汤加天花粉1剂，水煎服，症状又进一步改善，体温降至正常，汗出止；咳嗽，咯白黏痰，不能平卧。但是由于患者当时住院，每日进行若干抗生素以及大剂量激素的输液。西医对于此病的认识又完全错误，治疗本末倒置，雪上加霜，不仅不利于病情的康复，而且每每使中药取得的疗效毁于一旦。因此患者病情稍有好转时，经常会复发加重。

我电话告诉其夫王老师，如果不能停止输液及服用西药，我爱莫能助，请其另请高明。他们夫妻沟通后，王老师于12月6日16：16回复我短信说：张医师：您好！现在我夫人肚子里的水还是很多，没法去大连找你。我也说服不了我夫人。愿苍天有眼！能让我们等到病情稳定了去你那看病的那一天，感谢你这些天来给我们的莫大帮助！

我当时知道，患者这样的心态很正常——迷信西医院，但是她的病情照此发展下去根本无救了！谁知次日王老师来电话说，医院要求他们出院。这下子夫妻俩无可奈何，患者终于同意来大连寻求中医治疗，并且一次性停服了所有的西药，包括大剂量激素。现在看来，西医的拒治，也算是间接地挽救了她！

（1）2010年12月9日

下午2点，刘丽霞夫妇到达大连，我考虑到患者长期住院治疗，花费必然巨大，本着尽量节省和方便的原则，帮助他们联系到我们门诊部附近的一家平民养老院居住，每人1个月吃住费用共900元，在大连这个高物价、高消费的城市，算是非常便宜了，而且看病、取药都极其便利，夫妇俩也比较满意，就这样算是把他们安顿下来了，紧接着就是进入正式诊疗。

以下内容便是整个治疗康复过程的真实记录：

刘丽霞，女，32岁，长居山东省泰安市。

主症：持续高热20余日；重度腹水，全身水肿；咳喘，咯白黏痰，量多，不能平卧。

患者至今已经连续发热20余日，每日自22：00开始发热，逐渐升到39.8℃，至24：00出汗，体温略退，随即又起，直至次日14：00—15：00方退。患者在泰安市住院期间服用大剂量激素与抗生素亦无法控制病情。

刻下面色㿠白，贫血面容，步履艰难。左侧腹股沟疼痛，行走时加重，大腿内侧麻木，皮肤色暗，可见大片瘀点。食欲差，饮水、进食则胃胀。口渴，自觉喜冷饮，每日早晨大便1次，稀溏。身体对于冷热、大小便等感觉功能迟钝，鼻塞，无嗅觉，流清涕，舌尖及舌体左侧可见黄色溃疡面，疼痛明显。脉浮紧。

尿常规、血常规、肝肾功能检查指标不详。既往月经血块多。育一女，6岁。

中医治病，讲究急则治标，缓则治本。现在患者的当务之急是退热，其次是止咳喘，消水肿。根据她每日发热的规律，伴鼻塞、清涕、咳嗽、咯痰，在医院住院期间有开窗受风经历，而且肾病水肿严重。她的发热病因与外感风寒、内伤之瘀血、水饮郁久化热均同时相关。而发热已久，恐胃气已虚，故不敢径用麻黄等发汗解表之峻剂。舌体溃疡，亦属脾土不足，相火上逆之证。

处方：彭子益乌梅冰糖饮、四豆汤合当归芍药散加味治之。

乌梅25克，冰糖15克，黄豆20克，黑豆20克，绿豆15克，当归10克，白芍15克，川芎10克，生白术15克，茯苓20克，桃仁10克，红花7克，泽泻20克，泽兰15克，黄柏10克，桔梗7克，白茅根30克，芦根30克，益母草15克。2剂，水煎服，每隔2小时1次。饮食务必清淡，低蛋白。

（2）2010年12月13—17日

2010年12月13日14点，患者体温39.2℃，鼻塞，尿量仍少，色深黄，早晨大便1次，量较多，颜色由黑转黄，为胃气来复的表现。

尿常规：尿蛋白（+++），潜血（++），颗粒管型2～4，透明管型0～2。

无恶寒。口渴，饮冷水舒服，但不解渴，饮热水能解渴。

辨机诊断：外有风寒闭表，内有郁热化火。

处方：麻杏石甘汤合麻黄连翘赤小豆汤加味。

生石膏120克，生麻黄15克，杏仁15克，炙甘草10克，连翘15克，赤小豆30克，大枣3枚，生姜5片，桑白皮15克，葶苈子15克。2剂，水煎服。

2010年12月14日下午，体温39℃（12点时），水肿重，尿少，纳呆。前方未见显效。

改方：太阳腑证之五苓散。

茯苓30克，猪苓20克，泽泻25克，桂枝15克，肉桂7克，生白术25克，生姜皮20克，制附子30克（先煎2小时）。1剂，水煎服。

2010年12月15日早6：30手机短信：大便2次，质稀量多，体温38.6℃，感觉好些，食欲改善，头脑比以前清醒，睡眠较好，昨晚头汗减少，足部水肿减轻，尿量增多。效不更方。

茯苓30克，猪苓20克，泽泻25克，桂枝15克，肉桂7克，生白术25克，生姜皮20克，制附子30克（先煎2小时），生姜10克。2剂，水煎服。

2010年12月15日傍晚体温又升至39.8℃，口微渴，但欲寐而不得寐，无汗，咳嗽，脉滑疾有力。

我因对此发热证之反复难愈困惑莫名，遂与大连中医同道陈医师会诊探讨，陈医师建议给予越婢加术汤清里热，开表闭，化湿利水。

改方：生麻黄 18 克，生石膏 50 克，苍术 15 克，炙甘草 6 克，生姜 10 克，大枣 4 个，杏仁 15。1 剂，水煎服。

2010 年 12 月 16 日，患者服用越婢加术汤后，感觉腹中凉，腹水如被寒凝，咽喉亦冰凉，吃任何东西，一到咽喉部位即觉寒凉感，体温 38.5℃，口渴，饮热水不解渴，尿少，无大便。舌质淡暗，脉紧弦。

现在看来，患者明显是脾肾阳虚，寒饮内结，兼有瘀血阻络。

立即予以真武汤合五苓散加味温阳利水化瘀。

制附子 50 克（先煎 3 小时），生白术 15 克，苍术 15 克，桂枝 15 克，肉桂 7 克，干姜 5 克，炮姜 10 克，生姜皮 25 克，茯苓 30 克，泽泻 30 克，猪苓 15 克，水蛭 10 克，红参 10 克，蝼蛄 5 克，葶苈子 15 克，葛根 15 克，升麻 10 克。1 剂，水煎服。之后服散列通 1 片以解表。

患者手机短信反馈：17：17：口渴，饮热水，能忍住。有时嘴里往上冒泡泡，尿少。17：46：体温 40℃，意识、语言正常，咳嗽轻。17：57：喝 1 碗小米汤。18：51：合着眼睡不着，可平躺。19：00：鼻涕多，体温 40℃，服散列通 1 片【当时我的创造性思路是用大剂量炮附子、红参、干姜、炮姜、肉桂、桂枝把阴阳元气补足，然后用散列通的强力发汗作用解表，保证祛邪而不伤正，从而观察退热疗效如何】，结果患者全身出汗很多，体温逐渐降到 35.9℃。

12 月 17 日凌晨 1：14【子时阴盛而阳微】：恶寒，盖 3 床被子仍冷（大汗伤阳，津气两虚），无汗，体温 38℃。6：57：口渴喝热水，尿不多，昨晚大便 1 次，黄色。体温 37.9℃，体力可，手足温，不恶寒，有汗，自觉上半身水往下走，能尿出来（肺为水之上源，肺气宣发肃降恢复则有助于三焦通利水液）。

12 月 17 日 7：30：我过去探病，望其神态气色可，腿软，腹水重度，足肿重，舌苔白，口腔溃疡已愈。体温 37.9℃。这是 8 日来患者体温第 1 次降到正常范围里，并且体温反弹后，亦限制在 37～38℃范围内。这充分说明对于此例高热、水肿、腹水患者，温振脾肾真阳的策略是正确的，即所谓留一份阳气，即留一份生机。

辨机诊断：在充分调动增强体内真阳之气后，予以辛凉解表药散列通开玄府，解表闭，给外感之邪以出路，体温方能得以下降。这时候可以说，经此一役，去除了患者体内大部分的外邪，体温有所降低，下一步治疗重点就要放在内因之寒饮、瘀血、脾肾不足上了。

上午 11：00：体温 38.6℃，食欲振，吃饭香，喜饮热水（胃气进一步恢复的表现）。

继续温阳益气，利水化湿：制附子 35 克（先煎 2 小时），生白术 25 克，茯苓 50 克，生姜 20 克，炮姜 20 克，桂枝 5 克，麻黄 6 克，桃仁 10 克，生龙骨、生牡蛎各 30 克，红参 20 克，葶苈子 15 克。1 剂，水煎服。同时配合口服三七伤科片，以活血祛瘀，止痛通络。

至 17 日全天，患者体温再未上升到 39℃ 以上。

（3）2010 年 12 月 18—24 日

12 月 18 日早晨 7：00：患者频繁眨眼，头、手颤抖，困倦之极却难以入寐，已 24 小时不睡。水肿、腹水依旧严重，体温 37.8℃。

辨机诊断：水饮为阴邪，盛极而迫阳于外。阳不能入阴，故难以入寐。在患者急于消除腹水的迫切心情影响下，加上我感觉此时体内积水已成当前最紧要的矛盾，而之前的一系列利水剂均未显效，必须果断采取措施以快速缓解之。

患者现在胃气恢复较好，我遂按照昨日的预设方案，给予控涎丹 5 克口服，以动摇宿水之窠臼，松动其根基。我又考虑到近日连续给患者采用温阳之法，以及前日大汗伤津，恐已造成阴虚，频繁眨眼、颤抖等恐为动风之象，故按阴虚水肿立方，煎药 1 剂，待控涎丹利水之后服用。

生山药 30 克，生地黄 15 克，白芍 15 克，枸杞子 15 克，玄参 15 克，党参 15 克，车前子 10 克，滑石 10 克，茯苓 10 克，白茅根 30 克。1 剂，水煎服。

患者服控涎丹后，18 日上午大便第 1 次正常，第 2 次为粪夹水，第 3 次为水样便。且清涕增多。体温从 13：00 开始上升，到 19：00 达到 40℃，服用阴虚水肿方药之后即自行下降，小便 3 次，第 1 次量多，小便淋漓不止，时间较长，第 2 次、第 3 次量少。夜里依旧难寐，口渴至极，喜热饮。

2010 年 12 月 19 日：早上鼻涕清稀量多，夹有血渍（风寒之邪及红斑狼疮之瘀血外排之象）。腹水、水肿仍重，大便略稀量多，眨眼减少，舌质淡，苔薄，脉较前几日略弱细。服用三七片后，腿疼及麻木好转。

处方：以济生肾气汤方加味以阴阳同补，利水化湿。

制附子 20 克（先煎 2 小时），肉桂 3 克，生地黄 15 克，山药 30 克，山茱萸 15 克，茯苓 10 克，泽泻 10 克，牡丹皮 10 克，白芍 15 克，枸杞子 15 克，车前子 10 克，滑石 10 克，白茅根 30 克。1 剂，水煎服。

19 日 12：30：体温 37.5 ℃，13：30 体温 38.3 ℃，14：30 体温 39 ℃，尿

少——利水再次失败。傍晚又煎 1 剂药：山药 30 克，生地黄 15 克，白芍 15 克，玄参 15 克，枸杞子 15 克，党参 15 克，滑石 15 克，白茅根 30 克，蝼蛄 10 克。

依旧是滋阴利水。同时煎药甘遂粉 5 克（药水送服），大戟 10 克，大枣 6 枚，1 剂，以备 20 日早上服用。（此时我对于腹水、水肿甚是忧虑，期间反复思考病情，以寻求治本之最佳治疗方法。毕竟甘遂、大戟药性峻猛，极伤胃气，不宜久用。）

2010 年 12 月 20 日，早上服用甘遂大戟汤后，大便 3 次，均为水样便。下午睡着了一段时间，精神状态可。咳嗽完全消失。左腿肤色好转，瘀血减轻，腿疼麻木均减轻，21：00 开始头汗出不止，一夜方休，无乏力虚脱感。

体温情况如下：11：00 为 37.1℃，12：00 为 36.8℃，12：10 为 37℃，14：50 为 37.9 ℃，15：45 为 37.9 ℃，16：25 为 38.4 ℃，17：30 为 39.3 ℃，18：20 为 39.6℃。

下午排尿 1 次，180 毫升。患者自觉体温是在服用三七片之后开始好转，其实真正转机应该是在大热 40℃发大汗透邪之后。当然体温下降与运用活血化瘀药祛除瘀血也有直接关系。

2010 年 12 月 21 日：早上患者足部水肿明显减少，从 20 日至 21 日 7：37，共排尿 3 次，500 毫升左右。体力及精神状态正常。遂予大戟 20 克，甘遂 15 克，大枣 10 枚，1 剂，水煎分 2 次服。

鉴于现在发热又呈间歇性，规律性，具有往来寒热特点，每至下午偏高，病邪欲由里出表，故予以小柴胡汤合当归芍药散加味。

柴胡 20 克，黄芩 10 克，生半夏 10 克（先煎 2 小时），党参 15 克，炙甘草 7 克，生姜 10 克，大枣 5 枚，当归 10 克，赤芍 20 克，川芎 10 克，茯苓 20 克，泽泻 15 克，川牛膝 15 克，牡丹皮 10 克，丹参 10 克，红花 7 克，桃仁 10 克，蒲黄 10 克，大腹皮 15 克。2 剂，水煎服。服药后，当晚大便 1 次，排出少许黑色血块。此为体内瘀血排出之佳兆，病情应进一步出现良好转机。

2010 年 12 月 22 日：患者自昨日 14：00 至今早 7：37，共排尿 500 毫升，其中今早 1 次排出 300 毫升，这是一个巨大的进步！体温 21 日 18：20 为 38.6℃，20：40 为 39.6℃，23：40 为 39.2℃，22 日 7：00 为 36.8℃，可见体温已经进入逐步下降趋势。

处方仍以小柴胡与当归芍药散加减。

柴胡 20 克，黄芩 10 克，生半夏 10 克（先煎 2 小时），枳壳 10 克，赤芍 20 克，党参 15 克，生姜 15 克，大枣 5 枚，当归 10 克，川芎 10 克，茯苓 20 克，泽泻 15 克, 川牛膝 15 克, 牡丹皮 10 克, 丹参 10 克, 红花 5 克, 桃仁 10 克, 蒲黄 10 克, 大腹皮 15 克。2 剂, 水煎服。

上午睡眠好于下午。上午排尿 100 毫升, 下午排尿 100 毫升。17:32 喘气难, 干呕。体温:12:00 为 36.9 ℃, 12:40 为 37.1 ℃, 14:20 为 37.7 ℃, 15:50 为 38.6 ℃, 17:30 为 38.5 ℃, 18:00 为 39.4 ℃, 18:40 为 39.7 ℃, 19:30 为 39.7℃, 20:00 为 39.4 ℃, 20:40 为 39.2℃, 21:20 为 38.8℃, 23 日 2:40 为 38.5℃, 7:00 为 36.8℃。寐可。

2010 年 12 月 23 日:体温:6:50 为 36.8 ℃, 8:30 为 36.6 ℃, 10:25 为 36.3℃, 11:10 为 36.2℃。早晨又服甘遂粉 5 克, 呕吐 2 次, 泻水 700 毫升。

我反复思索分析病情, 认为患者现在病机的本质是阳虚阴盛, 格阳于外导致的真寒假热证, 决定采用郑钦安的潜阳丹温潜阳气, 配合利水化瘀, 以观疗效。

处方:砂仁 20 克 (后下), 生姜 1 片, 制附子 35 克 (先煎 2 小时), 龟甲 15 克, 生甘草 20 克, 黄豆 10 克, 黑豆 15 克, 扁豆 10 克, 绿豆 10 克, 茯苓 15 克, 川牛膝 15 克, 丹参 15 克。2 剂, 水煎服。

2010 年 12 月 24 日早晨 7:02 短信:23 日晚汗少, 尿 600 毫升。鼻塞轻, 口渴轻, 左腿水肿重, 要求配合针灸治疗。体温:23 日 18:00 为 38.8℃, 18:30 为 39 ℃, 19:30 为 39.2 ℃, 20:30 为 38.9 ℃, 21:10 为 38.4 ℃, 22:45 为 37.6℃, 23:50 为 37.8℃, 3:50 为 37℃, 6:50 为 36.8℃。

17:28 短信:从 23 日晚 18:00 到 24 日晚 17:28, 共排尿 800 毫升。体温 12:15 为 36.2 ℃, 13:50 为 36.7 ℃, 14:40 为 36.7 ℃, 15:50 为 36.8 ℃, 16:40 为 37℃, 17:20 为 37℃。

(4) 2010 年 12 月 25 日—1 月 10 日

2010 年 12 月 25 日 7:44 短信:患者躺着无事, 动则头晕。昨晚最高体温 37.4℃, 未出汗, 无鼻塞。体温越来越好。

8:31 短信:尿常规化验:WBC:(15～20)×10^9/L, RBC:0～2/HP, 蛋白(±)。化验师说只是尿路感染而已。患者及家属感到不可思议!因为自患病求医 2 年来, 尿蛋白从未减轻过, 更遑论转阴。

处方:真武汤, 以温阳利水。

制附子 40 克 (先煎 2 小时), 生白术 30 克, 茯苓 30 克, 生姜皮 25 克, 赤芍 50 克, 生姜 20 克, 怀牛膝 15 克, 蝼蛄 10 克。2 剂, 水煎服。

2010 年 12 月 26 日面诊:25 日全天体温最高为 37℃, 今早 8:20 为 36.2℃。患者自诉头晕。查:第 2、第 3 颈椎右旋移位, 行整脊手法治疗, 1 次痊愈。

昨日至今晨，尿量共 1600 毫升，其中晚上排尿 1200 毫升。26 日白天排尿 500 毫升，晚上排尿 700 毫升，汗出，用力时手抖。左侧腹股沟压痛明显。

19：19 咽痛，我告诉患者此为外感病邪退出之佳兆，忍住就会自然消失。

2010 年 12 月 27 日：排尿量稳步上升，体温已恢复正常且稳定。

处方：续服真武汤加化瘀药。

制附子 70 克（先煎 2 小时），生白术 30 克，茯苓 30 克，怀牛膝 15 克，生姜皮 50 克，生姜 20 克，赤芍 50 克，蝼蛄 10 克，没药 10 克，牡丹皮 15 克，丹参 15 克，党参 30 克。2 剂，水煎服。

2010 年 12 月 29 日面诊。27 日全天尿量 1000 毫升。28 日全天尿量 1500 毫升，其中包括早上吃了 2 片速尿所排 400 毫升。正常尿色淡黄，服西药后尿色白。【患者心急，欲快速利尿，我亦想观察服用西药利尿剂的效果。】

患者现体温正常稳定，口不渴，食欲强，胃纳佳，常梦见好吃食物。每日早晨擤出大量黄色黏鼻涕【外感余邪继续排出表现】。夜里汗出少。大便每日 2 次，黄色，量多，略溏。【脾胃土气旺盛】腹围由数日前的 108 厘米减至 98 厘米，走路明显轻松，左大腿肤色恢复昔日之白皙，麻木感消失【瘀血明显去除】。

处方：真武汤加味。

制附子 70 克（先煎 2 小时），生白术 30 克，茯苓 30 克，怀牛膝 15 克，生姜皮 50 克，生姜 20 克，赤芍 50 克，蝼蛄 10 克，牡丹皮 15 克，丹参 15 克，党参 40 克，黑豆 15 克，泽泻 20 克。2 剂，水煎服。

2010 年 12 月 30 日：腹水、水肿略减，口不渴，食欲好，尿量少，大便黄，手抖，昨日全天尿量 1000 毫升。

上午服甘遂粉 7 克，吐 2 次，泻水 800 毫升。

按照阳主阴从立法处方：生附子 100 克（先煎 3 小时），生姜 90 克，炙甘草 7 克，大腹皮 30 克，茯苓 50 克，泽泻 20 克，生白术 30 克，砂仁 15 克（后下），肉桂 15 克，陈皮 15 克。2 剂，水煎服。

全天排尿 1000 毫升，加上甘遂泻水 800 毫升。

2011 年 1 月 1 日：共排尿 1700 毫升（白天 700 毫升，晚上 1000 毫升）。

2011 年 1 月 2 日：腿与足感觉疼痒，足面疼痛明显【下肢感觉神经功能恢复的表现】。手抖，纳佳，面色好转，上半身水肿明显消除，腹水亦减少。大便黄色，成形，量多。左腿水肿明显重于右腿。晚上头汗出。

处方：生附子 100 克（先煎 2 小时），制附子 20 克（先煎 2 小时），生姜 90 克，炙甘草 7 克，大腹皮 30 克，茯苓 50 克，泽泻 20 克，生白术 30 克，砂仁 15

克（后下），肉桂 15 克，干姜 10 克，黑豆 15 克。3 剂，水煎服。

2011 年 1 月 3 日：尿量 1500 毫升。腹围 90 厘米。尿常规：WBC：$13×10^9/L$，RBC：$2～4$，上皮细胞：$10～15/HP$，蛋白（++）。

2011 年 1 月 4 日：尿量 1700 毫升（白天 700 毫升，晚上 1000 毫升）。

2011 年 1 月 5 日：潜阳丹与真武汤合方：制附子 70 克（先煎 2 小时），生白术 30 克，茯苓 30 克，怀牛膝 20 克，生姜皮 50 克，生姜 30 克，赤芍 50 克，蝼蛄 10 克，泽泻 20 克，砂仁 10 克，龟甲 15 克，白参 10 克。2 剂，水煎服。

2011 年 1 月 6 日：全天尿量 3700 毫升，尿色转清，中午 12：26 左腿瘙痒较重，应该是水肿消退，皮肤感觉功能逐步恢复正常的表现。夜里头汗少。6 日晚 21：00 至 24：00 排尿 1700 毫升，7 日 0 时至 6：30，排尿 1200 毫升，6：30 之后无尿，10：00 开始有尿，尿色由清转黄，泡沫增多，直到 17：30 共排尿 500 毫升。

早上腿肿明显消退，中午因站立行走而复肿。胃口极佳，每到餐前饥饿感极强，饭量大增，午夜零时亦饿。效不更方，采用 5 日药方续服 2 剂。

2011 年 1 月 8 日：尿量 2800 毫升，晚上 20：30 开始出汗，21：10 尿色转清，平卧与行走时间稍长则头晕，右侧太阳穴痛，腰痛，左腿前侧麻木，腹水大减，但下肢水肿仍然明显。

2011 年 1 月 9 日：尿量 3400 毫升。患者感觉视物如蒙水雾状，但较去年为轻，既往近视眼一千度左右。脱发明显，时而脾气急躁，头晕，双侧太阳穴痛，左腿略麻，大便略黑。腹水消除，下肢水肿逐步消退。

前方加地龙 15 克，2 剂，增强化瘀通络之力。并给予手法整脊治疗 1 次，消除头晕、头痛、腰痛。

2011 年 1 月 10 日：尿量 2300 毫升。

（5）2011 年 1 月 11—23 日

2011 年 1 月 11 日，近日来患者每到 20：00 开始出汗，次日凌晨 1：00 止住。时有喷嚏，清涕较多，每日会有 1 次排出大块黄稠涕【外邪出表之佳象】。手抖加重【阴血不足，经筋失养】，刷牙与喝药时干呕【胃气不降】。患者反映此症状与去年相似，但是程度较轻，我怀疑其红斑狼疮病情复发、加重之趋势重现。

9 日药方加桂枝 7 克，生半夏 10 克（先煎 2 小时），以温经通阳，和胃止呕。2 剂，水煎服。

2011 年 1 月 13 日：患者腹围减到 76.5 厘米，水肿亦大减。仍有眼花，腿麻，脱发加重，时有心悸不宁。大便略干，色黄，稍带黑色【水肿减退，阴血亏虚病

机日益突出】。夜汗从 20：00 出到凌晨 3 点。全天尿量 1700 毫升（白天 300 毫升，夜晚 1400 毫升）。

处方：生附子 50 克（先煎 3 小时），生姜皮 30 克，桂枝 7 克，炙甘草 10 克，龟甲 15 克，当归 15 克，白芍 25 克，熟地黄 20 克，山药 25 克，山茱萸 15 克，牡丹皮 10 克，茯苓 15 克，泽泻 15 克，益母草 30 克，地榆 10 克，茜草 10 克，菟丝子 30 克。2 剂，水煎服。

2011 年 1 月 15 日：1 月 14 日全天尿量 1900 毫升。大便 1 次，形状正常，但颜色发黑。视力仍然有些模糊，腰不痛，头不晕。晚上 20：00 到凌晨 3：00 出汗。白天偶尔出汗，患者自觉是在去除上半身的水肿。腿麻，头痛时作。手抖依然。

13 日方加防风 7 克以息风止痉。3 剂，水煎服。

2011 年 1 月 16 日：1 月 15 日全天排尿 2100 毫升，其中白天 450 毫升。大便 1 次，成形，色黑。手抖轻，足踝肿。今日白天排尿 300 毫升，色质黄浊，夜尿 5 次，色质淡黄而清，全天共 1600 毫升。

现在患者的味觉、食欲、嗅觉正常，大便的便意正常，但排尿仍然无自主尿意，只是到时间感觉应该去排尿而尿。

2011 年 1 月 17 日面诊：血压 166/118mmHg。上眼睑水肿轻，手指白皙有血色，大鱼际仍泛青络，手抖轻，双足外形正常，小腿及足踝处水肿轻度，有压痛。足背皮肤颜色暗黄，可能与长时间未洗脚有关。口渴喜温饮，夜汗多，白天正常**【太阴病、少阴病欲解时均在午夜及凌晨】**。晨起枕巾上可见 20 余根头发**【精血虚】**。舌质红润，左脉沉细弱，右脉中取滑。每日饭后有少量清涕，某时间段会擤出较多的浓浊黄涕**【手太阴肺经排邪之象】**。

2011 年 1 月 18 日短信：昨日全天排尿 1700 毫升（白天 400 毫升），大便 1 次，色黑，成形。眼睑及足踝水肿减轻。

2011 年 1 月 19 日短信：昨天排尿 2000 毫升（白天 600 毫升），感觉白天的尿量在逐步增多。昨天白天最后一次尿色较清澈。晚上汗少，大便 1 次，色黑。手抖，脱发，头晕头痛。右腿内侧皮下有条索状硬块多个，压痛明显**【位于膝下足太阴脾经、足厥阴肝经循行处，应属气血郁结所致】**。

处方：生附子 30 克（先煎 2 小时），生姜皮 25 克，桂枝 7 克，炙甘草 10 克，当归 15 克，白芍 25 克，熟地黄 20 克，山药 20 克，赤芍 20 克，山茱萸 20 克，牡丹皮 15 克，茯苓 15 克，泽泻 15 克，防风 5 克，茜草 10 克，地榆 10 克，益母草 30 克，怀牛膝 20 克，菟丝子 30 克。2 剂，水煎服。

2011年1月20日：昨日尿量1900毫升（白天300毫升）。上眼睑、足踝水肿略轻。手抖，脱发略减。大便1次，色黄，稍带点黑。昨夜梦到与同事一起，天上下着小雨，地上有很多水洼【阴盛阳虚之象】。

昨日称体重57千克，在山东入院时是73千克。今日早上大便2次，成形。中午12：30，午饭后腹痛，排便1次，略稀【足太阴脾经排寒】。

治疗宜继续温阳利湿，化瘀养血。

处方：生附子60克（先煎3小时），生姜皮30克，桂枝10克，炙甘草10克，蝼蛄5克，当归15克，白芍20克，赤芍25克，黑芝麻10克，熟地黄20克，山药20克，山茱萸20克，牡丹皮15克，茯苓20克，泽泻20克，茜草15克，丹参15克，益母草20克，怀牛膝15克，车前子10克，沙苑子30克，生姜20克，生白术15克。3剂，水煎服。

2011年1月21日6：27短信：刷牙时吐出一些酸水，感觉无论白天还是夜晚，只要睡一觉出了汗，尿量就比较多而且清。昨天做梦地上有水，在石头上走，比较害怕。别人拿刀追她，追上后用胳膊勒着她脖子，但感觉不疼。

昨天尿量1900毫升（白天400毫升）。大便黄色成形，臭味不重。右脚水肿基本消失，左脚稍肿，上眼睑略肿。站立时口干，平卧时消失。

10：43短信：8：00查尿常规：WBC：$(0 \sim 1) \times 10^9$/L，RBC：$0 \sim 1$/HP，蛋白（+），潜血微量。10：40又查一次尿色重时的尿常规：WBC：$(10 \sim 15) \times 10^9$/L，RBC：$1 \sim 3$，上皮细胞：$7 \sim 12$/HP，蛋白（+++），潜血微量。

2011年1月22日：今天天气晴朗，刘丽霞夫妇步行到门诊来面诊。患者刻下行走自如，体力充沛，精神健旺，整体状态较好，水肿仍在继续消除之中。贫血已是大为好转，接近正常【从唇、舌、指甲色泽判断，一直没有化验血常规】。饮食、睡眠均正常。每日大便1次，色黑成形。尿量昨日至今晨6：30共1900毫升。足背肤色好转。夜汗少。左侧大腿正前方有轻微麻木感。右膝下内侧硬结、条索状物已变软缩小，压痛消失，变成痒感。无畏寒、畏热感。手抖、脱发已减轻。体重又减了2千克，现在是55千克。

春节在即，大病初愈，患者已买了23日的大客车票，准备返家。根据效不更方的原则，续服20日方7剂，并嘱其吃清淡、低蛋白饮食，注意起居保暖，避风寒，节欲，随时电话沟通病情，调整处方，继续巩固治疗。

2011年1月23日7：35短信：昨天尿量1800毫升，水肿继续减轻，大便1次，成形，色黑。

今天是患者夫妇俩返家的日子。回顾刘丽霞在大连的46天中医治疗，到今天算是走过了一个重要的关键的阶段。高热，咳喘，腹水，水肿，瘀血这些凶险危重的症状，随着采用中医药缜密、及时、正确的治疗，一步步消失。患者的体质在逐步增强，精气血、元阳在日益恢复，病邪被逐步排出，前途一片光明，胜利即将来临。

但是我深知疾病的复杂险恶，内心丝毫不敢懈怠。很多不可预测的因素，天气、起居、饮食、劳逸、七情，患者既往形成的陋习，都是医师无法掌控的，随时可能导致病情变化而预后不佳。

怎样使患者体质得到进一步的好转，阴阳精气得到更好的恢复，体内的病邪得到更彻底的清除，从而使得患者的红斑狼疮性肾病得到真正的彻底康复，急需我认真思考和应对。

（6）2011 年 1 月 24—31 日

2011 年 1 月 24 日，刘丽霞夫妇经过 22 个小时的长途颠簸，终于平安回到泰安家里。

2011 年 1 月 26 日 8：18 手机短信：1 月 25 日晚上排尿 800 毫升，白天的尿量没有计算。基本不出汗了。晚上起夜排尿次数减少到 3 次。大便 1 次，黄色，略软。偶尔会打喷嚏。觉得在嗓子里有口痰不上不下很不舒服。足背面发痒，水肿很轻。仍然脱发，手抖减轻，刷牙时干呕减轻。腿上内侧还有硬结。左腿仍感觉发木。

我回复短信：嗓子的症状属于痰气瘀滞，用半夏厚朴汤加味：姜半夏 15 克，厚朴 10 克，紫苏叶 7 克，生姜 15 克，茯苓 15 克，紫苏子 10 克，香附 7 克。3 剂，每日 1 剂，水煎服，早晚各服用 1 次。

1 月 27 日 8：08 短信：26 日全天排尿 2900 毫升，白天 1500 毫升，而且尿色较清。大便早上 1 次，质稀，黄色，白天共 3 次。嗓子痰少了，有些痒。左腿还麻，头不晕不痛。还有脱发，腿上硬结减轻。手抖轻多了。刷牙时干呕减轻。

1 月 28 日 8：39 短信：27 日排尿 2500 毫升（白天 1000 毫升）。大便早上一次，稀溏、黄色，白天一共排了 5 次。嗓子好了。左腿还麻，头不痛不晕。脱发还有。腿上硬结减轻。手抖轻多了。

1 月 29 日 8：12 短信：28 日全天尿量 1900 毫升（白天 900 毫升）。大便早上 1 次，稀黄色，白天共 3 次。累了时腰右侧会疼，左腿还麻。有时会打喷嚏。脱发减轻。手抖轻微。现在水肿已完全消失。

我要求她做个尿常规检查，看看结果如何。下午 16：27 短信回复：尿常规结果显示一切正常！

　　我回复短信：很好！现在看来总体情况挺好的，但是腿部的硬结还有，说明经络瘀滞尚未完全消除，病情尚未真正痊愈，必须彻底消除掉才行！

　　处方：生附子20克（先煎2小时），肉桂7克，炙甘草10克，当归15克，白芍20克，赤芍20克，黑芝麻15克，熟地黄20克，山药20克，牡丹皮15克，茯苓20克，泽泻20克，茜草15克，丹参15克，生姜20克，益母草20克，怀牛膝15克，沙苑子30克，菟丝子30克，生白术25克，黑豆15克，巴戟天25克，补骨脂20克。3剂，水煎服，每日3次服。

　　1月30日8∶35短信：29日尿量2200毫升（白天900毫升）。大便全天就早上1次，稀溏，黄色。左腿还麻。脱发轻，腿上硬结减轻。手抖主要在早上起床时有，其他时间正常。

　　1月31日7∶44短信：30日全天尿量2000毫升（白天1000毫升）。大便早上1次，黄色，一开始较干，后来稀，昨天晚上又排1次。左腿感觉痒，还有脱发。腿上硬结减轻。手抖轻多了。平躺感觉累时则右侧腰痛。

　　以后的这段时间，基本是以逍遥散、当归芍药散、桂枝茯苓丸合方加减，以养血活血，祛瘀通络。

　　2月15日月经来潮，血量较少，次日血量增多，随即又少，4日净。腿部硬结较小，手抖轻微。

　　至此病情宣告痊愈，整个治疗基本结束。续以中成药当归芍药散、金匮肾气丸扶正固本化瘀，以期善后。

　　【按语】这是我首次独立诊治如此复杂危重凶险的疾病，它的难度远超危重的心力衰竭重症！心力衰竭重症毕竟有李可先生与若干明医指路，医案较多。而此病证更加复杂危重，病入厥阴，寒热虚实夹杂，真是步步如履薄冰，险象环生。好在我自始至终，全部采用中医理法思维辨析病因病机，立法遣方用药，每日一方，随时沟通，"观其脉证，随证治之"，终于云开雾散。我自己也获得了丰富的临床经验与学术成长，对中医学理法方药的理解与掌握更上层楼。这也是我临床上愿意不断接诊疑难危重疾病，挑战自我的目的所在。

慢性肾炎

　　徐某，男，24岁，2014年10月19日来诊。

　　主症：自汗多、盗汗，每日洗浴2次。肥胖，腹大如怀孕5个月。腰酸。尿黄多沫，大便溏黏。初诊的尿常规：蛋白（+++），潜血（++）。患者嗜好冷饮、瓜果，每每论斤吃。

辨机诊断：慢性肾炎。太阳寒湿在表，阳明湿热化火。

处方：越婢汤合茵陈五苓散加味。

麻黄 10 克，生石膏 50 克，生姜 15 克，大枣 15 克，甘草 10 克，茯苓 30 克，泽泻 15 克，茵陈蒿 20 克，猪苓 15 克，小蓟 30 克，益母草 30 克，苍术 12 克。7 剂，水煎服，早中晚各服用 1 次。

10 月 28 日复诊：刻下盗汗，头油多；口渴多饮大减。尿多，大便成型。原方加桑叶 25 克，服药 2 周，停药 1 周，化验指标转阴。腹大如孕现已平坦。腰酸、盗汗消失，体力复原。仲圣的《伤寒论》六经辨证，经方应机，效如桴鼓！

肝硬化腹水，糖尿病肾病水肿

赵某，女，67 岁，2007 年 10 月因患肝硬化腹水，糖尿病肾病、蛋白尿，高度水肿，在大连医科大学附属第一医院住院治疗，无法控制病情，经甘区卫生局朋友介绍来我处求诊。

患者面色灰黑萎黄，表情痛苦烦躁，颜面及四肢水肿明显，腹部膨大如待娩之孕妇，行走困难，动则喘促，不能平卧，伴口渴多饮，食欲差，腹胀，小便量少，大便干燥，寐差，畏寒。既往有高血压，糖尿病，长期服用降压药，注射胰岛素。

望其舌红无苔，脉涩紧而数疾，沉取无力。

考虑到患者真阴真阳俱亏，元气、宗气均不足，从而无力行水，病情已属垂危之象。

予红参 20 克大补元气，黄芪 60 克大补宗气；炮附子 100 克（先煎 3 小时），干姜 60 克峻补真阳；配伍山茱萸 70 克，麦冬 30 克，生地黄 20 克，五味子 10 克，龙骨、牡蛎各 30 克收涩精气，大补真阴；白芍 60 克养血柔肝；丝瓜络 10 克，桃仁 10 克，当归 25 克，川芎 10 克，白芷 10 克活血行气通络，茯苓、泽泻各 30 克利水消肿。3 剂，每日 1 剂，水煎服，早中晚各服 1 次。

第 1 天服药后，患者出现呕吐、腹泻现象。呕吐 3 次，腹泻水样便 10 余次。患者紧张，担心导致脱水危险。我问她吐泻后自我感觉如何，她说挺舒服的。我考虑所用诸药均为温阳滋阴扶正之品，而此吐泻现象应为人体自身驱除水饮邪气的"排病反应"，不足为虑。故嘱其继续服药。随后吐泻反应逐步减轻；之后 2 天腹水、四肢水肿均有明显减退。

3 日后复诊，望其面色略现红润，语声较有力，腹水与水肿均明显消退，行动较自如，食欲睡眠均有好转。遂予原方减药量后，给服 5 剂，水煎服。5 日后随访，腹水及水肿均消除。给予补中益气丸合金匮肾气丸服用 1 个月以善后。

【脾胃病案】

进食则腹泻

凌水镇庙岭村委会的王某，男，32 岁，2006 年初经其主任介绍来我处求诊。

主诉：每日 3 餐，只要一吃饭，随后就会腹痛、腹胀，立即如厕。泻下后症状立即消失，而且年年月月日日如此，已达七八年之久。每逢参加酒宴，或者陪领导饮酒，都不能胜任。因为一喝酒，也是同样症状：腹痛腹泻，肚子里有哗哗的水声（肠鸣辘辘有声）。因为此病已经影响其仕途，患者苦不堪言，四处求医无果。

望诊：面色萎黄，体形偏胖，但肌肉松软；舌苔黄腻。查腹部：脐周按压有胀感和疼痛。

辨机诊断：胃肠痰饮（郁热型）。

处方：己椒苈黄丸加味。

防己 12 克，椒目 12 克，葶苈子 12 克，大黄 10 克，苍术 15 克，竹茹 25 克，茯苓 15 克。5 剂，每日 1 剂，水煎服，早晚各服用 1 次。

5 天后复诊，患者反馈服药后排出许多稀黏水便，腹痛、腹泻症状明显减轻。

又予 5 剂中药汤剂健脾化湿以巩固疗效。3 日后患者打电话告诉我，其腹痛、腹胀，进食后即泻的症状已全部消失。

1 周后患者亲自来邀我赴宴，说现在吃饭喝酒一切正常，又可以开怀畅饮了。我婉言谢绝了，同时也为他的康复感到由衷的高兴，叮嘱他务必节制饮食，忌食寒凉生冷之品。随访至今，未见复发。

慢性腹痛

刘某，女，51 岁，长居大连市，至今患慢性腹痛 17 年。

1992 年患者腹痛加重时，经大连市友谊医院外科诊断怀疑是阑尾炎，但输液无效。她曾经找该院外科著名专家陶主任仔细检查过，当时确诊为慢性阑尾炎急性发作，建议立即手术切除阑尾，但患者心中畏惧，仍旧要求进行保守治疗。

如此一来，这个腹痛断断续续，时好时坏，到了 2005 年腹部胀痛难忍发作，遂到大连医科大学附属第一医院外科检查，仍确诊为慢性阑尾炎急性发作，建议立即手术。患者不堪折磨，遂住院进行手术切除阑尾。谁料想腹痛仍然频发。主治医师认为是阑尾炎术后的并发症——肠粘连引起的，进行抗生素输液治疗，依然无效。

刘女士终于决定选择中医诊治。2005 年 10 月 15 日来诊。

在详细了解了她的现病史与既往史后，我请她平卧做腹部触诊检查。

经过仔细的腹部触诊，我发现患者脐右侧压痛非常明显，手下有硬物抵触感，患者感觉特别胀痛，而脐左侧柔软无异常。平时大便偏干。舌质红，舌苔白，脉弦实数。

辨机诊断：少阳阳明腑证。典型的大柴胡汤加芒硝证。患者由于长期久坐办公室，又缺乏运动，肠道蠕动不好导致长期大便排出不净，宿粪阻滞于里，毒热与气血搏结于内，所谓不通则痛，这绝对不是阑尾术后的并发症。

处方：柴胡 30 克，黄芩 10 克，姜半夏 12 克，赤芍 15 克，大黄 15 克，芒硝 10 克（冲服），枳实 15 克，生姜 15 克，大枣 25 克。1 剂，水煎 15 分钟即可，早晚各服用 1 次。

患者服药后次日上午排大便 4 次，"从来没有排出那么多的大便"。而且患者排完便后感觉身体轻松舒适，仿佛卸去了千斤重担，再按腹部绵软，压痛消失。

这就是仲景先师中医经方的奇效！执简驭繁，一击中的。只要辨证明确无误，治疗就一气呵成。古人说：一剂知，二剂已。再予以小建中汤 5 剂以善后。数月后随访未复发。

萎缩性胃炎

一般胃病患者都知道，萎缩性胃炎是胃黏膜病变的后期，胃黏膜萎缩，而胃酸分泌减少，胃的消化功能大大减弱，一部分患者胃黏膜会发生肠上皮样改变，被认为是癌前病变，有可能会转化为胃癌。

李先生，67 岁，2005 年 3 月初诊。他是原来大连油漆厂的退休工人，家住在铁路医院西侧，患萎缩性胃炎 6 年。李先生身高 190 厘米，加上严重缺乏营养，看上去极像一根竹竿。他说话有气无力。在找我看诊之前，于大连市中医院李寿山院长那里已经连续服用了 1 年零 3 个月的中药，未见明显起色。这次因为他老伴在我这里看风湿性关节炎，效果很好，于是就来试试看。

主症：患者每日 3 顿饭加一起不到 100 克的量，而且只能吃软烂的稀粥、菜糊，食物稍微有点硬，就会胃胀痛，有下坠感，难受之极。

我在望诊时特别注意到他的舌象：舌质光红，一点舌苔都没有。这在中医诊断学里称为镜面舌，因为舌苔是胃气上蒸于舌面产生的，而镜面舌说明他的胃气阴大伤，已经影响到了肾阴不足，故脉象弦硬。说得严重点，他的生命之树已摇摇欲坠，没有根基了。

治法：补肾滋阴养胃，恢复胃气生机。在这里，我告诉大家一个经验：治胃病，特别是这种慢性严重的胃病，中药处方一定要药味少，药量小，就像打仗要派精兵，否则不仅没治好病，反倒又损伤了胃气，得不偿失了。医圣张仲景告诫我们，"保胃气，存津液"是治疗一切疾病的基本原则。

处方：柴胡5克，白芍10克，枳壳5克，炙甘草10克，石斛15克，山药10克，党参15克，龟甲15克。3剂，每日1剂，水煎，早晚服。

由于饮食和药物是经过口腔直接进到胃里，所以患胃病的人用药是否有效，药物是否符合病情，都是一试便知的。如3日无效，仍不知改正方药，盲目坚持治疗，则不仅令患者伤胃伤财，医师的医德医术俱属下流了。

3日后复诊，患者自述胃舒适了许多，一天可以吃150～200克饭了，舌面上微微有了少许舌苔，这是胃气复生的佳兆，这说明我的辨机诊断与治疗方药是正确的。

按照胃脘气阴不足的辨证，一共调治了2个多月，李先生的病情逐步好转，终于能够正常吃饭：馒头，米饭，面条，包子，饺子，而且饭量不受限制，胃脘不再有任何难受的感觉。患者面色红润，体重增加了10余千克，舌苔也完全恢复正常。我建议他做胃镜复查一下，他说现在感觉很好，不想做胃镜遭罪。

急性肠梗阻

吴某，女，33岁。2010年1月7日午夜零时，自觉恶心欲呕，腹胀疼痛，欲便无便。强自忍耐至8日凌晨2点多钟，满腹胀满疼痛更甚，遂唤醒其夫，驱车直奔大连大学附属新华医院急诊外科。

当班外科医师检查后确诊为急性肠梗阻，给予输液、灌肠等对症治疗。灌肠后患者排出2～3个粪块，但是腹胀疼痛未减。患者辗转于病榻，呻吟不止。主治医师建议行胃肠减压治疗，患者及家属经考虑后拒绝了该治疗。

此时旁边一位陪同家人看病的老妇给他们提供了大连汉唐中医门诊的地址、电话，建议他们寻求中医的治疗。因患者正在输液，行动不便，遂给我打电话请求我出诊，我随即抽身前往大连大学附属新华医院急诊外科观察室会诊。

望其面色萎黄，呈痛苦表情，伴有恶心呕吐，饮食难下，大便3日未排，舌苔黄白厚腻，自心下至少腹胀满如鼓，按之绵软下陷，抬手即起，压痛明显，肚脐左上方压痛最重，有反跳痛，我考虑患者胰腺很可能亦出现了问题，必须紧急处理。

我当即以指点穴——上脘、中脘、下脘、天枢、足三里、阳陵泉、太冲，降胃气以缓急。

处方：柴胡 15 克，黄芩 20 克，姜半夏 15 克，陈皮 25 克，莱菔子 30 克，厚朴 30 克，枳壳 20 克，大黄 20 克（后下），芒硝 15 克（冲服），炙甘草 15 克，牡丹皮 20 克，丹参 20 克，赤芍 20 克。1 剂，水煎开锅 15 分钟，取汁分 2 次口服。患者第一遍服中药后如果 3 小时未排气排便，则立即服第二遍中药，直至通便以为度。

第 2 天上午 9 点，吴某丈夫来到我们门诊告诉我，患者服药 2 次后才如厕，排便 3～4 次，稀水样便，随即腹胀大减，原胃脘上腹部胀消，而转移至下腹部胀满较甚，且知饥索食，能进米粥。我考虑该患者素体偏弱，又经此泻下之剂，耗伤胃气，故第 2 剂处方，以仲景之厚朴生姜半夏甘草人参汤原方 1 剂予之，消胀除满，益气和胃。患者服此方后，腹胀全消，饮食如常，体力已复，二便通畅，临床宣告痊愈。

脐周痛伴腹泻 20 年

于某，女，27 岁。2010 年 9 月 21 日初诊。

主症：患者自幼年始，即现脐周腹痛【肠腑气郁】，伴便溏或腹泻【脾虚湿滞】至今。她平素喜食寒凉【寒凉降胃热，但伤脾阳】及辛辣【疏肝】、酸味【酸入肝，泻肝气】食物，但口不渴，体畏寒，手足凉，易腹泻【阳气郁而不达，脾阳虚】。性格内向【肝气郁】。舌苔黄腻【痰热指征】，脉弦紧【木郁之象】。

辨机诊断：寒湿内蕴肠腑，气郁化热，寒热混杂，气机不通则痛。

处方：乌梅丸合芍药汤加减。

乌梅 30 克，细辛 7 克（煎时打开药罐盖子），肉桂 5 克，黄连 7 克，黄柏 7 克，当归 10 克，花椒 10 克，炮姜 10 克，党参 20 克，炮附子 15 克（先煎 2 小时），延胡索 7 克，白芍 30 克，生半夏 10 克，陈皮 15 克，木香 3 克，槟榔 10 克。7 剂，每日 1 剂，水煎服，早晚 2 次口服。嘱其忌食辛辣、生冷、油腻之品，以及奶制品，鸡鸭肉。

9 月 28 日二诊：服药 1 周来，腹痛、腹泻未作；舌苔薄，脉滑。饮食、睡眠、二便均正常。

原方减量，巩固 1 周。之后我进行电话随访，患者病情已痊愈。我反复叮嘱患者，从今以后，绝对不可以吃任何生冷寒凉饮食，不可以喝一口凉水！患者严格遵守医嘱，4年后我电话随访，患者病情未再复发。

每日如厕到精神崩溃的少女

梁某，女，16岁，高二学生。这个女孩得了一个令她精神几乎崩溃的怪病：每天起床后就总觉得有便意，频频如厕，必欲将肠道彻底排空而后快。而每次如厕均有便，但是排便后脐周仍然有腹胀阻塞感觉，而且矢气频频，如此这般，导致她每天心神不宁，坐立不安，十分焦虑，严重影响了高二学习备考。2013年5月18日经熟人介绍来我处就诊。

主诉：脐周腹胀，便意频频，矢气多。触诊：少腹左侧压痛拒按。面部痤疮较重；身体畏寒，手足汗多。左脉浮紧，右脉弦滑数。

辨机诊断：外寒内热结于小肠，热瘀互结。

处方：桃核承气汤加减。

桃仁15克，大黄20克，桂枝7克，芒硝7克，甘草7克，神曲20克，陈皮7克，淡豆豉20克。4剂，每日1剂，水煎服，早晚各服1次。嘱其忌食油腻肉类、糕点、奶制品。

5月25日二诊：服药无效，大便未见稀溏与腹泻。患者腹部感觉及主症与初诊时无二。

我考虑这种情形为病重而药轻，故予以巴豆仁1粒，告知其用棉纸碾压去油后吃一半，不泄则再食，利用巴豆的峻泻作用清除肠中宿便食积，即所谓给邪以出路之意。

次日中午来诊云：昨日服后大便20余次，开始几次是粪便，之后十来次是便水，再之后又有稀便。当日上午又大便6次。

望患者面部无脱水之象，体力不减，精神反现愉悦，患者自言如果每个星期都能这样痛快地大泻1次就好了！我当即摇头说：这绝对不行，会损伤你的脾胃中气的。

给邪以出路，驱尽余邪后，则当补脾祛瘀，扶正以治本。而且我发现她仍有左侧少腹压痛，此为腹腔瘀血的体征，仍有脐周胀，舌苔左半边白，右半边无。

处方：考虑到肝气升于左，桂枝茯苓丸加味，随证机治之。

桂枝10克，茯苓10克，桃仁15克，赤芍25克，川芎10克，丹参15克，神曲30克，焦山楂30克，山药15克，扁豆25克，生白术20克，红花7克，绞股蓝30克，党参15克，五灵脂15克，柴胡15克。5剂，每日1剂，水煎服，早晚各服 1 次。忌口同前。

6 月 1 日复诊：患者一进诊室就高兴地小跑到我桌边，一边坐一边笑着点着头说：大夫，我的病好了，我的病好了！

望其面色荣润，痤疮全消，舌淡红，苔薄白，脉象和。二便调。其他无不适。患者已临床治愈。

泄泻、大便失禁

赵某，女，91 岁。2011 年 7 月 6 日来诊。

主症：腹泻频繁，大便失禁半年余，气短，乏力。苔白腻厚，齿痕明显，脉濡弱。

辨机诊断：泄泻、大便失禁。脾阳虚，寒湿困脾，中气不足。

患者舌苔白腻厚，便溏、腹泻，大便失禁，此为脾阳虚，寒湿困脾，导致中气不足，腹肌、肛门括约肌乏力而失于约束。

治法：温阳益气，健脾化湿止泻。

处方：理中汤合参苓白术散加减。

党参 10 克，茯苓 15 克，桔梗 5 克，扁豆 5 克，大枣 6 个，陈皮 10 克，山药 15 克，炙甘草 8 克，砂仁 5 克，薏苡仁 15 克，苍术 10 克，炒白术 12 克，神曲 20 克，干姜 7 克。7 剂，每日 1 剂，水煎服，早晚各服用 1 次。嘱其忌食所有的生冷寒凉饮食物，糯米及其制品。

1 周后随访，患者病情痊愈。再服原方 7 剂以巩固 1 周。

泄泻、高热

刘某，女，67 岁。长居大连市旅顺口区。

主症：2014 年 4 月 3 日子夜突发腹痛，腹泻，伴高热不退。患者因急症入院治疗，连续 3 日病情不解，体温始终在 39℃ 以上，畏寒，肢冷。患者无法来诊，遂通过电话向我问诊。

辨机诊断：泄泻、发热。畏寒，腹泻不止，是相火式微，不能温运脾土之象。脾土不升，失于运化，中气不足而下陷，故寒湿内盛，腹泻不止，又伤中气。中气即生命力。患者 3 日汤米未进，仅靠输液支持，病势危在旦夕。

我急忙告诉其女儿：此为太阴病之四逆汤证，预后不良，必须立刻停止输液【寒水凌心】！

治法：温阳益气，收伏相火，止泻退热。

处方：四逆汤。

炮附子 10 克（先煎 1 小时），干姜 10 克，炙甘草 20 克。3 剂，每日 1 剂，水煎服，早晚各服用 1 次。

【炮附子温肾助火，干姜暖脾土，化寒湿，炙甘草补中气，稳中极。使肾水得温，寒湿得化，脾土复升，相火得降，五脏气化圆运动复原，则热退泻止，生机重现。】

4 月 4 日上午我电话随访其女儿得知：患者服药后果然热退泻止。遂嘱糜粥自养，续服完余药即可。【彧彰敬告老年朋友，每年值此冬春交替时节，慎食瓜果、凉菜、生腌海鲜等生冷寒凉之品。喝热水，吃热饭即为养生之不二法门！】

【高血压病案】

高血压伴舌痛

李某，女，65 岁。2009 年 3 月 2 日初诊。

患者既往有高血压病史 10 余年，近日查血压为 160/90mmHg。最近 2 年她因舌头疼痛难忍而四处求医问药，但一直没有获得明显的疗效。她曾经看过的很多中医都说她是心火太盛，给予其清热泻火药口服，可是舌头疼痛反而加重。也有说她是阴虚火旺的，给她开滋阴降火的六味地黄汤亦无效。

经过仔细检查，发现她面色黄白，心口自觉冒冷气，身体畏寒明显，舌头边缘齿痕清晰，舌苔白，脉象沉缓，属于中医的心肾阳虚证。由于舌为心之窍，心阳不足，寒湿偏盛，故气血瘀滞于上焦头面舌窍局部，从而导致舌尖疼，血压高。

处方：附子理中丸。每次 1 丸，每日 3 次口服。温补心脾肾之阳，化寒湿，通气血。该丸既解决舌头疼痛，同时还能降血压。

谁知患者取药后，随即拿着药品说明书来找我说：这上面明明写着高血压者禁服，你怎么还给我开呢？我看着这张药品说明书一时哑然，这就是用典型的西医思维指导中药使用。中医用药是通过辨证、辨机为依据来使用的，而绝不是按照西医诊断的病名来使用的！

我回复她说：你尽管放心！我用这个药是有十分把握的，绝对不会对你的身体产生不良的影响。患者相信了我的话，遵医嘱回去服药了。

2 天后她又来到门诊，欣喜地告诉我说：从服药的第 2 天起，血压就降到 120/82mmHg 了，舌头疼痛也减轻了。我告诉她继续服药效果会更好。患者经过

10 日的服药治疗后，血压基本恢复正常，舌头的疼痛消失，心口也没有发凉的感觉了，达到了临床治愈的效果，患者感到十分满意！

这个病例充分证明，中药与方剂的应用，必须遵守中医学核心原理，而绝对不能机械地按照西医的诊断和思维去套用照搬。

痤疮，高血压

吕某，女，19 岁，武汉大学二年级学生，2011 年 7 月 31 日来诊。

主症：痤疮红色丘疹密布于颜面，面色油光可鉴【痰湿热体征】，头胀欲裂【胆火难降】，心烦欲吼【胆火扰心包经】，口渴多饮【阳明经热】，手心热重【心包经相火郁滞】，大便溏【湿滞肠腑】，舌根小凸【肾阴虚】，脉滑数有力【女子左脉滑数为阳明热盛，右脉滑数实为相火夹痰湿】。血压 130/80mmHg。

辨机诊断：胆经、心包经、胃经郁热夹痰湿，灼伤阴液。

处方：三黄泻心汤加减。

黄连 5 克，黄芩 10 克，焦栀子 10 克，龙骨、牡蛎各 25 克，天花粉 10 克，赤芍 10 克，干姜 7 克。5 剂，每日 1 剂，水煎 10 分钟，早晚各服用 1 次。嘱其忌食辛辣、煎炸、烧烤及热性饮食。

8 月 4 日二诊：查血压 116/85mmHg。痤疮大减，面色油光不见，伴头脑混沌，口渴轻，心烦好转，手心热减，每日下午困倦异常，思睡，但因为上英语课而不得寐，夜寐较晚，舌根小凸，脉滑。

血压已复原，胆经、心包经、阳明经郁火减轻，肾阴不足。

处方：黄连 3 克，黄芩 7 克，焦栀子 7 克，龙骨、牡蛎各 30 克，天花粉 10 克，赤芍 10 克，生地黄 5 克。4 剂，每日 1 剂，水煎 10 分钟口服，早晚各服 1 次。1 周后患者反馈，诸症痊愈。

【此证病因为水土不适：大连常年凉爽多风，居民多食海鲜，而武汉湿热难耐，地气偏于升发、湿滞。若饮食油腻辛辣，则易滋生痰火，气血升多降少，故血压偏高，心胆火炽。方用三黄，因便溏而去大黄加焦栀子，引热从小便出。口渴多饮加天花粉滋阴清热止渴。赤芍柔肝，收伏相火。因此此证痊愈是指日可待之事！】

高血压 3 年（疲劳综合征）

柳某，男，33 岁，白领。2011 年 7 月 21 日来诊。

患者面色暗黄【脾肾两虚】，双目神光不足【肝肾精气弱】，自诉身体甚感疲劳，步行时右膝常酸软欲跌【左气右血，肝肾精血不足，筋骨酸软】；指甲根部肤色暗黑【气血亏】，汗多懒动【气虚不固津液】；纳佳；舌有齿痕【脾虚湿重】，舌根凸起【肾精亏虚】，脉象左尺紧、右尺若无【肾气虚】。查血压 143/92mmHg。

辨机诊断：肝肾精血不足，阴阳两亏。询之常常熬夜达旦，数月不休，精血耗伤太过，阴损及阳。

治法：脾肾阴阳双补。

处方：附桂八味汤加肾四味。

熟地黄 25 克，山茱萸 20 克，山药 20 克，泽泻 10 克，茯苓 10 克，牡丹皮 10 克，炮附子 20 克（先煎 2 小时），肉桂 3 克，淫羊藿 10 克，补骨脂 15 克，菟丝子 25 克，沙苑子 25 克，枸杞子 15 克，绞股蓝 25 克，党参 50 克，白术 15 克，丹参 20 克，杜仲 15 克，金毛狗脊 15 克，紫石英 30 克，磁石 30 克，生龙骨、生牡蛎各 30 克。7 剂，每日 1 剂，水煎服，早中晚分 3 次口服。嘱其忌食生冷、辛辣、煎炸之品，以及牛奶，戒烟酒，少喝茶。

2011 年 7 月 28 日二诊：精神体力好转，纳佳，汗多，舌有齿痕，脉滑。查其血压为 139/90mmHg。

【辨机、治法准确。脉滑而汗多，为相火偏盛之象。】

处方：一诊方去附子、肉桂，加知母 7 克，黄柏 7 克，7 剂，水煎服。

2011 年 8 月 4 日三诊：神色、体力均基本复原，汗出仍多，舌齿痕浅，脉象右滑大，左弦滑。查其血压为 130/80mmHg。

处方：二诊方去金毛狗脊，7 剂，水煎服。嘱其此方服完即可停药，平素注意膳食清淡，慎起居，节房事，可保康健。1 年后随访未复发。

高血压三级，颈动脉粥样硬化，高脂血症，脂肪肝，焦虑症

隋女士，53 岁，2024 年 5 月 22 日来诊。她在大连医科大学附属第二医院住院，被诊断为高血压三级，颈动脉粥样硬化，高脂血症，脂肪肝，焦虑症。

主症：心悸，手抖，失眠，盗汗。恶心欲吐，全身难受，每天用手掐身体后感觉舒服一些。48 岁绝经。大便时溏。舌大厚，偏暗，苔白腻，右脉关涩滑濡，左脉滑，略涩，大。

辨机诊断：胸痹。脾虚土湿，相火难降，心肾不交。

治法：健脾祛湿，温阳潜阳，交通心肾。

处方：异功散合附子理中汤、佩兰，温脾肾，祛湿化浊，黄柏、桑叶，栀子豉汤清降相火，丹参化瘀通脉，龙眼肉养血安神，龙骨、牡蛎安神定志。具体方

药如下。

苍术 25 克，党参 20 克，刺五加 50 克，茯苓皮 30 克，关黄柏 9 克，陈皮 20 克，厚朴 30 克，炒神曲 12 克，炙甘草 10 克，丹参 15 克，生龙骨 30 克，生牡蛎 30 克，炮附子 15 克（先煎 2 小时），干姜 12 克，龙眼肉 20 克，桑叶 30 克，炒栀子 15 克，淡豆豉 30 克，佩兰 15 克。7 剂，每日 1 剂，水煎服，每日服用 3 次。

2024 年 5 月 29 日上午复诊：患者喜笑颜开，眉飞色舞。望闻问切后，发现患者之前的诸般不适明显改善，怪不得心情如此愉悦。原方微调后又予以 7 剂中药进行调治。10 日后患者打电话向我反馈，诸症已除，身心俱安。

【眩晕病案】

眩晕症，冠心病，颈椎病

李女士，69 岁，长居大连市。因注射第三针抗病毒疫苗后感觉身体不适，于 2023 年 1 月 16 日来诊。

主症：头晕欲倒，胸闷，气短，恶心，右胁痛时作。面色晦暗。右脉沉浊关滑，左脉浊弱。舌底络瘀。

辨机诊断：心，其华在面，开窍于舌。面色晦暗，舌底络瘀，证明心血瘀滞。胆经、胆腑居于右胁，胆木郁滞，横逆犯胃，故恶心，右胁痛。左脉浊弱为中气不足，不能升清气，加上血瘀阻络，导致脑部供血不畅而头晕严重。右脉沉浊、关滑，为阳明腑痰湿宿便郁滞之象【女性脉象为左气右血，左为肺脾命，右为心肝肾】。

治法：疏木通腑，益气化瘀。

处方：柴胡 15 克，酒大黄 10 克，炒枳实 15 克，黄芩 10 克，白酒 20 毫升，地龙 9 克，水蛭 3 克，清半夏 15 克，赤芍 12 克，生姜 12 克，大枣 20 克，玄明粉 9 克（冲服），延胡索 9 克，川楝子 9 克，炒山楂 25 克，党参 25 克。7 剂，每日 1 剂，水煎服，早中晚各 1 次口服。

【方解】大柴胡汤合金铃子散疏降胆木，水蛭、地龙活血化瘀，党参大补中气，大黄、玄明粉、炒山楂清除阳明腑中积滞。

1 周后复诊：头晕明显减轻，其余症状好转。神色好转。舌红。右脉沉浊滑，左脉沉浊弱。【脉象是一种象，是医生手指下的主观感觉。这里的脉象浊是一种浑浊不清的感觉。现有的 28 种脉象里不包括浊脉特征，我个人体悟，浊脉反映的是机体湿浊较重。】

处方：柴胡 15 克，酒大黄 10 克，炒枳实 15 克，黄芩 10 克，白酒 20 毫升，地龙 9 克，水蛭 3 克，清半夏 15 克，陈皮 10 克，白芍 12 克，生姜 12 克，大枣 20 克，玄明粉 9 克（冲服），延胡索 9 克，川楝子 9 克，炒山楂 25 克，党参 20 克。7 剂，每日 1 剂，水煎服，早晚各 1 次口服。

半月后随访，一切恢复正常。

眩晕重症伴头痛

于某，男，49 岁。2021 年 9 月 2 日来诊。

主症：坐位时右半侧头皮麻木、太阳穴痛，朝右侧卧则眩晕、天旋地转，恶心轻，发作 1 周。大便溏、黏腻。脾气急躁。吸烟嗜酒。舌面裂纹多、滑腻，右脉弦涩平，左脉弦细沉。

辨机诊断：此案之眩晕、头痛病在太阳经、阳明经、少阳经。左脉沉、弦细，水虚木郁，肾水偏弱，肝木郁；右脉弦涩平，木郁乘土，肝郁脾虚，便溏；由此可见患者内有太阴、少阴不足，今复加外感风寒湿袭表，导致三阳经气瘀滞，郁热上犯头窍。

治法：温脾阳，化痰湿，降相火，疏风发表，息风定眩。

处方：葛根汤、半夏白术天麻汤、封髓丹、川芎茶调散合方加减。

葛根 120 克，威灵仙 15 克，关黄柏 15 克，砂仁 9 克，炙甘草 9 克，龟甲 12 克，烫骨碎补 25 克，清半夏 15 克，茯苓 30 克，玉竹 20 克，天麻 15 克，川芎 30 克，羌活 12 克，干姜 12 克，苍术 15 克，片姜黄 25 克，生地黄 30 克，大枣 25 克，生姜 15 克。1 剂，水煎服，早中晚各 1 次口服。

【方解】重用葛根 120 克，升清降浊，解痉通脉，加生姜、大枣、威灵仙、川芎、羌活，疏解太阳经、阳明经、少阳经风寒湿邪；半夏白术天麻汤健脾祛湿、化痰息风定眩；封髓丹收潜相火，生地黄滋补肾水，紧扣病机，故效如桴鼓。

电话随访，患者就诊当天晚上，服用 1 次中药汤剂，晕停痛止。

妇科病

不孕症 8 年

赵某，女，34 岁。2009 年 10 月 15 日来诊。

患者已结婚 8 年，夫妻生活正常，从未采取过避孕措施，但一直未怀孕。经西医相关检查结果显示，左侧输卵管轻微粘连狭窄，其余未见异常。

主症：腰酸，腰痛，月经连续 3 个周期提前 10 余日，且经期过长，10 日方净，伴心烦，口渴，畏寒。舌质红，苔薄，脉弦细。

辨机诊断：这位患者结婚 8 年未孕，未采取避孕措施，诊断自然就是不孕症了。一般不孕症的女性，月经周期与经期基本上是不正常的。同时要记住，诊治不孕症或者不育症，中医讲究男女双方同时来诊，同步进行诊治，才能收到最佳的疗效。

这位患者心烦，口渴，舌红，脉弦细均为阴虚之象；腰为肾之府，肾藏精，主生殖功能，且精血同源，所以腰失所养而见腰酸、腰痛。精血亏虚，失于煦养，故受精卵无法正常着床生发，故而不孕。正因为精血不足，虚火灼伤脉络，所以引起月经提前，经期过长；畏寒既是阳虚表现，亦是精血亏虚表现，根据阴阳互根互化的原理，阴虚亦会导致阳虚，因此在治法上，既要滋阴养血，又要温经止血。

治法：温灸（神阙穴、气海穴、关元穴、命门穴、腰阳关穴）＋中药经方养血暖宫，温通冲任二脉。

处方：胶艾四物汤合固冲汤加减。

当归 10 克，白芍 20 克，川芎 10 克，生地黄 20 克，茜草 20 克，海螵蛸 20 克（捣碎），阿胶 10 克（烊化），炮姜 7 克，川续断 15 克，牡丹皮 7 克，地榆 10 克。7 剂，每日 1 剂，水煎服，早晚各口服 1 次。嘱其忌食生冷寒凉滋腻之品。

10 月 23 日二诊：患者自诉服上方 3 日后月经干净。

现症：腰部左右交替酸痛，伴畏寒，口渴；舌质淡红，舌底血络青紫，苔白，脉弦。

辨机诊断：肾精不足，阴阳两虚，瘀血阻络。

治法：补肾养精，温阳化瘀。

处方：当归 15 克，白芍 20 克，牡丹皮 15 克，炮姜 20 克，鹿角胶 10 克（烊化），炮附子 10 克（先煎 1 小时），桂枝 15 克，川续断 20 克，茜草 20 克，茯苓 20 克，生地黄、熟地黄各 15 克，巴戟天 25 克，菟丝子 30 克，沙苑子 30 克，枸杞子 25 克。7 剂，每日 1 剂，水煎服，早晚各 1 次口服。嘱其忌食生冷寒凉滋腻之品。

方中以地黄、巴戟天、菟丝子、沙苑子、枸杞子、白芍补养肾精，炮附子、桂枝、炮姜温阳通络，鹿角胶为血肉有情之品，温养精血最佳。当归补血活血，牡丹皮、茜草化瘀血而不伤血，茯苓健脾渗湿以防血瘀停饮。大家可以看到，二诊处方增加了熟地黄、巴戟天、菟丝子、沙苑子、枸杞子、鹿角胶等大量温养精血中药，完好地补益、提升了机体冲任督脉的精气，恢复了卵巢、胞宫孕育卵子与受精卵着床发育的先天、后天条件。

11 月 10 日患者来电话报喜：11 月 2 日早晨忽觉恶心欲呕，未予以理睬，随后 3 日均出现此现象，经家人提醒，自购测早孕试纸检测，出现阳性反应，随后前往医院妇产科检查，确定为正常怀孕。患者妊娠期继续采用中药保胎护佑体质，后正常分娩一男婴。

崩漏危证

崩漏，西医称之为子宫功能性出血或者经期过长，是妇科常见病。

2002 年 4 月，住在大连市胜利桥民乐社区的董女士，40 岁，因为月经血量特别大，血块多，西医确诊为子宫功能性出血，注射止血药无效，反而出血量更大，妇幼保健院医师建议她进行子宫切除术。

由于她经济特别困难，文化水平又低，无法支付手术住院费用，也可能没有充分意识到此病的危险性和严重性，竟然误打误撞地来到我的专家门诊求诊。

她当时说话有气无力，面色发青，嘴唇发白，身体严重虚弱，摇摇欲倒。她到中医这里看这种病，我是很诧异的。因为现在的中医，已经基本遇不到这类急重危的患者了。

问诊：月经出血 16 日，近 2 日出血特别多，是在妇产医院注射止血敏和服用了宫血停胶囊之后才出现的大出血。月经血色暗黑，大血块多，似乎止不住一样。

望诊：舌质紫暗，上面布满大大小小的青紫色瘀斑。

辨机诊断：此崩漏危症的病机是典型的瘀血型出血证。中医学在解释出血的机制时特别强调，这种瘀血型出血是由于体内原有瘀血阻碍经络气血循行，导致血液不循常道而溢出脉外出血。如果给予单纯的止血药会造成瘀血程度加重而出血难止。董女士即是如此。

治法：化瘀通脉止血。

处方：桃红四物汤。

桃仁 15 克，红花 10 克，当归 15 克，赤芍 15 克，生地黄 15 克，川芎 15 克。3 剂，每日 1 剂，水煎服，早晚各 1 次口服。

3 日后复诊，月经出血已经完全干净，人也有了一点精神，看患者的面色与舌色都有所改善，略微红润一些。

处方：参芪四物汤益气生血。

红参 10 克，黄芪 25 克，当归 15 克，川芎 10 克，白芍 15 克，熟地黄 20 克。7 剂，每日 1 剂，水煎服，早晚各服用 1 次。

1 周后复诊，身体已康复，舌色、面色已无瘀点和紫暗，红润光泽。嘱其避寒保暖，愉悦心情，服用人参归脾丸 2 周以善后。

痛经 18 年

痛经是妇科常见病，但也是令患者非常痛苦的一种顽疾。痛经发作严重时患者捧腹屈膝，翻滚嚎哭，令人不忍猝闻。

2006 年 6 月 5 日，大连市星海社区卫生中心的化验师王大夫带女儿陈某来诊。

陈某，女，32 岁，结婚 6 年，从事文职工作。她从 14 岁月经初潮时至今 18 年，痛经一直不愈，曾多方求治未果。现今每逢月经来潮，必然腰腹痛如刀绞，翻滚于床榻，四肢冰凉，大汗淋漓，4～5 日方缓解。

望其面色白晦无泽，手足常年发凉，大便不畅，舌质淡，脉虚弦，属于肾阳虚，肝木郁，冲任二脉虚寒。冲为血海，任主胞胎，二脉皆起于胞宫，循行于少腹。血液、经脉皆是得温则行，得寒则凝，凝而不通则痛。

治法：益气化瘀，温通冲任二脉。

处方：金匮要略温经汤加附子、穿山甲。

炮附子 15 克（先煎 2 小时），肉桂 10 克，吴茱萸 10 克，川芎 12 克，牡丹皮 12 克，赤芍 20 克，当归 12 克，姜半夏 10 克，炮姜 12 克，麦冬 15 克，红参 10 克，炙甘草 10 克，穿山甲 6 克（打碎），阿胶 10 克（烊化）。7 剂，每日 1 剂，水煎服，早中晚各服用 1 次。

【这里面一个至关重要的药物配伍就是穿山甲与阿胶，养精血，通经络，祛瘀血，止痹痛而不伤血。服药的时机也非常重要，就是在月经将来前 1 周时开始服，

时间 7～10 日。然后等下 1 个月经周期将至的前 1 周再服。】

陈某一共来诊 3 次，经过了 3 个月经周期的调治，共服药 21 剂痊愈，随访未再复发。

闭经

王某，女，37 岁。2010 年 5 月 14 日初诊。

患者自 2008 年 5 月做人流术后，月经量渐少。2008 年 11 月至今，月经未至。

主症：大腹便便，如孕 8 个月状【这是典型的寒湿蓄积之象，阳虚湿盛，即便可能会有郁热，也局限在局部小范围内】，伴畏寒，乏力，多梦，易醒，急躁易怒。患者平素酷爱甜食，不喜生冷。舌根部凸起，舌底血络青暗，脉弦。

辨机诊断：畏寒为阳虚之象。舌根凸起，是肾精不足，人流之后必伤肾精。精不化血，阴不敛阳，则烦躁易怒，多梦易醒。舌底络脉青暗，为瘀血指征，与人流术后恶露未排净有关。血瘀则水阻，故腹部经络不畅，水饮积聚则大腹便便，如怀胎 8 个月状。甘味入脾，嗜食甜食，为脾气虚引谷气自补表现。

治法：化瘀利水，健脾益气，温肾养精。

处方：当归芍药散合真武汤、少腹逐瘀汤加味。

当归 20 克，川芎 15 克，赤芍 30 克，茯苓 40 克，泽泻 20 克，炒白术 15 克，炮姜 15 克，炮附子 25 克（先煎 2 小时），小茴香 5 克，蒲黄 10 克，五灵脂 10 克，桃仁 15 克，红花 15 克，桂枝 5 克，怀牛膝 20 克，大腹皮 20 克，沙苑子 30 克，菟丝子 30 克，党参 30 克。7 剂，每日 1 剂，水煎服，早中晚分 3 次，饭后 1 小时服用。嘱其忌食生冷寒凉、甜腻、辛辣、油腻饮食。

服上方后，前 3 日患者自觉咽喉渐痛，直至不可忍受，接连两日来电话反映病情，怀疑是感冒引发，要求输液或者服用抗生素治疗。我耐心解释：此为服中药后的好转反应，说明她的体内，足少阴肾经有寒邪，服用中药温补脾肾，肾气渐充，沿肾经、经咽喉祛邪外出。只要坚持服药，疼痛很快就会消失。患者闻言勉强答应继续服药。

5 月 19 日下午患者在打给我的电话中喜不自禁说：月经已至，血量较以往大，经血排出顺畅。经血一下，难忍之咽痛立刻大减。

5 月 25 日二诊：患者腹围明显缩小【瘀血得化，水湿得以排出】，体形略瘦。恶热【阴血不足之虚热】，时咳，咽部微痛，伴多梦。大便不畅。烦躁易怒【虚火扰神】。同时还感觉吃甜食已无之前的美味口感【脾气虚明显改善】。舌苔白腻【痰湿盛】，脉弦滑【气郁痰阻】。

辨机诊断：阴虚、痰热。

处方：黄柏5克，黄芩7克，生地黄15克，菟丝子25克，生龙骨、生牡蛎各30克，牡丹皮10克，赤芍20克，茜草15克，陈皮10克，姜半夏15克，茯苓20克，薏苡仁25克，泽泻30克，蒲黄10克，五灵脂10克，桃仁10克，桔梗10克，前胡10克，枇杷叶15克。7剂，水煎服，早晚各口服1次。忌口同前。

6月2日三诊：诸症已愈。患者气色红润，腹围大减，心情轻松愉悦，饮食、睡眠、二便正常。嘱其饮食清淡，定时起居，每日锻炼（步行1小时）以善后。

疑难崩漏证

李某，女，40岁。长居大连经济开发区。2013年2月19日来诊。

患者从30岁起月经经期过长，直至崩漏，屡经中西名医诊治，遍尝偏方、成药无效，无奈之下多次进行刮宫治疗以止血，患者及家人备受折磨，痛苦不堪。2年前曾经我手治愈过1次。

此次来诊又因经血不止，血量过大，身体难支2个月，属于中医妇科的崩漏病。

患者体形肥壮高大，虽漏下经血较长时间，但除脉象偏芤外，面色、舌象均正常。

辨机诊断：考虑到患者失血时间较长，出血量较多，血块明显，同时伴纳少，便干，乏力，脉涩等脾虚血瘀之象。

治法：健脾益气，化瘀止血。

处方：首选张锡纯安冲汤加减。

黄芪、党参、白术、甘草、川续断、茜草、海螵蛸、血余炭、当归、阿胶，益气补血止血。5剂药服后，经血未止反增。又换归脾汤加味，仍无效。

我静下心来仔细考虑，反复斟酌，患者病机的根本是瘀血阻络，血溢脉外，此为前因，而气血亏虚，体力难支则为后果。治病首要还需以祛除病机根源为关键。故决定选择简单精炼的小方，也是千古名方四物汤加味：

当归10克，赤芍10克，川芎6克，熟地黄12克，茜草10克，海螵蛸12克。3剂，每日1剂，水煎服，早晚各1次口服。

患者服后经血渐止。又予以原方5剂进一步补血化瘀以巩固疗效。后期连续观察2个月，月经均能正常来止，临床告愈。

【通过此例病案举一反三，中医治病的疗效，关键仍取决于认证、选方、用药上。一定要识准病机，选择的方药必须紧扣病机，方能从本论治，立起沉疴。

四物汤是中医经典方剂，它既是补血的常用方，也是调经的基本方。最早见于晚唐蔺道人著的《仙授理伤续断秘方》，用于外伤化瘀止痛。后来被收载于宋代《太平惠民和剂局方》，该书首先记载将四物汤用于妇产科疾病。之后在宋代《卫生家宝产科备要·产后方》、明代《医方考·调经用四物汤》、清初《济阴纲目·调经门》等医学书籍中均有记载和评说。四物汤被后世医家称为"妇科第一方"，为"血证立法"，"调理一切血证是其所长"及"妇女之圣药"等，诚不我欺也。】

右胸撕裂样疼痛及围绝经期综合征

胡某，女，55 岁，2015 年 6 月 14 日，经人介绍特意从山东龙口来大连汉唐中医求诊。

主症：心悸，潮热，汗出；头皮麻木；咽干痒、异物感；焦虑紧张；右侧肩部至胸至腋下撕裂样疼痛。口腔溃疡频发；失眠；腰沉、酸痛；大便黏溏。

西医诊断为围绝经期综合征，抑郁、焦虑症，慢性咽炎。

查舌底络脉瘀青，舌根凸起，苔白，双侧尺脉沉弦。

辨机诊断：柔痉，腰痛。肾精亏虚，寒湿困脾。

治法：辛温通络，温补脾肾，祛寒除湿。

处方：桂枝加葛根汤合甘姜苓术汤加肾四味。

桂枝 15 克，白芍 30 克，炙甘草 12 克，生姜 12 克，大枣 25 克，葛根 30 克，干姜 7 克，茯苓 15 克，炒白术 15 克，补骨脂 15 克，淫羊藿 15 克，菟丝子 15 克，枸杞子 15 克。7 剂，每日 1 剂，水煎服，早晚各服用 1 次。

6 月 21 日二诊：腰痛消失，右胸部撕裂样疼痛有好转，仍阵汗出，心悸，焦虑，口腔溃疡，脉左寸沉弱、尺沉弦。

辨机诊断：肾水不足，肝木难升，胆火难降。

处方：桂枝汤合金匮肾气汤。

桂枝 5 克，白芍 15 克，炙甘草 10 克，生姜 10 克，大枣 15 克，炮附子 5 克（先煎 1 小时），生地黄 30 克，山茱萸 15 克，山药 15 克，牡丹皮 12 克，茯苓 12 克，泽泻 10 克。7 剂，每日 1 剂，水煎服，早晚各服用 1 次。

我考虑患者颈背部太阳经筋部位僵硬压痛明显，颈椎、胸椎、腰椎触诊有偏移错位，应该是右胸及腋下撕裂样疼痛之根源，故配合手法点穴整脊。

做手法时，患者颈背部肌肉筋膜紧张，第 7 颈椎明显向左旋转移位，但是手法撼之不动。对右胸与腋下撕裂样疼痛未能达到明显改善，后来患者在右侧颈背部贴祛风湿膏药数帖，疼痛大减。

6月27日三诊：患者口腔溃疡痊愈。右胸及腋下撕裂样疼痛较轻微；潮热汗出、心悸、焦虑均有好转；苔白，舌边齿痕，为土湿木陷水亏。触诊颈背部仍然僵硬压痛，患者自诉有整个不通气的感觉，身体是绷着的。

因为她要立刻回山东，再来大连不易，加上今天我有时间，于是在开方桂枝汤合六味地黄汤基础上，予以针刀沿足太阳膀胱经一线松解浅筋膜，对颈椎第6、第7节棘突左侧绷紧压痛处重点松解，并且出针后进行拔罐祛瘀，最后采用手法整脊。只听"咔咔咔"数声响起，矫正颈椎、胸椎、腰椎的手法非常到位，畅快淋漓！

有意思的是，在针刺足太阳膀胱经循行部位的过程中，我刚刚扎完左侧，患者抬头说：大夫，虽然有点疼，可是我感觉后背通气儿了。

患者的感觉是最准确的！我对她说：你的太阳经完全打开了，而且脊椎督脉也完全整复到位。加上这7剂中药吃完，病情应该就会痊愈。

1周后我进行电话随访，患者感觉诸症基本消失，颈项、肩背部轻松舒适，再无不适症状。我嘱咐她一定要避寒保暖，忌食生冷寒凉饮食物，每天练习八段锦，双臂前后左右甩动，促进颈肩背部筋膜得以舒张松弛，保证经脉气血流畅，使之不再复发。

保和丸治疗经漏不止

姜女士，51岁，2015年7月10日来诊。

患者此次的月经淋漓不尽已1个月。诊脉右关大、实【右关脉对应肝胆经，**脏虚而腑实。此处脉实，应当是胆经实邪壅滞之象。胆经有湿热必然犯胃，导致胃气难降**】，苔黄厚腻，有口臭。

辨机诊断：6、7月份大气暑热，湿气偏盛。太阴湿土寄于四季之末各18日。患者于6月中旬发病至今，正值土气当令。右脉关部大、实，苔黄厚腻，说明胆胃湿热，痰食积滞，胃气不降，脾气难升，不能固摄血液，故经血不收。

治法：消食导滞，清胆降胃。

处方：保和丸，每日3次服用。3日后患者月经量大减，6日后患者月经干净。

痤疮、痛经、生长迟缓

李某，女，16岁，因痛经严重于2015年2月来诊。

主症：月经周期不规律，经前数日即出现乳胀，小腹剧痛伴凉感，疼痛难以忍受。经血色暗而少。面部及背部痤疮严重。时有头痛，头晕，嗜睡。其母亲特别提出：孩子身高近2年几乎未长，在班级里最矮，担心患者将来个头太矮影响其前程与婚嫁，请求医师施以妙法以解决之！

辨机诊断：面部、背部属太阳、阳明经循行部位，乳腺、少腹属阳明、厥阴循行部位。此女恶寒，此为太阳经、阳明经外感寒邪之象。太阳经、阳明经气机郁滞，玄府（汗毛孔）郁闭化热而生痤疮。

经来小腹剧痛伴凉，为足厥阴肝经阳气郁遏，故痛经剧烈，且肝主生发，今血虚寒遏，生机被蒙，故身体生长受限。

处方：乌梅丸（厥阴经寒热夹杂）合当归四逆汤（血虚寒凝厥阴经）、葛根汤（太阳、阳明表证）、小柴胡汤（少阳表证）等加减化裁。

乌梅25克，细辛5克（煎时打开药罐盖子），肉桂10克，黄连7克，黄芩10克，黄柏10克，当归12克，花椒5克，干姜10克，党参12克，炮附子10克（先煎1小时），赤芍15克，炙甘草7克，生姜10克，大枣15克，木通6克，柴胡12克，蒲公英6克，紫花地丁6克。7剂，水煎服，每日服用3次。

此方加减调治2个月，患者痛经与痤疮痊愈，头痛、头晕、嗜睡等症状均告愈。尤其令人欣喜的是，此女身高增长了3厘米多。家长要求进一步增长身高，当前正值立春节气，对应自然界之厥阴风木之气，阳气初升，正是万物萌发生机的时节，我予以益肾培土疏木之方药，促其生发条达，进一步助其健康发育生长。

五苓散治疗产后抑郁症

钱某，女，31岁，长居大连市。2017年1月18日来诊（患者目前处于哺乳期）。

主症：抑郁，烦怒；失眠；乳汁偏少；腰痛。舌苔白腻、水湿，脉弦数。

辨机诊断：痰饮内停，相火难降，肾精不足。

处方：五苓散加地黄、黄精、枸杞子、当归。

茯苓15克，猪苓12克，炒白术12克，泽泻25克，桂枝10克，生地黄25克，黄精15克，枸杞子20克，当归15克。7剂，每日1剂，水煎服，早晚各服用1次。

一周后复诊，诸症已消。

【按语】所谓的疑难病抑郁症，只要抓准病机，方药应机，则疗效确凿。本案治疗捷效的根本原因是既要看到痰饮，又要找到痰饮之源。通过问诊发现，患者被家属伺候，每日大量喝催乳汤、猪蹄汤、牛尾汤……终致脾失健运，痰饮内生，肝胆木郁，相火难降，肾气虚而膀胱气化不利。故要求患者立即停服各种汤饮，方药用五苓散调膀胱经腑气化，利水化饮；同时养血补肾填精，强腰膝，壮筋骨。痰饮去则肝胆疏泄，脾胃升降得复，肾水涵养肝木，精血化源充足，乳汁自然大增。精血充足，魂魄心神安定，自然睡眠沉酣，情志愉悦。

儿科病

气化学说在小儿病的临床应用举隅

气化即六气之变化，气化学说是中医学的核心理论之一，充分体现天人合一的中医学理念。阴阳化五行，五行御六气，六气变化繁杂，但仍有规律可循，六气对应六经，风寒暑湿燥火，对应三阴三阳，阳降阴升，一气周流。

黄元御先生的土枢四象理论，是对气化学说的精辟概括。我临证辨治小儿病，即以脾胃中气为枢机，紧抓小儿脏气清灵，脾胃稚嫩，易滞易积之生理病理特性，注重调理太阴、阳明气机升降，带动君相火降，肝脾升发，肾水敛藏。遣方用药注重升降相因，寒热并用，疏消兼施，临床治疗小儿过敏性鼻炎、腺样体肥大、哮喘等常见病疗效确切，今试举数例以说明之。

一、过敏性鼻炎

王某，男，3岁。2016年9月6日初诊。患儿立秋日起，频发鼻痒、眼痒，喷嚏、清涕交作，晚上鼻塞严重。望其体形瘦小，面色黄滞少泽，眼周、口周泛青，舌质暗红，苔白腻，脉浮数中弱。纳多易饥，嗜食水果酸奶，烦躁晚寐，大便干粗难解。

辨证：立秋节气，暑湿尚肆虐，金气初降。患儿面色黄滞，黄为土色，脾胃运化不周，木气郁滞，中气偏虚，故目口泛青，易饥多食。生冷瓜果，最伤脾胃阳气，久之饮食难化气血津液而生湿痰，痰湿中阻，肝脾难升，肺胃滞降。且胃气失于顺降，肠腑传导呆滞，阳明化燥蕴热，故大便干粗不畅。肺与大肠相表里，今浊热熏蒸，肺气难降。今逢立秋，北风初起，肺金当降难降，且一日之中，酉时对应阳明燥金，鼻窍气滞津阻而鼻塞重。眼痒、鼻痒是外寒郁而化热，相火难降而逆行之象。清涕多为肺津滞于鼻窍。

综上所述，此例小儿过敏性鼻炎的核心病机是中焦脾胃升降失和，胆胃难降，肝脾难升，肠腑郁热化燥，肺金肃降受阻。

治法：清降阳明，消导肠腑，补益中气，标本兼治。

处方：生石膏15克，玄参12克，菊花8克，淡豆豉8克，六神曲6克，黄豆15克，黑豆12克，陈皮5克，姜半夏8克，茯苓8克，杏仁3克，酒大黄2

克，紫苏子 10 克，白糖 12 克，乌梅 6 克。5 剂，水煎服，早晚各服用 1 次。

【方解】白虎汤合调胃承气汤，清降阳明，通腑消积，白糖替代甘草，补中气，降相火，避免甘草之横列，且调和口味。菊花应秋令，轻清走上，善清相火。黄豆、黑豆补土降相火。二陈汤理气化痰湿，以复中土枢机。淡豆豉、六神曲消食导滞通肠，兼宣肺疏表。杏仁、紫苏子降肺润肠。

5 剂显效，10 剂收功。

二、腺样体肥大

李某，女，4 岁，2017 年 7 月 19 日初诊。患儿经大连市儿童医院 X 线片确诊为腺样体肥大症。近 1 周来鼻塞，打鼾严重，夜半常常因呼吸憋闷而哭闹。好动，烦躁，口臭，厌食，大便黏，苔腻舌红，脉数沉弱。

来诊时间正值太阴湿土当令。大连地区雨水频繁，暑湿较盛。今见患儿舌苔白腻而舌质红，正是内热夹湿之象。口臭，厌食，是为阳明胃肠积食而失于顺降，脾土失于升运。土不生金，肺气偏弱，加之中焦湿蕴，肠腑积滞，蕴热上蒸，故肺金难降。

鼻为肺之窍。此暑湿当令之季，脾胃升降失和，肺金难降，夹湿郁热，津气停滞于鼻咽，黏膜及腺样体充血肿胀，鼻窍呼吸不利，故打鼾憋闷。

治法：清暑化湿，消食导滞，降胃升脾，宣通鼻窍。

处方：葛根 12 克，荷叶 6 克，小蓟 20 克，陈皮 5 克，清半夏 5 克，茯苓 7 克，炒栀子 7 克，牡丹皮 7 克，杏仁 5 克，薏苡仁 12 克，六神曲 7 克，鸡矢藤 20 克，莱菔子 5 克，连翘 7 克，玄参 12 克，炒麦芽 7 克，桃仁 2 克，红花 2 克，黄豆 15 克，白糖 12 克。5 剂，水煎服，早晚各服用 1 次。

【方解】保和汤加鸡矢藤、薏苡仁，降胃利湿，消食导滞，葛根、荷叶升发清阳，清解暑热，则浊降清升，肺金得养，凉降力增。更有黄豆、白糖补中降火。所谓中气（土）如轴，四维（木火金水）如轮，脾胃升降得复，中气得充，肺金凉降易行。小蓟、牡丹皮、玄参、栀子凉血活血，清解鼻窍郁热。桃仁宣降肺气，配红花，改善鼻咽血运。诸药共奏升清降肺，凉血祛瘀，促进腺样体消肿复原之功。

【腺样体又称咽扁桃体、增殖体，为一群淋巴组织，类似（上腭的）扁桃体，附着于鼻咽的顶壁和后壁交界处，两侧咽隐窝之间，相当于蝶骨体和枕骨底部。如果儿童时期受到感染，腺样体会肿大和发炎，也可能造成永久性的肥大。

腺样体肥大会妨碍鼻子呼吸，并影响鼻窦的排泄，而易患鼻窦炎，也会使欧氏管（otitis，由鼻咽头至中耳的通道）阻塞，而导致中耳感染疾病。长期打鼾会引发儿童牙床及下颌骨发育异常，进而导致腺样体面容。

西医对于腺样体肥大或腺样体受到感染的儿童，通常采用手术连同扁桃体割除。但是却会直接破坏鼻咽部的免疫防护功能，临床观察到手术只能局部或暂时缓解患儿呼吸困难的症状，远期疗效不理想，实属弊大于利的自残疗法。而我采用气化学说指导的中医辨证施治，疗效满意。】

三、哮喘

徐某，男，4岁。2016年4月12日初诊。患儿体胖，患咳嗽喘憋半个月，加重5日，咯白痰，黏稠，量多，有痰鸣音。嗜食水果、肉类、糕点。大便每2日一行，便质黏干。舌苔黄腻，脉滑数。

辨证：发病时间是清明前后，少阴君火当令，气主升发。患儿嗜食生冷瓜果，肥甘厚味，脾胃稚嫩，失于健运，酿生痰热，肺金难降而作喘。

治法：清热化痰平喘以治标，调整饮食结构数量，恢复脾胃健运以治本。

处方：泻白散、三子养亲汤加味。

桑白皮12克，地骨皮8克，薏苡仁15克，莱菔子6克，紫苏子9克，白芥子6克，款冬花6克，紫菀6克，桔梗4克。5剂，水煎服，早晚各服用1次。嘱其严格忌食生冷瓜果、凉菜、牛奶、酸奶、饮料、糕点、煎炸、烧烤、烘焙食物及油腻类。晚上6点半之后不吃任何食物。

连用10剂后，痰消喘平。又予以陈皮山药散益气健脾，扶正固本，以杜绝生痰之源。

陈皮15克，山药80克，姜半夏15克，茯苓15克，炒白术25克，玄参25克，黄芩15克，黄芪20克，鸡内金15克，枳壳15克。以上药味打粉，每次4克，每日2次冲服。随访至今未复发。

五苓散退热

徐某，男，5岁，2016年11月8日初诊。

主诉：发热，口渴，胃胀，舌质红，脉浮数。家长说近日患儿饮食杂乱，可能有积食。6日凌晨4点出现恶心，发热，嗜睡，醒来时头晕，服了1剂小柴胡汤，症状有所减轻，但还是头晕。

辨机诊断：按照《伤寒论》六经辨证法，发热、口渴属于阳明经气郁热，应给予白虎加人参汤清热生津。胃胀属于胃气不降，白虎汤可以清热降胃气。恶心、发热属于少阳病，采用小柴胡汤降胆经相火以降胃气。嗜睡、头晕属于痰湿蒙蔽清窍，应健脾利湿。脉浮为外邪在表，应开解太阳经气，采用桂枝汤。

实际上家长已经给患儿服用了小柴胡汤，疗效不理想。

那么在这种情况下，要探寻真正的病机，我们中医师务必牢记儿科病问诊中的重要一环：问小便。尿量多少，颜色黄浓还是清淡。尤其是患儿有口渴症状时，本应饮多溲多，此证却是尿少而清（次数少、尿量少），这就证明患儿的水液运化出了问题。

其实外感寒邪不仅会侵袭皮毛，也会侵袭太阳膀胱腑，导致膀胱经腑气化受阻，营卫失和而发热。同时影响脾主升清、胃主降浊的功能，引起胃胀、嗜睡、头晕等症。因此本案病机是太阳腑证之蓄水证，理应采用五苓散治疗。

《伤寒论》五苓散：茯苓9克、猪苓9克、白术9克、泽泻15克、桂枝6克，研细末，一次五克，热水冲服；主治：小便不利，消渴，微热，渴欲饮水，水入即吐。

患儿服用我门诊按照《伤寒论》原方配制的五苓散1剂后，当天下午即尿畅热退，神清症消。

水疝病

庞某，男，5岁。长居广西南宁市。通过微信问诊。

患儿右侧腹股沟邻近睾丸上方可见鹌鹑蛋大小凸起，于2024年7月6日在广西医科大学第一附属医院经彩超检查，诊断为右侧交通性鞘膜积液。纳少，挑食；便秘；晚上经常有不明原因的腿疼发作。入睡后头汗较多。早晨赖床。性格倔强。舌质暗，苔白。

小儿鞘膜积液是小儿泌尿外科常见病，中医学称为水疝。长期的慢性鞘膜积液导致张力大而对睾丸的血供与温度调节产生不利的影响，严重的可能引起睾丸萎缩，如果积液严重则会影响双侧睾丸，进而影响患儿成年后的生育功能。西医在药物治疗方面缺失，一般多采用外科手术治疗。

辨机诊断：发病部位在外阴部位，且与睾丸直接关联，属于足厥阴肝经所辖。肾主二阴，主生殖。肝肾经通于任脉。清代医家黄元御在其著作《四圣心源》中十分精要地阐述了水疝病的病机为"肾肝之邪，而实原于任脉。《素问·骨空论》：任脉为病，男子内结七疝，女子带下瘕聚。任者，诸阴之统任。少阴厥阴之气，总原于任脉。肾中阳秘，则冰消冻释，任中无固结之邪；肾中阳泄，水寒木郁，阴气凝滞，乃成疝瘕带下之疾。肾性蛰藏，肝性疏泄，水气旺则结而为疝瘕，木气旺则流而为带下，无二理也。任为阴而督为阳，男则督旺，女则任旺，故男子之疝气犹少，而女子之瘕带最多。"

治法：温水木之寒，散肾肝之结。

处方：茱萸泽泻乌头桂枝汤。

吴茱萸 9 克，泽泻 9 克，制川乌 9 克（先煎 2 小时），桂枝 9 克，白芍 9 克，甘草 6 克，生姜 3 片，大枣 4 枚。5 剂，每日 1 剂，水煎服，早晚各服用 1 次；药渣用布包热敷患处 1 小时。

【方解】吴茱萸温肝木，乌头温肝木肾水之寒，久煎去毒增效；桂枝疏木通阳，配伍白芍养阴，引吴茱萸、川乌、桂枝入任脉，散寒凝，通痼结。泽泻利水湿；姜、枣调和营卫；药渣热敷病位，内外同治。

5 日后，患儿家长向我反馈：效如桴鼓。水疝已消（见附图）。嘱其严格忌食任何生冷寒凉饮食物，以避免复发。

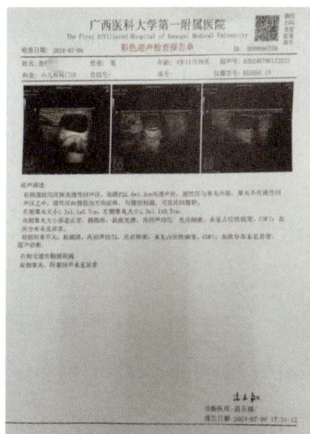

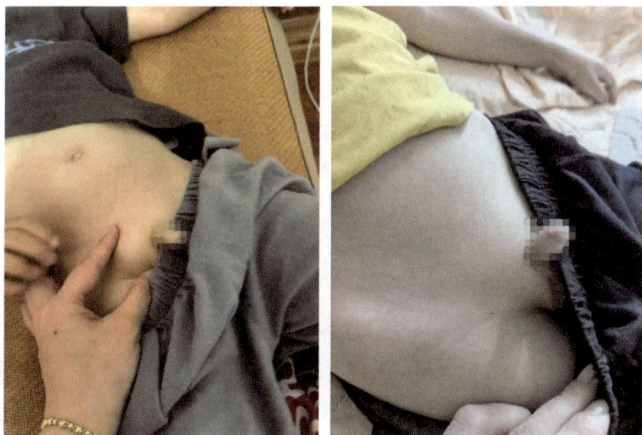

性早熟

2007 年 11 月 18 日，一位 8 岁的小男孩由家长带着来看病。他的身形明显小于同龄的孩子，下眼睑青暗，嘴唇上淡淡一圈微黑的绒毛。自诉前阴部位也长小黑毛了，这是男性第二性征发育的表现。

这种情况下一般都是由于小儿家长给孩子服用含有性激素的食品或者保健品。于是我仔细询问家长是否给他吃过雄蚕蛾、茧蛹、花粉、蜂王浆、海参、人参、西洋参等保健品？家长说：有段时间给他吃红参粉增强体质。另外她自己泡的西洋参水孩子也常常喝。这就揭开了孩子性早熟的秘密。

我上面谈到的雄蚕蛾、茧蛹、花粉、海参、人参、西洋参、蜂王浆等都含有植物或者动物的性激素，或可促进肾上腺素与性激素分泌，给小儿服用会直接导致性腺过早发育引起性早熟。有关资料里曾经报道过 3 岁幼女来月经即是如此。成年人长期服用此类食物或药物、保健品也容易引起早衰。

8 岁男童这类性早熟患儿不需要吃药治疗，只要停止错误的补养方式，身体很快就会恢复正常。

小儿高热 39.7℃，持续 2 日

谢某，男，16 个月，持续高热 39℃多已经 2 日了，吃布洛芬只能暂时降到 38.5℃，然后又上升。2010 年 7 月 7 日下午其母带他来就诊。

我当即给予其耳尖穴位刺血，出血 10 余滴【**汗血同源，刺血等同于人为发汗，达到泄热解表的效果**】，孩子当即吐出三大口黏痰，其中一口痰的量就把他母亲的手掌盖满了。随即出汗，热退。前后仅仅 10 余分钟，体温降到了 36.9℃。

大家想一想，一名 16 个月的孩子，体内蕴藏了如此之多的黏痰，里面藏有大量的细菌、病毒，仅仅靠抗生素、消炎药能够把它驱除吗？即便是几天后热退了，这么多的黏痰毒素阻碍，孩子怎能不发生咳喘？感冒症状怎能不反复发作？无论是支气管炎，还是肺炎，其病理机制均是如此。

今天早上家长来电话致谢：患儿回家后按照医嘱，进食清淡饮食，现在一切安好！

而在来诊之前，患儿家长频频给患儿喂食樱桃、肉食、三文鱼。这些膏粱厚味，成年人尚且难以充分消化吸收之，更何况感冒未愈的胃肠消化功能稚嫩的婴孩、儿童。因此希望家长们真正明白养护婴幼儿的基本原则是"三分饥和寒"，后者能使得孩子们更加健康地成长。

小儿反复高热

2010 年 9 月 1 日，余某，4 岁男孩来诊。因感冒咳喘，伴反复发热到 39.9℃。前后已采用了数种中西药物和治法：比如服用大青龙汤、泰诺林、银翘解毒汤，以及进行小儿推拿以退热，但是咳喘好转后，发热却是暂时退热后又复发，反反复复。

其家长之前多次带患儿接受西医诊疗，近期又数次带患儿接受中医诊疗，两相比较，现在对中医药的疗效十分信赖！因此患儿家长严格按照我的医嘱对患儿进行饮食忌口，同时采取相应的符合病机的治疗措施。

经过连续 10 余个小时的治疗，以及不断的电话沟通、反馈、印证，我最后认定该患儿持续发热的关键是 2 日未解大便，此时热邪已入阳明，与燥屎搏结，燥屎不除，热邪则无出路！于是让患儿家长自购大黄 10 克，枳壳 10 克，煮水服用，通便泄热，此乃中医著名的"釜底抽薪"的治法。

患儿服药后仍然未排大便，且高热不退，这种情况下很多临床医师容易陷入自我怀疑，认为病机判断不准，与方药不相符，进而再次改弦更张导致误治，所以特别考验医生的医术功底与学术自信。我的判断是大黄、枳壳 2 味中药清泻力较弱，未能撼动病邪根基，药力轻而病势重。于是我建议患儿家长配合使用开塞露在肛门给药，增强清泻大肠腑之力；随后患儿大便顺畅解出，正胜邪去，患儿当即汗出遍体，体温缓缓下降至正常。

9 月 2 日一起床，患儿胃口大开，吃了满满一碗稀粥。胃纳一开，否极泰来，正气得复，则预后良好。上午复诊：患儿双目暗红发痒，眼泪盈眶，同时略有咳嗽，这是风寒之邪（感冒病毒）在表的表现，我又给予宣肺止咳，祛风解表的荆防败毒散 2 剂以善后调治。

【通过这个病案我们应该明白，即便是外感风寒的感冒，其病情也是因人、因时而异的，治疗方法应该随机应变，不能固守成方，墨守成规，机械治疗！而且医患双方必须彼此信任，随时沟通，及时调整治疗方法，才能毕其功于一役。】

大叶性肺炎

华某，女，4 岁半。2010 年 11 月 10 日，因发热，咳嗽，被大连市儿童医院确诊为大叶性肺炎入院治疗。在住院治疗期间，医院连续使用了大量抗生素，如昂贵的进口药西力欣等，花费 1.5 万余元。11 月 21 日患儿仍未出院，因咳喘症状加重，患儿家长经多方打听，带患儿来大连汉唐中医门诊求治。

望患儿面色垢黄无泽，内泛青色。家长诉其昨夜咳重喘鸣，痰如白沫，伴纳呆，今晨大便前干后稀，尿色如茶，舌苔小白，脉微紧。

辨机诊断：咳嗽。病机为寒饮犯肺，肝脾不和。

患儿面色泛青气，青为木之色，肝经气郁，有寒之象。面色垢，就像是脸洗不干净似的，这是胸腔痰饮的一个体征。加上患儿咳喘，痰鸣音明显，痰如白沫状，这是典型的痰饮咳喘表现，我们据此可以将病位确定在肺部。再结合脉微紧，亦属于木郁之象。

痰饮蕴肺，导致木郁，肝胆疏泄不利，必然影响脾胃经气的升降，导致健运失司而纳呆。脾胃失于健运，又会滋生痰饮。

大便前干后溏，干是有热，木郁相火亦郁；溏为湿盛，脾虚生湿。

判断患儿发热是否为病性发热，观察尿色是否偏黄是其中很关键的一步。此患儿尿色如茶，深黄色，说明内有郁热较重。我们在治疗肺部痰饮的时候，必然要加上清肺热的中药，那么一首温化痰饮，清降肺热的经方"小青龙加石膏汤"便跃然而出成为首选方剂。考虑到还有木郁，相火郁，加入四逆散疏木降肺。

治法：温化寒饮，疏肝降肺。

处方：小青龙加石膏汤合四逆散加减。

生石膏7克，桂枝2克，炙麻黄3克，赤芍7克，干姜3克，细辛3克，清半夏3克，炙甘草5克，五味子3克，柴胡3克，枳壳5克，焦三仙各7克，黑豆10克。3剂，每日1剂，水煎服，分3次口服。嘱其忌食生冷、甜腻、油炸、烧烤、腥恶之品。

11月24日上午复诊：咳喘已平，且面色润泽，纳佳，寐佳，二便正常，诸症皆消。

望其舌苔略白，脾胃运化欠佳，又予以异功散3剂，以调理善后。

【按语】此患儿先后经过西医、中医治疗，疗效对比悬殊，患儿花费的医疗费用亦存在天壤之别！由此可见，西医对于这类常见外感疾病，通过血液生化检查，胸片或CT检查进行诊断，采用发汗退热药，抗生素，扩张支气管药物，镇咳、止咳药物，糖皮质激素等治疗，容易耗伤胃气、肺气、元气、津液，导致闭门留寇，贻误病情，疾病预后不佳，变证纷纭。

而中医采用天然的药食同源的中药饮片，准确辨明病因病机，处方紧扣病机，治疗时间短，见效快捷，标本同治，使病情迅速好转直至痊愈，而且患儿体质更胜于往昔，充分体现了中医药治病简便廉验，标本同治的特点。

神经性尿频

崔某，男，9岁。2011年3月20日上午10时来诊。

主症：2010年10月突发神经性尿频，无论处于紧张、安坐、上课、进食、睡眠等何种状态，均会随时随地出现尿意，立即如厕，但尿量仅点滴而已。家长携子多方求医，检查化验拍片未见异常，病因始终不明，治疗未果。

望其眼睑、鼻翼、口唇四周颜色灰黄泛青，舌根两侧肾区舌肉凸起，肾精亏虚，脾肾阳虚指征显著。左脉关弦、尺部沉弱，右脉关、尺部弱。

辨机诊断：尿频。脾肾阳虚，营卫不和。从解剖角度分析病机，患儿腰椎、骶椎管控泌尿功能的中枢神经区域必有轻微错位或肌肉筋膜紧张，影响到泌尿神经功能失调。

治法：采用内外结合：内服汤药以温补脾肾精津，协调营卫气血，外治以手法整脊，矫正腰骶椎错位。

处方：桂枝加龙牡汤合理中汤、肾四味。

桂枝 10 克，白芍 10 克，炙甘草 10 克，生姜 10 克，大枣 25 克，生龙骨、生牡蛎各 25 克，炒白术 10 克，党参 15 克，干姜 5 克，补骨脂 12 克，菟丝子 12 克，淫羊藿 12 克，枸杞子 10 克。7 剂，每日 1 剂，水煎服，早晚各服用 1 次。嘱其忌食生冷寒凉饮食。

下午 4 点患儿母亲来电话惊喜不已地告诉我：上午做完整脊后，患儿 2 个多小时未出现尿频现象。其实这在我意料之中！我们中医师同样需要熟练掌握人体解剖学，并且学会针灸、推拿、整脊等技法，则临床诊断思路开阔，不拘于阴阳五行、脏腑、经络，起效更添胜算！

3 月 27 日复诊：患儿面色红润，尿频完全消失，排尿已恢复正常。舌脉之脾肾两亏体征亦消失。临床治愈。

小儿冬季游泳感冒

李某，男，4.5 岁。2012 年 1 月 14 日初诊。

患儿平素体弱，多次发作咳喘。近日咳喘方愈，其母带儿游泳，意图强身，谁知归家即现喘鸣音，患儿母亲遂匆匆带患儿来诊。

望其面黄无泽，脉濡。我告诫其家长，孩子很可能随时会发热，要做好思想准备。现在必须立即服药，同时必须懂得基本常识——正常人不宜在冬季游泳，体弱者更是如此！

辨机诊断：因水性寒凉，游泳时大量损耗机体阳气，患儿卫阳受损，营卫失和，寒痰内滞息道，故随时可能出现发热，咳喘。

治法：调和营卫，肃肺平喘。

处方：桂枝加杏仁厚朴汤。

桂枝 5 克，白芍 7 克，炙甘草 5 克，生姜 5 克，大枣 10 克，杏仁 5 克（捣碎），厚朴 7 克。2 剂，水煎服，嘱其家长服药后立即喂服热粥数口，覆被取汗，以微汗为度。

次日家长告知，患儿下午 4 点服药后即困倦入睡，今早 6 点方醒，患儿恢复正常。

小儿服用疫苗引发高热

隋某，男，4.5 岁，2012 年 1 月 15 日来诊。

患儿因服用预防小儿脊髓灰质炎病毒之糖丸，数小时后即发高热，体温 39.7℃，持续不退，伴恶寒，烦躁，头晕，苔白而斑驳，脉浮紧。

辨机诊断：外感风寒，表寒未解，部分入里化热之证，属于太阳、阳明同病。

处方：大青龙汤。

生石膏 50 克，麻黄 15 克，桂枝 7 克，炙甘草 5 克，杏仁 20 克，生姜 5 片，大枣 12 个，姜半夏 10 克，党参 15 克。水煎取汁 150 毫升，每次服 75 毫升，待汗出即停药。如不出汗，2 小时后再服之。

次日家长告诉我说：患儿服药第 1 次后，微微出汗，体温渐降至 38.8℃；2 小时后又服药 1 次，出汗增多，体温于 2 小时后降至 36.2℃。患儿完全按照医嘱吃熟热烂的素食，身体现已恢复正常。

过敏性紫癜

李某，男，7 岁。2012 年 7 月 11 日来诊。

6 月 24 日患儿在大量运动大汗淋漓之后，喝冰镇雪碧，吃烧烤，进食大量肉食。次日放学回家时，家长发现患儿小腿有少许红色皮疹。6 月 28 日腿部红疹渐增，大便带血，随即患儿住院治疗，被确诊为过敏性紫癜。对症治疗患儿数日，无效，患儿家长遂慕名带患儿求治于汉唐中医门诊。

患儿幼时囟门迟闭，先天肾气不足。平素恶寒，易汗，入寐时汗出较多。尿少而黄。嗜食肉类、海鲜、油炸食物、冷饮，厌恶吃青菜，不喜欢喝白开水，时有口臭。扁桃体易肿大，常服抗生素。小腿部位出现大片密集紫癜，双侧上肢紫癜散发，脐周及臀部有少许紫癜。大便每日数次，夹有稀黏泡沫。

辨机诊断：太阳、少阳、太阴合病。

人体在剧烈运动后，一方面体能消耗甚多，一方面心脏剧烈跳动而心火炽盛，肺热而燥，此时一旦快速饮入冰镇饮料，寒气入口、入喉、入胃。舌为心之窍，而且这一路冰寒水饮经过肺脏、心脏而下，犹如在炽热的心脏、肺脏上直接浇上冰水，导致冰伏而生郁火。

患儿平素嗜食肉类、海鲜、煎炸食物，碍脾生痰蕴热，痰热郁火导致胆经相火横逆，肝（木）不藏血而生紫癜；冰水伤败脾阳，大便稀黏；脾阳虚，脾不统血，亦会引发紫癜。扁桃体位于少阳经循行路径上，扁桃体肿大属于少阳经郁热。

恶寒、易汗为太阳经表证。

治法：开太阳，降少阳，补脾降胆，凉血止血。

处方：柴胡桂枝汤合乌梅三豆饮加味。

柴胡10克，黄芩5克，清半夏7克，桂枝3克，赤芍15克，炙甘草5克，生姜2片，大枣7枚，焦山楂15克，生龙骨、生牡蛎各25克，牡丹皮10克，紫草10克，黄豆、黑豆、绿豆各30克，乌梅25克，冰糖15克，丹参10克，郁金5克，茜草5克，白茅根7克，芦根7克，制附子5克（先煎1小时）。5剂，水煎服，每日服用2次。饮食要求以素为主，将过去不良饮食习惯全部改掉！

【小柴胡汤降胆木相火，桂枝加赤芍汤开太阳经，调和营卫，亦降相火。生龙骨、生牡蛎收潜相火。黄豆、黑豆、绿豆补脾土降胆火，乌梅、冰糖滋阴柔肝降胆火。牡丹皮、紫草、赤芍、郁金、丹参、茜草、白茅根、芦根凉血祛瘀，消除紫癜。制附子少量，以引火归元。】

服药1日，紫癜即渐消，腹痛渐作，说明少阳经郁火横逆乘脾——肠道，嘱其家长用白芍30克，甘草20克调和胆脾，收降相火，水煎服后腹痛消失，紫癜进一步好转，食欲改善，大便正常。

2012年7月18日复诊：小腿部位紫癜明显消退，大腿新起紫癜10余个，色艳红。现患儿自觉体热，恶寒消失。卫郁已解，荣气偏胜。尿量少，色黄，肝木气郁，疏泄不行。

处方：乌梅20克，绿豆25克，黑豆25克，牡丹皮10克，紫草15克，黄豆15克，冰糖20克，白茅根5克，蒲公英5克。5剂，水煎服，每日服用2次。

2012年7月24日三诊：患儿食欲旺盛，每2～3小时进餐1次【气虚表现】，无腹痛，寐佳，二便正常，小腿新发艳红色紫癜密集。此乃中气不足，乙木（肝气）不升，治宜补中气，降甲木（胆气），升乙木（肝气），化瘀滞。

处方：黄豆30克，乌梅15克，白糖15克，丹参10克，郁金5克，茜草7克，赤芍5克，姜黄5克，琥珀3克，蒲黄5克，牡丹皮2克。5剂，水煎服。每日以黄豆水代茶饮。

7月25日13：26患儿家长来电话说：今天孩子大便数次，量多，最后2次拉稀水便。我认为这是脾气充足，寒湿自排的表现，实乃佳象。

2012年7月29日四诊：臀部与下肢紫癜基本消退，只余零星数粒红疹。精神、饮食、睡眠、二便均正常。

患儿家长问可否带药回家继续治疗，我说：效不更方，按照三诊方回家后再服7剂药，如果所有症状消失，即可停药，饮食忌口仍需坚持1个月，以待身体彻底复原。

【按】过敏性紫癜属于外感病范畴，风邪伤卫，荣气偏胜。加之患者嗜食肉类、鱼、虾、蟹，饮料等膏粱厚味，脾土受损，内蕴痰热郁火，甲木不降，乙木不升，圆运动失衡，荣热外泄，紫癜顿生。治疗应降相火，清痰热，敛荣强卫，凉血消斑。

黄豆退热

2012年7月31日，一位家长带孩子来看哮喘时，很惊奇地问我：昨晚按照您电话里的嘱咐，我给孩子喝黄豆水退热，没想到很快就退热了！这是为什么？是心理作用吗？

这其中的医学原理何在呢？该患儿脾土虚弱，中气不足，而这两天大连地区有大风大雨雷电，自然界的木气出偏，人体的木气亦受扰而升降乖戾。一旦人体脾土弱，中气不足，则易导致相火不降引起发热，这时候只要补足中气，相火自降，发热乃退。

【附记：互联网指导高热患儿家长服用黄豆水退热一例：

该例为脾土虚中气不足，相火不降引起发热，用淡豆豉10粒，黄豆30粒，1碗水浓煎至30毫升，喂患儿服用。婴幼儿发病当以食疗为优，请勿给患儿轻易服用复杂的中西药物。中药店能买到淡豆豉。嘱其忌食生冷瓜果、牛奶、酸奶、肉蛋鱼等荤物。宜食米粥、菜糊。

大力水手和小一休：恳请您帮忙看一下：我的宝宝2岁，发热4日。前两天我宝宝的体温最高38℃，昨天及今天为39℃多，有时有汗，每日数次大便，有时半夜2次，大便呈不太稀的糊状，气味酸臭，放屁较多，伴见肚子疼，舌苔白腻，舌尖红。昨天我带宝宝看病，医师给宝宝开了小柴桂、蓝芩、利巴韦林，但无明显效果，宝宝反而出现发热更高的现象，请您给些建议，谢谢！（8月28日10：47来自iPad客户端）

大力水手和小一休：回复@大连汉唐中医：非常感谢您！我宝宝喝了1天黄豆水，宝宝现已不发热了。再次感谢！】

小儿阴茎湿疹

陶某，男，6岁半。2012年11月25日来诊。

主症：阴茎明显红肿，皮肤呈湿疹样改变，瘙痒较重1周余，伴纳呆，便溏。舌苔小腻，脉细弦。

辨机诊断：足厥阴肝经循络阴器，阴茎红肿、湿疹是为脾虚湿胜，下注肝经，郁而化热。瘙痒为木郁生风之象。脾虚失运，湿浊下注故纳呆，便溏。血虚肝郁故脉细弦。

治法：健脾燥湿，清利厥阴经湿热。

处方：小柴胡汤合四妙散加味。

柴胡 15 克，黄芩 7 克，姜半夏 7 克，党参 7 克，甘草 10 克，薏苡仁 40 克，黄柏 5 克，黄豆、黑豆、绿豆各 25 克，牡丹皮 10 克，紫草 15 克，白鲜皮 15 克，川牛膝 10 克，苍术 5 克，车前子 5 克，泽兰 5 克，桑枝 7 克，泽泻 5 克。3 剂，水煎服。每日 2 次口服。

【小柴胡汤疏泄肝胆经痰湿郁热；四妙散加车前子、泽兰、泽泻清利下焦湿热；三豆饮补脾土、降相火；桑枝通络祛湿；牡丹皮、紫草、白鲜皮凉血清热燥湿。】

11 月 27 日复诊：阴茎红肿消减九成，纳食好转，瘙痒已止。

效不更方，前方再进 2 剂。痊愈。

先天性巨结肠

2014 年 7 月，一名 3 个月大的男婴，因为持续发热 38℃以上，同时大便秘结难解，在大连市儿童医院住院诊断为：先天性巨结肠症可能性极大。每日输液抗生素、激素，冲洗结肠。治疗 10 余日未见效，患儿家长意见不一，患儿家长经亲友介绍来我处求诊。

望患儿神态自如，面色白皙，指纹停滞于风关，显然仅仅是外感寒邪在表的太阳证。患儿当时已无便秘。遂嘱患儿家长立刻停止西医治疗，此儿绝非巨结肠症。用中药治疗，患儿必定迅速痊愈。

患儿家长为夫妻二人同行，女方对西医已失望，欲试以中医药治疗。男方当时未置可否，仅言：回去商量，又问如果采用中医治疗，花费几何？我答曰：200元左右。男方点头而去。

次日晨，女方来电哭诉：家里意见不一。丈夫与婆婆认为并非西医无能，只是自家信心不够坚定，尚未坚持治疗到位，理应持之以恒。女方倾向于采用中医治疗试试，又担心中药有毒，且要求我保证一定治愈她的孩子，我婉言拒之。

一周后我突然收到患儿家长亲友发来的信息：在首都医科大学附属北京儿童医院检查判断患儿病情确实不是巨结肠症，也不是结肠炎，而是符合我接诊时辨机诊断。我治疗此小儿，必用葱白、豆豉、黄豆、黑豆、绿豆、白糖一类，以解表退热，同时以紫菀润肺降肺通便。至于这些中药的毒性多少，与抗生素、激素孰优孰劣，请读者自行决断。

小儿抽动症

薛某，男，6岁半。2018年7月8日来诊。

患儿患抽动症2年，频繁甩脖子，努嘴，眨眼睛，注意力难以集中，在北京、上海多处求医未效。畏寒，懒动。苔白湿，左脉濡弱，右脉弱，关郁。

辨机诊断：抽动症。病机为脾肾阳虚，心神失守，血虚木郁生风，兼阳明气滞。

一般来讲，甩脖子，努嘴，眨眼睛频繁，属于动风之象。我们需要思辨的是风从何来？是内因还是外因引起的？

此患儿畏寒，懒动，苔白湿，右脉弱，明显是脾肾阳虚，中焦土湿壅滞之象。左脉濡弱，肝肾阴虚，肝木生发不及，则阴血虚筋膜失养而生内风；肝木郁而气横逆犯脾，脾主肌肉，亦会扰动肌肉之平稳态而出现异常动作频发。肝木生发不及，心经君火偏弱，心神不宁，故注意力不集中。右脉关部郁是为足阳明胃经气滞之象，此时，我考虑到患儿发病症状均在颈项部以上，且见阳明经气郁滞之象，阳明经与眼睑、唇周、颈项部均有直接联络，治疗必须疏通阳明经气，使肾水恢复充盈，肝木条达，脾升胃降之健康态，才能息风止痉而复原。

治法：补肝肾，温脾肾，疏木健脾，宁心安神，通达阳明经气。

处方：参附龙牡汤、理中汤合葛根桂枝汤加减，标本同治。

红参5克，炮附子5克（先煎1小时），炙甘草10克，煅龙骨、煅牡蛎各20克，干姜5克，炒白术5克，葛根15克，桂枝6克，白芍10克，生姜6克，大枣15克，钩藤10克，山茱萸15克。7剂，水煎服，每日1剂，早晚各服用1次。嘱其忌食所有的生冷寒凉饮食物，以及辛辣、煎炸、烧烤、烘焙食物。

7日后复诊，抽动症好转九成，疗效显著。

原方续服7剂，随访2年未复发。

肿瘤病

宫颈癌

赵某，女，38岁，2010年1月15日来诊。

患者近日刚从大连市妇产医院被确诊为宫颈癌，心理压力极大，因畏惧手术、放疗、化疗，故转而向中医求治。数月前她曾经带孩子来看过慢性咳喘，仅1周即痊愈，至今未犯，因此格外信任中医。1周前她曾经为此病咨询过我，我给予了她肯定的答复，故她今日来诊。

望其面色晦黄，舌质前半部分瘀点较多，舌苔后半部分黄厚欠润，舌底血络青黑粗大。

月经周期一般提前5日，近2年来月经量渐少，每月中旬即见，直至经至方止。而上次月经是2009年12月24日至，持续10日不净，自行上栓剂（药名不详）后血止。2010年1月13日中午，阴道又排出黑色黏稠物少许。

患者近2至3个月来口苦口干，腰痛如折，睡眠每至凌晨三四点钟即醒，醒后再难以入寐。平素遇事容易紧张，心前区时有刺痛。手足冰凉，喜饮温水。步行较远则足跟痛，健忘，尿频。患者近2周来，突然食量大增，但每晚21：00左右即出现恶心欲呕，欲便感觉。

辨证：综合上述临床表现，辨证分析如下：

21：00【元气行至手少阳三焦经】口苦口干【少阳经郁热伤津】，恶心欲呕、欲便【少阳郁热侵扰阳明胃与大肠经气】。睡眠每至凌晨三四点钟【凌晨3：00—5：00元气行至手太阴肺经，卫阳之气凌晨3：00—9：00从内脏渐出而行于少阳三焦经、胆经】即醒，醒后再难以入寐【肺气虚而敛降不及，阳不入阴】，舌苔干黄，为胆经郁热之象。

心前区时有刺痛【手厥阴心包经血瘀】，乳房【足厥阴肝经、足阳明胃经气滞】胀痛拒按，舌质瘀点多，舌底血络青黑为瘀血证。腰痛如折，足跟痛，健忘，尿频，均为肾精不足，肾气不充所致。月经经期长，血色暗黑，亦为瘀血阻络，血液不循常道导致。精气不足，故食量大增以自补。

故此总的病机是——肾之阴精亏虚，胆经、三焦经郁热，少阳枢机不利，气血失衡，瘀血阻络。

治法：补肾益精，疏解少阳，祛瘀生新。

处方：制附子 30 克（先煎 2 小时），桂枝 10 克，熟地黄 20 克，巴戟天 30 克，沙苑子 30 克，补骨脂 30 克，枸杞子 30 克，川续断 25 克，金毛狗脊 25 克，生牡蛎 40 克，生龙骨 20 克，党参 30 克，柴胡 10 克，生姜 15 克，赤芍 25 克，黄芩 10 克，生半夏 15 克（先煎 2 小时），茯苓 20 克，怀牛膝 25 克，枳壳 10 克，青皮 5 克，木香 5 克，瓦楞子 30 克，当归 15 克，丹参 20 克，川芎 15 克，桃仁 15 克，炮姜 15 克，重楼 15 克，木通 10 克。7 剂，每日 1 剂，水煎服，每日 3 次，饭后 1 小时口服。嘱其忌食生冷寒凉、油腻油炸、腌渍、辛辣食品及发物。

同时用 1：5000 的高锰酸钾水冲洗阴道并自行上药——抗癌 3 号粉剂（雄黄、轻粉、黄柏、黄芪），连续 3 日，每日 1 次。

2010 年 1 月 22 日二诊：面色略显红活，舌质偏暗红，舌苔后半部分黄腻，舌底血络青暗程度减轻。患者于 1 月 15—17 日连续上抗癌药粉 3 次，2 次上药之后有膜状物排出。

近日月经又至，较正常月经周期提前 4 日，昨日经血量多，颜色鲜艳，腰痛大减，口苦及晚 21：00 的呕恶、欲便现象已无；尿频消失；乳房胀痛轻，仅从外侧向内侧挤压有痛感。寐佳。效不更方，前方续服 7 剂，忌口同前。

2010 年 1 月 29 日三诊：一般状态可，舌底血络青暗之象进一步好转，舌苔薄白腻，畏寒，手足凉。纳可。乳腺痛减，颈背腰部僵痛。大便每日 2 次，略稀溏。体力正常。

处方：制附子 25 克（先煎 2 小时），桂枝 10 克，赤芍 15 克，炙甘草 20 克，生半夏 15 克（先煎 2 小时），生姜 15 克，炮姜 20 克，大枣 4 个，柴胡 7 克，黄芩 10 克，枳壳 7 克，三棱 7 克，莪术 10 克，党参 30 克，白术 15 克，茯苓 25 克，陈皮 15 克，当归 15 克，丹参 15 克，菟丝子 30 克，沙苑子 30 克，巴戟天 30 克，补骨脂 25 克，金毛狗脊 25 克，重楼 15 克。7 剂，服法、忌口同前。抗癌 3 号粉剂再连续上药 3 日。

2010 年 2 月 5 日四诊：患者仍畏寒，手足凉。乳房压痛明显减轻。颈背腰部强痛减轻。皮肤干燥。饮水即尿，大便每日 1～2 次，头干后稀。舌苔后部白厚腻【下焦寒湿重】。此次阴道上药后，依然有些许膜状物排出。

处方：制附子 25 克（先煎 2 小时），桂枝 15 克，肉桂 10 克，苍术 10 克，山药 20 克，巴戟天 30 克，沙苑子 30 克，补骨脂 30 克，金毛狗脊 25 克，山茱萸 25 克，炮姜 20 克，柴胡 7 克，白芍 20 克，炙甘草 15 克，生半夏 15 克（先煎 2 小时），当归 15 克，川芎 25 克，细辛 10 克（煎时打开药罐盖子），木通 15 克，三棱 10 克，莪术 10 克，枳壳 10 克，党参 30 克，大枣 4 枚。7 剂，每日 1 剂，水煎服。忌口同前。并嘱其此次服药后如果身体感觉良好，可去大连市妇产医院再次复查宫颈，并把检查结果告速我。

2010 年 3 月 2 日上午，患者夫妻俩踏入诊室，欣喜之情溢于言表：刚刚从大连市妇产医院取最新检查报告单，特前来告知，一切正常，宫颈仅有轻微炎症。西医建议她继续上消炎栓剂，我则郑重叮嘱她切勿使用妇科抗炎栓剂，因其药性寒凉，而宫颈癌恰恰是由于寒凝血瘀化毒所致！患者只要注意生活起居、饮食避寒凉，讲卫生即可安然无恙。

有趣的是，这夫妻俩春节期间特意去某著名寺庙拜佛祈愿疾病早愈，寺内高僧告之不必担忧，有善人相助，必安然无恙云云。

【按语】中医的治癌思路应该是立足于整体，精辨阴阳、寒热、虚实、痰湿、水饮、瘀血，病灶所关联的经络，务求调和阴阳，扶正祛邪，以平为期！而切勿抱着机械对抗思维，整日想着获得某种神药以杀死癌细胞！

如果机体的新陈代谢正常，精气血旺盛，饮食、排泄、作息、情志正常有序，则癌瘤必无滋生立足之土壤！这就是我始终关注患者的整体功能状态良好与否，而将癌瘤的变化放在次要方面的原因。

食管癌初诊告捷

2015 年 4 月 11 日我受邀去大连市金州区第一医院会诊一七旬老妇，老妇患食管癌晚期，频繁呕吐蛋清样稀涎，汤水难下，不能进食。现患者依赖颈部点滴脂肪乳等维持生命。

诊脉弦细浮数，辨证为太阳、太阴、少阴合病。

处方：麻黄附子细辛汤合桂枝汤、甘草干姜汤合方。

麻黄 6 克，炮附子 6 克（先煎 1 小时），细辛 5 克（煎时打开药罐盖子），桂枝 6 克，白芍 6 克，炙甘草 6 克，干姜 5 克，生姜 6 克，大枣 15 克。1 剂，煎取 100 毫升药液，缓缓喂服，能喝下多少是多少，顺其自然。

如对证则 1 剂必有效，即使不对证无效的话，亦不浪费药材与金钱。

14 日上午，患者家属来电话要求再配 2 剂中药。

第 1 剂汤药患者吃了 3 日多，现在呕吐清涎明显减少，而且能进食少许稀粥。太阳、太阴两经一开，少阴阳气枢转，则食管的闭阻就能打开，患者照样能够进食。许多食管癌患者不是死于癌症，而是被活活饿死。

衷心希望这位古稀患者能够进一步恢复体能，改善生存质量，延长生存期。

不过如果医院的输液不停，每日甚多寒凉液体直入血管，预后必然不良！这也是令我们中医师感到无奈的地方！

膀胱癌 3 年

白某，男，50 岁，2010 年 10 月 27 日初诊。

患者 3 年前在大连医科大学附属第一医院进行膀胱镜病理检查，被确诊为膀胱癌，膀胱炎。行膀胱内灌注化疗 20 余次，肿瘤未见改变。医院建议给患者进行手术，患者拒绝。

患者自诉患病 3 年来辗转全国各大医院，拜访专家无数，做膀胱镜检若干次，此次来诊前又做了膀胱镜检 1 次，见膀胱内壁潮红，12 点处凹凸不平，其左侧有一白色斑块。

主症：尿频、尿急、尿痛，稍有尿液急欲排尿，憋不住尿，每次尿量仅数十毫升，且尿色深，气味如开水焯香菇，十分刺鼻难闻。排尿时疼痛由前列腺处放射至龟头处，十分痛苦。夜尿亦达 10 余次之多。同时伴右胁肝区处疼痛较重，咳嗽、深呼吸均可引发疼痛，医院怀疑其为肝右叶癌。

患者遵从西医医嘱，加上嗜茶习惯，每日大量饮水 3000 ～ 4000 毫升。饮食嗜咸，手温足凉，大便每日 1 次，色黄。面色黯黄无泽。舌苔中后部黄湿腻厚，舌底血络暗黑，脉沉细弱、难寻。

10 月 25 日尿常规：尿蛋白（±），pH 值为 7.0，潜血（－），白细胞 7.5×10^9/L。患者开口闭口皆言炎症，云其自幼体弱多病，抱着输液瓶长大，最易感冒，每每输液 10 余日方好。患膀胱炎 10 余年，尿频、尿急、尿痛，一输液症状立刻大减，尿量大增，因此患者视抗生素如亲密爱人。

此次患者来诊，主要是因其恐惧手术，寄希望于中医能够帮助控制膀胱癌的问题。我心暗想，此病显然是因长期错误地使用抗生素治疗感冒，导致风寒之邪进入膀胱腑，气血凝滞引起。此病的治愈，只能寄希望于中医药温壮元阳，最终将深入膀胱腑的寒邪导出，方能彻底根治此顽疾。

我初步考虑舌苔黄湿厚腻，似有瘀滞之湿热，尿频、尿急、尿痛，每用抗生素即效，应为肾虚相火偏亢，故予以封髓丹收潜相火，加化瘀利湿之药，以图缓解。

处方：黄柏 12 克，砂仁 10 克，甘草 7 克，泽兰 15 克，小蓟 20 克，益母草 20 克，泽泻 15 克，天花粉 25 克，白茅根 15 克，芦根 15 克，地榆 10 克，茜草 10 克。7 剂，每日 1 剂，水煎服。嘱其忌食生冷寒凉、腥膻辛辣饮食，以及牛奶、茶水。

2010 年 11 月 3 日二诊：尿频、尿急、尿痛未改善，一有尿即憋不住，同时大便亦排出，似有二便失禁之象。夜尿 10 次，肝区仍痛，足凉，每日仍饮大量普洱茶。舌底络黑，舌苔中后部黄湿厚腻减轻，脉沉细弱无力。

我考虑到患者症状改善得不尽如人意，因此我的治疗思路回归到扶正固本，标本兼治上来。

处方：真武汤、失笑散加味。

制附子 20 克（先煎 2 小时），白术 20 克，猪苓 20 克，赤芍 40 克，生姜皮 15 克，泽兰 15 克，蒲黄 25 克，五灵脂 15 克，小蓟 30 克，桂枝 5 克，泽泻 20 克，丝瓜络 15 克。7 剂，每日 1 剂，水煎服。

2010 年 11 月 10 日三诊：患者自觉尿痛大减，尿量每次 150 毫升左右，尿频略减，夜尿 6～7 次，但一有尿意仍必须立刻排出，同时大便亦排出少许。肝区痛，足凉，恶风寒，肌肉痛，便溏，舌苔黄腻减轻，脉仍无力难寻。

加味：二诊方加细辛 7 克（煎时打开药罐盖子），麻黄 3 克，以增强解表之力。7 剂，每日 1 剂，水煎服。

11 月 12 日患者在大连大学医学院附属新华医院做膀胱镜检查，结果显示：白色斑块依旧，膀胱黏膜潮红范围缩小。尿常规：白细胞（－）。专家说膀胱炎已明显好转，患者非常高兴。我对此不以为然，因为达到此治疗效果理所当然。

2010 年 11 月 18 日四诊：患者昨夜排尿 6 次，尿色黄，气味仍旧如同香菇煮水般刺鼻，便溏每日 2 次，乏力，舌苔白，有齿痕，舌底血络黑色减轻，脉左弱右滑。恶风寒减轻，肝区痛减轻，足凉减轻。效不更方。

处方：黑附子 30 克（先煎 2 小时），白术 25 克，猪苓 20 克，赤芍 40 克，蒲黄 25 克，五灵脂 15 克，延胡索 3 克，川楝子 3 克，苍术 15 克，桂枝 7 克，泽泻 20 克，丝瓜络 15 克，细辛 7 克（煎时打开药罐盖子），麻黄 3 克，小蓟 30 克。7 剂，每日 1 剂，水煎服。

2010 年 11 月 26 日五诊：患者排尿烧灼感及痛感减轻，尿味依旧，尿量 200 毫升/次，大便溏。肝区痛。足凉，乏力。舌苔后半部已可见舌肉之红色，黏腻舌苔面积缩小了一半，现黄腻苔集中在舌体中后部之中央，说明下焦之湿浊大减，此为巨大的进步。脉象左弱右滑。

处方：黑附子 30 克（先煎 2 小时），白术 25 克，猪苓 20 克，赤芍 40 克，蒲黄 25 克，五灵脂 15 克，延胡索 5 克，川楝子 5 克，苍术 15 克，泽泻 20 克，丝瓜络 15 克，麻黄 3 克，细辛 7 克（煎时打开药罐盖子），小蓟 30 克，肉桂 5 克。

7 剂，每日 1 剂，水煎服。

2010 年 12 月 3 日六诊：近日患者自服枸杞子水，尿频、尿痛又重，尿味臭，证明枸杞子会加重膀胱经湿热。便溏，肝区胀，左踝凉，舌苔后部黄腻苔减少，脉象左弱右滑。

处方：黑附子 30（先煎 2 小时），白术 20 克，猪苓 20 克，赤芍 40 克，蒲黄 25 克，五灵脂 15 克，川楝子 5 克，泽泻 20 克，丝瓜络 15 克，茯苓 20 克，小蓟 30 克，肉桂 5 克，白茅根 25 克，芦根 25 克，牡丹皮 15 克。7 剂，每日 1 剂，水煎服。

2010 年 12 月 9 日七诊：尿频、尿急减轻，尿臊气熏眼，便溏。肝区胀痛。足踝凉。齿痕舌，舌苔中后部黄腻，脉滑。脾虚痰湿证比较突出，且右胁为肝经走行，此次以温肾健脾、化湿疏肝为主。

处方：黑附子 50 克（先煎 3 小时），白术 25 克，茯苓 30 克，苍术 15 克，生半夏 15 克（先煎 2 小时），白豆蔻 10 克，柴胡 15 克，枳壳 15 克，赤芍 30 克，川楝子 5 克，炮姜 15 克。7 剂，每日 1 剂，水煎服。

2010 年 12 月 16 日八诊：尿频、尿痛减轻，尿量少，尿臊重，大便稀溏。肝区胀痛。足踝凉。舌苔白，舌面后半部中间黏腻，齿痕舌，舌底络瘀，脉滑。

处方：炮附片 20 克，苍术 20 克，白术 20 克，茯苓 50 克，生半夏 15 克（先煎 2 小时），陈皮 15 克，白豆蔻 15 克，芦根 30 克，干姜 10 克，炮姜 20 克，蒲黄 15 克，砂仁 10 克，小蓟 15 克，桂枝 10 克。7 剂，每日 1 剂，水煎服。

2010 年 12 月 25 日九诊：昨夜排尿 5 次，每次约 250 毫升。自诉 22 日出现恶寒，咳嗽，咯黄痰较多，未及时反馈于我。现在恶寒已轻，黄痰依旧。肝区痛点下移，足踝凉，乏力。齿痕舌，舌底瘀，舌体中后部苔黄浊厚腻，脉象浮紧。

处方：麻黄 5 克，桂枝 5 克，苍术 20 克，蒲黄 15 克，砂仁 15 克，黄附片 30 克，细辛 15 克（煎时打开药罐盖子），生半夏 15 克（先煎 2 小时），龟甲 10 克，生姜 10 克，浙贝母 10 克，黄柏 10 克，炙甘草 5 克。4 剂，每日 1 剂，水煎服。

2010 年 12 月 29 日十诊：昨夜排尿 4～5 次，一次尿量 300 毫升以上，无尿痛，烧灼感轻微；大便稀溏，呈喷射状，每日 2 次。足踝凉。齿痕舌减轻，舌底瘀减轻，舌质淡红，中后部仍见黄黑厚腻苔，脉弱。

处方：炮附片 30 克（先煎 2 小时），砂仁 15 克，龟甲 15 克，生半夏 15 克（先煎 2 小时），生姜 15 克，苍术 15 克，蒲黄 15 克，丝瓜络 15 克，黄柏 10 克，炙甘草 7 克，黄豆 10 克，黑豆 15 克，绿豆 15 克，扁豆 10 克。7 剂，每日 1 剂，水煎服。

2011年1月5日十一诊：昨夜排尿4次，尿量每次约300毫升，尿烧灼感时有时无，大便溏，每日1次。此次有一好现象：近3日来，早上出现久违的晨勃表现。我告知：这说明你的肾气有所恢复，是为佳象，但切忌房事！

患者舌底暗黑的血络已细小，齿痕大减，舌体中后部黄腻苔范围缩小，脉滑。

处方：炮附片30克，砂仁15克，龟甲15克，生半夏15克（先煎2小时），生姜15克，苍术15克，蒲黄15克，丝瓜络15克，黄柏7克，炙甘草7克，黄豆10克，黑豆15克，绿豆15克，扁豆15克。7剂，每日1剂，水煎服。

2011年1月13日十二诊：昨夜尿5次，尿烧灼感、尿不净感2日，便溏。舌瘀减轻，苔黄腻，脉滑。

处方：炮附片30克，砂仁15克，龟甲15克，生半夏20克（先煎2小时），生姜10克，蒲黄15克，白术20克，陈皮10克，黄柏15克，生甘草10克，柴胡10克，枳壳15克，大黄5克，泽兰15克，茯苓15克。7剂，每日1剂，水煎服。

【这位患者自身最大的问题是不遵守医嘱，始终不断地给我们的治疗增加障碍。例如开始治疗阶段的大量喝水饮茶，在被要求饮水适量后，又喝普洱茶，绿茶偏寒，熟的普洱茶虽温，但含有甚高数量的真菌，本身就容易致癌，加上大量饮茶，茶中咖啡因含量高，对心肝肾不利。饮水多亦增加心、脾、肾、膀胱、三焦负担。

患者每日社会活动多，交朋唤友，且穿衣不注意保暖，每次来诊，在这寒冬季节，内里只着汗衫，外披羽绒服一件，不系扣，衣襟一掩即晃晃荡荡来诊，而且屡教不改，令人头痛。

冬天剃个极短寸头，所谓头为诸阳之首，他却可以不戴帽子，在大连凛冽的寒风中，陪友登山，边走边聊数小时。他还帮朋友联系大医院住院，陪着在手术室外等待，帮着抬担架出一身汗。如此种种，不一而足，令病情每有反复。】

2011年1月20日十三诊：昨夜尿4次，尿量夜大于昼，尿臊味大，色黄，膀胱部位不适，按压则重。大便溏，日1次。足冷。舌瘀轻，脉滑大。

处方：炮附片30克，砂仁15克，龟甲10克，生半夏15克（先煎2小时），生姜20克，蒲黄20克，炙甘草15克，干姜15克，丝瓜络15克，肉桂5克，苍术10克。5剂，每日1剂，水煎服。

2011年1月26日十四诊：昨夜排尿5次，尿量少，膀胱部位不适，便溏，日1次。舌底瘀重，苔薄，舌体中后部中央白，舌根苔少，脉紧。

处方：炮附片50克，干姜30克，炙甘草30克，红参20克，山茱萸40克，生龙骨、生牡蛎各 30 克，川芎 10 克，白术 15 克，山药 30 克，丹参 20 克，磁石 30 克，骨碎补 20 克。3 剂，每日 1 剂，水煎服。

2011 年 1 月 30 日十五诊：昨夜尿 5 次，一次尿量约 150 毫升，色淡黄，臊臭味（焯香菇水味已消除）。尿频减轻，膀胱部位有烧灼感、拘紧感，左膝内侧阴陵泉穴上方 2 寸处疼痛重，足太阴脾经一线压痛，足踝以下冰凉如卧铁板。便溏，舌质暗，齿痕浅，舌体后半部苔白腻（比以前较薄），脉弦细紧。

处方：炮附片 30 克，生姜 15 克，龟甲 15 克，砂仁 20 克，丝瓜络 25 克，赤芍 30 克，炒白术 30 克，茯苓 20 克，蒲黄 25 克，生半夏 20 克（先煎 2 小时），黄柏 7 克，黄豆 10 克，黑豆 15 克，绿豆 10 克，扁豆 10 克。3 剂，每日 1 剂，水煎服。

2011 年 2 月 1 日十六诊：昨夜排尿 5～6 次。近日患者因家事生气上火，引起左侧睾丸痛，膀胱痛，排尿烧灼痛，伴臀部畏寒，膝内侧痛减，足踝以下冰凉。纳呆。便溏。白腻舌苔变薄，左脉沉弱，右脉滑大。

处方：炮附片 20 克，干姜 15 克，炙甘草 25 克，炒白术 15 克，桂枝 10 克，白芍 15 克，砂仁 10 克，丝瓜络 25 克，当归 15 克，细辛 7 克（煎时打开药罐盖子），桃仁 15 克，木通 10 克。6 剂，每日 1 剂，水煎服。

2011 年 2 月 9 日十七诊：尿量减至每次 100 毫升，膀胱疼痛如初诊之时，尿味臊臭刺鼻，自诉在无尿意时，一遇冷水，如洗手时，立刻腰痛，眼眶痛，急欲排尿。心情烦躁。舌体中后部苔略薄，脉滑。

处方：炮附片 30 克，麻黄 3 克，细辛 7 克（煎时打开药罐盖子），炒白术 25 克，猪苓 20 克，赤芍 40 克，蒲黄 25 克，五灵脂 15 克，泽泻 20 克，桂枝 7 克，苍术 10 克，丝瓜络 15 克，小蓟 30 克，延胡索 3 克，川楝子 3 克，生姜 20 克，干姜 15 克。5 剂，每日 1 剂，水煎服。

2011 年 2 月 13 日十八诊：尿量同上次，自 2 月 9 日至今，尿味先后出现 3 次当初的焯香菇水味，大便黏腻不爽【**痰证的体征，尿臊臭味极大，为癌毒之湿毒、水毒特征**】，足踝凉。早起舌苔如白豆腐渣状，现在望舌质红润，有齿痕，中后部苔黄腻【**癌毒之痰湿顽固不化**】，脉滑。

处方：加强健脾化痰燥湿之力。

炮附片 25 克，生白术 30 克，炒白术 25 克，茯苓 15 克，丝瓜络 15 克，赤芍 30 克，陈皮 25 克，橘红 15 克，当归 10 克，肉桂 7 克，生半夏 20 克（先煎 2 小时），浙贝母 5 克，蒲公英 15 克，枳壳 10 克，黑豆 15 克，绿豆 10 克。5 剂，每日 1 剂，水煎服。

2011年2月17日十九诊：病情又加重：夜尿数次，次数不详，尿量少，一旦自觉有尿即感膀胱、阴茎俱痛，尿臊臭味加重，大便溏，量少。胃喜热恶寒。舌体前半部红，后半部暗，苔黏腻松散如烂泥，齿痕浅，左脉滑、尺部沉弱，右脉无力，细弱难寻。

处方：用大剂量麻黄附子细辛汤欲引邪出表。

麻黄20克，炮附片50克（先煎2小时），细辛30克（煎时打开药罐盖子），菟丝子20克，沙苑子25克，干姜15克，红参15克，炒白术15克，炙甘草10克。2剂，每日1剂，水煎服。

2011年2月19日二十诊：尿臊味减轻，昨天最清淡，一次尿量150～200毫升，伴膀胱痛减，便溏量少。舌苔整体明显变薄，中后部薄腻质暗，右脉略有力些，左脉滑而有力。

处方：效不更方。麻黄25克，炮附片50克（先煎2小时），细辛30克（煎时打开药罐盖子），菟丝子20克，沙苑子25克，干姜15克，红参15克，炒白术15克，炙甘草10克。3剂，每日1剂，水煎服。

2011年2月22日二十一诊：新剃超短寸头，于昨天下午光头携友登山3小时，出汗，回家后感觉冷，全身瘙痒，寒颤，舌底血络瘀滞加重，舌质暗，苔后部厚腻，脉浮紧。

辨机诊断：外感新寒，风寒在表，陈寒在里。

处方：麻黄10克，桂枝12克，杏仁10克，炙甘草25克，干姜50克，菟丝子30克，炮附片50克（先煎2小时），泽兰25克，党参50克，细辛15克（煎时打开药罐盖子），丹参25克，生半夏30克（先煎2小时）。2剂，每日1剂，水煎服。

2011年2月24日二十二诊：口渴多饮。尿量少，一有尿意膀胱即痛，排尿时龟头放射痛，尿味臊臭，便溏，量略增。苔白，中后部有指甲大小灰黄厚腻苔，脉弦紧。

处方：加大温阳通阳力度。

桂枝25克，肉桂10克，干姜50克，炙甘草30克，党参30克，蒲黄20克，五灵脂10克，丹参15克，小蓟25克，芦根10克，木通15克。4剂，每日1剂，水煎服。

2011年3月3日二十三诊：今早7：30大便1次，略溏。早起至11：40排尿2次，尿频大减，一次尿量约150毫升。口不渴。舌质红润，中后部苔白略薄，脉紧大。

【中焦、下焦阳气来复，大力温阳显效，舌苔变化最大！原来的舌质与舌苔仿佛阴霾沉沉，难见天日，而今日终于天和日丽，阳光显露。】

处方：炮附片 70 克，桂枝 25 克，肉桂 10 克，干姜 50 克，党参 30 克，菟丝子 30 克，蒲黄 20 克，五灵脂 10 克，丹参 25 克，泽兰 15 克，泽泻 20 克，佩兰 10 克，小蓟 25 克，木通 15 克，芦根 10 克。4 剂，每日 1 剂，水煎服。

2011 年 3 月 9 日二十四诊：昨日化验尿常规正常。尿量略增，排尿痛感减轻。胃脘痛。心悸胆怯。大便溏，量多。足踝上 2 寸往下冰凉如踩铁块。舌质青，舌底瘀，舌根凸【心血瘀，肾精亏之象】，苔白腻，脉和缓大。

【此君不知又犯何忌，脾肾阳虚又重，瘀血亦重。】

处方：炮附片 70 克（先煎 2 小时），肉桂 15 克，干姜 70 克，炙甘草 15 克，党参 25 克，山茱萸 30 克，赤芍 30 克，当归 15 克，丹参 25 克，川芎 10 克，蒲黄 20 克，琥珀 7 克，佩兰 15 克，小蓟 30 克，桃仁 10 克，红花 10 克，怀牛膝 25 克，木通 15 克，柴胡 3 克，枳壳 3 克，生龙骨、生牡蛎各 30 克，生姜 5 片。5 剂，每日 1 剂，水煎服。

2011 年 3 月 15 日二十五诊：昨夜排尿 4 次，尿痛时有时无，尿量时多时少。足踝以下冰凉感减轻。舌质红润，后部苔可见少许黄腻苔，舌瘀大减，脉滑数。

处方：炮附片 70 克（先煎 2 小时），肉桂 10 克，干姜 50 克，炙甘草 20 克，蒲黄 20 克，琥珀 7 克，赤芍 30 克，小蓟 30 克，桃仁 10 克，红花 7 克，丝瓜络 15 克，怀牛膝 25 克，牡丹皮 10 克，生龙骨、生牡蛎各 30 克，木通 15 克，菟丝子 30 克，沙苑子 30 克。5 剂，每日 1 剂，水煎服。

2011 年 3 月 22 日二十六诊：昨夜排尿 4 次，尿量约 150 毫升 / 次，尿味如焯香菇水。今早至 14：00 仅排尿 2 ～ 3 次，尿频大减。足踝冷感减轻。舌体红润略暗，苔小腻，舌底血络瘀减，脉滑。

处方：温阳化瘀利湿。

炮附片 50 克，蒲黄 25 克，琥珀 10 克，赤芍 30 克，小蓟 30 克，干姜 30 克，炙甘草 15 克，桃仁 10 克，丝瓜络 25 克，红花 10 克，竹叶 10 克，车前子 10 克，生地黄 15 克，川牛膝 25 克，牡丹皮 7 克，泽泻 15 克，泽兰 15 克。4 剂，每日 1 剂，水煎服。

2011 年 3 月 29 日二十七诊：今早至 13：00 排尿 4 ～ 5 次，尿味又重，尿量 150 ～ 250 毫升 / 次，尿痛轻，大便溏，足踝冷。舌质略暗，苔白，脉濡。

【寒湿又起，加重温阳利湿之品。】

处方：干姜 50 克，炮附片 70 克（先煎 2 小时），肉桂 15 克，红参 30 克，炙甘草 30 克，琥珀 15 克，小蓟 30 克，泽兰 20 克，川牛膝 20 克，木通 15 克，泽泻 20 克，细辛 20 克（煎时打开药罐盖子），炒白术 25 克，赤芍 25 克，丝瓜络 20 克，蒲黄 20 克，水蛭 10 克。5 剂，每日 1 剂，水煎服。

2011 年 4 月 5 日二十八诊：昨夜排尿 4～5 次，尿量 150～250 毫升/次，无尿痛，尿臊味轻，便溏，伴心悸，胆怯，易紧张。舌质淡红，苔中后部黄腻，舌底瘀轻，脉疾数。

【心脾两虚，痰瘀下焦。】

处方：炮附片 90 克，干姜 50 克，苍术 25 克，生半夏 30 克（先煎 2 小时），茯苓 25 克，泽兰 20 克，琥珀 10 克，小蓟 30 克，炙甘草 30 克，川牛膝 30 克，红花 10 克，土鳖虫 15 克，细辛 30 克（煎时打开药罐盖子），丝瓜络 15 克，蒲黄 20 克，木通 20 克，白酒 100 毫升。5 剂，每日 1 剂，水煎服。

2011 年 4 月 10 日二十九诊：昨夜排尿 4～5 次，尿量 200～250 毫升，尿臊减轻，便溏。伴心悸，喜长吸气，胆怯紧张。舌质淡红，舌苔变薄，黄腻苔减少，舌瘀减，脉滑数。

处方：炮附片 90 克（先煎 2 小时），干姜 50 克，泽兰 20 克，苍术 25 克，茯苓 25 克，琥珀 15 克，小蓟 25 克，炙甘草 30 克，川牛膝 30 克，黄芪 70 克，柴胡 3 克，红花 10 克，生半夏 45 克（先煎 2 小时），蒲黄 20 克，木通 20 克，红参 25 克，细辛 30 克（煎时打开药罐盖子）。6 剂，每日 1 剂，水煎服。

2011 年 4 月 17 日三十诊：恶寒，无汗，头项强痛，胸痛，身痛，膝痛，尿痛轻，200 毫升/次。舌齿痕浅，苔小黄，脉浮紧。

【外感风寒，或者里寒出表。】

处方：麻黄 15 克，桂枝 10 克，细辛 15 克（煎时打开药罐盖子），炮附片 20 克，葛根 25 克，生姜 25 克，大枣 10 枚，生半夏 20 克（先煎 2 小时），党参 50 克，桃仁 15 克，炒白术 15 克，茯苓 15 克。2 剂，每日 1 剂，水煎服，每日 3 次。

2011 年 4 月 19 日三十一诊：昨夜尿 4 次，150～200 毫升/次。黄痰多，全身荨麻疹。

【痰热蕴肺。】

处方：浙贝母 10 克，生半夏 25 克（先煎 2 小时），陈皮 10 克，茯苓 25 克，麻黄 7 克，桃仁 10 克，蝉蜕 7 克，桂枝 4 克，赤芍 10 克，细辛 7 克（煎时打开药罐盖子），炙甘草 7 克，生姜 2 片，黄芩 7 克，党参 20 克，五味子 4 克，白果 7 克。3 剂，每日 1 剂，水煎服。

2011 年 4 月 21 日三十二诊：咳喘不能平卧。

处方：麻黄 15 克，干姜 30 克，桂枝 15 克，细辛 20 克（煎时打开药罐盖子），生半夏 20 克（先煎 2 小时），炙甘草 15 克，五味子 10 克，白芍 15 克，炮附片 15 克（先煎 2 小时）。2 剂，每日 1 剂，水煎服。

2011 年 4 月 23 日三十三诊：咳喘不能平卧。尿量少。舌质暗，舌苔整体白腻，貌似回到初诊时，但是质地纯白而略薄，无烂泥状苔，脉寸浮紧、关滑、尺沉。

处方：茯苓 50 克，炙甘草 20 克，五味子 10 克，干姜 50 克，细辛 20 克（煎时打开药罐盖子），生半夏 30 克（先煎 2 小时），葶苈子 15 克，大枣 7 枚，苍术 30 克，佩兰 10 克，桂枝 30 克。2 剂，每日 1 剂，水煎服。

2011 年 4 月 26 日三十四诊：咳减，可平卧，舌红润，苔薄黄腻，脉滑。

处方：茯苓 30 克，干姜 30 克，细辛 20 克（煎时打开药罐盖子），生半夏 30 克（先煎 2 小时），五味子 15 克，葶苈子 10 克，大枣 7 枚，苍术 20 克，泽兰 15 克，桂枝 30 克。2 剂，每日 1 剂，水煎服。

2011 年 4 月 28 日三十五诊：咳嗽又作，苔白满布，脉滑。

【为何上方续用大剂温阳化痰、利湿燥湿之品，患者却寒湿复盛，咳嗽复作呢？

两种可能：一是饮食生冷，外感寒凉犯忌，二是癌瘤之阴寒痼冷仿佛海浪的退潮，一波一波徐徐由内退出，因此我们必须有顽强的耐性，一步一步消磨，出来一批清除一批，直至取得最后的胜利！】

处方：茯苓 30 克，干姜 60 克，细辛 20 克（煎时打开药罐盖子），生半夏 30 克（先煎 2 小时），五味子 15 克，葶苈子 15 克，大枣 5 枚，苍术 30 克，桂枝 30 克。2 剂，每日 1 剂，水煎服。

2011 年 4 月 30 日三十六诊：咳嗽已止，昨夜排尿 2～3 次，尿量约 250 毫升/次，膀胱下口处有拘紧感，大便成形。舌质红，舌中后部有指甲大小的一块黄腻苔，舌瘀减轻，脉滑。

处方：茯苓 30 克，干姜 50 克，细辛 20 克（煎时打开药罐盖子），生半夏 20 克（先煎 2 小时），苍术 25 克，葶苈子 15 克，大枣 5 枚，水蛭 10 克，黄附片 20 克（先煎 2 小时），赤芍 40 克。5 剂，每日 1 剂，水煎服。

2011 年 5 月 5 日三十七诊：昨夜排尿 3 次，尿量约 250 毫升/次，排尿顺畅，可闻及臊臭味，大便溏。舌齿痕，苔白，舌体中后部的黄腻苔已散开成白色，脉滑。病情大为好转。

处方：茯苓 50 克，干姜 90 克，细辛 20 克（煎时打开药罐盖子），半夏 25

克，苍术 25 克，葶苈子 7 克，水蛭 10 克，红花 10 克，黄附片 30 克（先煎 2 小时）。5 剂，每日 1 剂，水煎服。

2011 年 5 月 10 日三十八诊：昨夜排尿 3 次，尿臊臭，大便微溏。舌齿痕浅，舌中央小块黄厚苔，舌瘀依旧，脉滑。拟加大化瘀力度。

处方：蒲黄 15 克，姜黄 15 克，琥珀 10 克，没药 7 克，红花 10 克，小茴香 3 克，木通 3 克，王不留行 15 克，茜草 15 克，桃仁 7 克，牡丹皮 10 克，丹参 15 克，生半夏 20 克（先煎 2 小时），干姜 70 克，川牛膝 25 克，红参 25 克，当归 10 克，赤芍 15 克，木香 3 克，白酒 100 毫升。4 剂，每日 1 剂，水煎服。

2011 年 5 月 12 日三十九诊：头枕部、颈部痛，全身肌肉痛，口渴，体温 37.8℃，苔全白，脉紧。陈寒痼冷进一步外出于表。

处方：葛根 25 克，麻黄 15 克，桂枝 10 克，杏仁 15 克，炙甘草 10 克，生姜 25 克，大枣 25 克，炮附片 15 克（先煎 2 小时），炮姜 10 克，川芎 15 克，生半夏 15 克（先煎 2 小时），白茅根 15 克。2 剂，每日 1 剂，水煎服。

2011 年 5 月 14 日四十诊：咳嗽，咯痰黄绿色、量多，夹有血丝，自诉以前感冒发热往往也是如此，必须立刻进行大剂量抗生素输液半个月到 1 个月方休。恶风寒，左胸痛，右侧股骨头痛。纳呆。尿频，每次约 100 毫升。舌齿痕，苔黄白腻，脉濡。

【由此可见此患者备受抗生素毒害，引外邪寒毒逐步入里，累积日深。所谓冰冻三尺非一日之寒】

处方：桂枝 15 克，炙麻黄 7 克，炮附片 20 克，细辛 5 克（煎时打开药罐盖子），白芍 15 克，生姜 30 克，炙甘草 10 克，生半夏 25 克（先煎 2 小时），苍术 15 克，浙贝母 7 克，黄芩 5 克，干姜 5 克，柴胡 15 克，党参 35 克。1 剂，水煎服。

2011 年 5 月 15 日上午四十一诊：咳嗽，黄痰多，伴全身酸痛，乏力，纳呆。

处方：桂枝 15 克，白芍 20 克，炙甘草 10 克，焦三仙各 10 克，生半夏 30 克（先煎 2 小时），生姜 25 克，大枣 5 枚，党参 30 克，干姜 20 克，茯苓 20 克，瓜蒌 15 克，薤白 25 克，枳壳 7 克。2 剂，每日 1 剂，水煎服。

当天 15：30，又发热至 37.6℃，余药加柴胡 20 克，黄芩 10 克，服后热退。

2011 年 5 月 18 日四十二诊：左肩背部疼痛，左胸痛如撕裂，纳食略好，脊背凉，进食、饮水均出汗，大便溏，量少，尿色如茶，麻佳。舌质转红，白苔变薄，可见舌肉红色，舌后部腻苔，脉尺细弱。继续温阳化痰。

处方：桂枝 30 克，白芍 30 克，炙甘草 30 克，生姜 25 克，大枣 7 个，红参

30克，炮附片30克（先煎2小时），干姜70克，柴胡15克，白术30克，生半夏30克（先煎2小时），龙骨、牡蛎各30克。3剂，每日1剂，水煎服。

【至此之后，患者突然连续若干天未来复诊，由于此患者脾气性格怪，因此我亦未加随访。不过他的病情已经得到根本性的扭转，病机已经由阴出阳，下一步的治疗就会更加顺手。】

2011年6月5日上午第四十三诊：患者面色阴沉，满面不悦，步入诊室。刚一坐下就带着责备、质问的口吻说道：上次来拿药后，又发高热，遂前往医院检查：心包少许积液，左侧胸膜积液较重，炎症非常严重，立即住院输液治疗。现在体温已正常，复查积液未解除，呼吸不畅，左侧胁肋疼痛剧烈，牵拉左胸，左肩疼痛，且呼吸、咳嗽、俯身都会引发，睡觉时选择姿势很困难，容易引发疼痛。

望其面色较暗，舌有齿痕，苔白，后部白腻，右脉弱，左脉滑。

【这里面确有我的责任：对于上次患者主诉的左胸疼痛牵拉左肩背没有重视，没有仔细检查叩诊、触诊，以至于对于病情认知有误，患者前往医院检查情有可原。不过患者应该将检查结果第一时间与我这位主治医师沟通，采取中医疗法及时治疗。遗憾的是患者的"抗生素情结"严重，现在是再次因西医药治疗无效，被逼无奈而来寻求中医药治疗。】

【病在少阳经，兼宗气不足，痰饮内停，肺气升降失司。】

处方：柴胡20克，黄芩15克，白术7克，薏苡仁40克，蒲公英20克，白芥子15克，蝼蛄7克，芦根30克，桃仁20克，冬瓜子25克，党参25克，生姜3片，大枣5枚，桔梗15克，炙甘草15克，浙贝母7克，黄芪50克，茯苓10克，玄参25克。3剂，每日1剂，水煎服。

2011年6月9日四十四诊：左胁痛较轻，呼吸、动作时均无碍。舌齿痕较浅，舌苔少，白色，后部腻苔，舌瘀，右脉细弱滑，左脉滑实。

处方：柴胡20克，黄芩10克，薏苡仁40克，延胡索7克，川楝子5克，紫花地丁20克，白芥子15克，芦根30克，桃仁10克，红花10克，地龙15克，冬瓜子15克，黄芪50克，党参20克，干姜7克，桔梗10克，茯苓10克，玄参15克，炙甘草15克，生姜3片，大枣5枚。3剂，每日1剂，水煎服。

2011年6月12日四十五诊：前列腺处有下坠感，腰部酸困，舌瘀减轻，齿痕浅，苔薄，脉弦紧。

【治法：健脾补肾化瘀。】

处方：黄芪50克，党参25克，干姜15克，茯苓15克，白术15克，玄参15克，红花10克，地龙15克，巴戟天15克，淫羊藿15克，补骨脂20克，菟丝子 20 克。4 剂，每日 1 剂，水煎服。

2011 年 6 月 16 日四十六诊：尿频，尿量约 300 毫升 / 次，腰部酸困。舌白苔渐少，可见红润舌质，舌瘀极轻，脉滑有力。

处方：黄芪 50 克，党参 25 克，白术 15 克，干姜 15 克，茯苓 15 克，陈皮 5 克，红花 10 克，地龙 15 克，玄参 10 克，巴戟天 15 克，补骨脂 20 克，淫羊藿 15 克，菟丝子 20 克，琥珀 5 克。4 剂，每日 1 剂，水煎服。

2011 年 6 月 20 日四十七诊：排尿次数，尿量，尿味一切正常，身轻体健，舌脉如常，诸恙均消。以中医学诊断标准评判，该患者已基本康复。本应续服一段时间中药以图扶正固本，防止复发，但患者此时以服药日久，十分犯怵为由，要求停药，我于是答应了患者。另外建议患者及时去医院做膀胱镜复查。

【近 1 个月来，大连天气阴潮雾大，6 月 30 日傍晚，我驾车经过门诊部附近路口时，该患者站在道边，身着短衣、短裤、运动鞋，跟我挥手微笑致意，我在应和的同时，心中无奈：看来又将我的保暖护阳建议忘诸脑后了！

要阻止病魔再现，仅仅依靠医师的一己之薄力，依靠医药，完全是舍本逐末之举。而健康的饮食、起居、生活习惯，良好的心态，才是防病养生长寿的关键！】

远程问诊治疗肝癌的网诊记录

2012 年 7 月 25 日：

ss 黄：对 @ 大连汉唐中医说：张医师，我在海南海口。我哥因上腹痛住院一星期。急性胰腺炎。后诊断为肝癌。能不能电话问诊？

大连汉唐中医张斌：可以。

ss 黄：张医师，救救我哥，他今天刚出院。已经没有腹痛，医师叮嘱吃流质食物。肝区有压痛。今早验血和加强 CT，结果确诊为 99% 肝癌。相片已经发了，请查收。谢谢张医师帮忙。

大连汉唐中医张斌：

处方：党参 30 克，茯苓 20 克，生白术 20 克，生半夏 15 克（先煎 2 小时），炙甘草 15 克，黄芩 10 克，干姜 7 克，姜黄 12 克，郁金 12 克，鳖甲 30 克，龟甲 30 克，五灵脂 15 克，生蒲黄 15 克，草果 10 克，佛手 10 克，香橼 15 克，夏枯草 50 克，墓头回 30 克，浙贝母 15 克，山慈菇 15 克，木鳖子 30 克。7 剂，水煎服，每日 1 剂，每日服用 2 次。

2012 年 8 月 5 日：

ss 黄：张医师，您开的药已经吃完了，接下来怎么做。我哥他说现在肝区没有压痛，敲打也不痛，大便每天都有，小便有点黄，睡眠正常一觉到天亮，没有其他不好的感受。

大连汉唐中医：这是一个肝癌网诊的病例，我认为患者服药后已经明显见效了，建议继续服用 7 剂看看效果。后期患者家属再未联系我。

【这个病例是根据彭子益先生的古中医圆运动气化理论，按照圆运动的思维，补中气，降相火，软坚散结的治法，以四君子汤合理中汤健脾益气，扶助中气，所谓中气如枢轴，肾肝心肺四维如轮；干姜升脾土，半夏降胃土；黄芩、夏枯草降胆木，进而降胃土；重用龟甲、鳖甲入肝肾经，滋阴柔肝，更擅长于软坚散结，消除肝脏癥结。党参配伍五灵脂，利用二者相畏作用，相荡相激，反而强化了消磨肿块的疗效，此对药配伍临床应用 10 余年未见不良反应。蒲黄、五灵脂行气活血止痛；姜黄、郁金行气活血，尤擅长于调畅肝经气化。夏枯草、墓头回、浙贝母、山慈菇、木鳖子是我治疗消化道肿瘤的配伍经验，软坚散结，解毒化瘤疗效较佳。佛手、香橼疏肝解郁、理气化痰，改善中焦气化。

我个人经验：只要患者的基础生命体征良好，食欲好，睡眠好，排泄好，精神好，坚持治疗一段时间往往可以获得病情显著改善甚至康复的疗效。】

肺癌晚期心力衰竭、肾衰会诊

2018 年 7 月 3 日傍晚，我受邀前往大连市泡崖小区为一位 74 岁女士会诊。

患者是肺癌晚期，之前做放疗导致双侧乳腺溃烂分泌脓液多年，现在生活不能自理。近日听信传言服用小苏打粉治疗肿瘤，引起全身肿胀，尤其是面部与右手指、手掌、手腕部严重。右手指及掌腕部高高肿起，色泽质地如白蜡般晶莹剔透。大便数日未行。

经望闻问切诊断辨机，刻下患者心肾阳衰，中气、元气大虚，水饮、湿浊、宿便、瘀血停滞，正气推运传导无力，病情危重。

治法：扶正固本培元，解毒利水通络，标本同治。

处方：参附汤、真武汤、加味鸡鸣散、透脓散合方加减。

黄芪 80 克，当归 12 克，皂角刺 10 克，吴茱萸 9 克，木瓜 9 克，紫苏叶 30 克，桔梗 6 克，生姜 6 片，槟榔 9 克，玉竹 30 克【吴茱萸……玉竹为加味鸡鸣散，宣清降浊强心】，桃仁 6 克，制附子 20 克（先煎 2 小时），赤芍 12 克，生白术 15 克，茯苓 12 克，金银花 10 克，川芎 5 克，神曲 15 克，干姜 20 克，生地黄 50 克，火麻仁 30 克，生晒参 25 克（单煎 1 小时，兑入煎汤药液口服），穿山甲粉 3 克（冲服），早晚各服 1 次。3 剂，每日 1 剂，水煎服，早中晚各服用 1 次。

处方分析：患者中气大虚，心脾肾阳虚衰，故予大剂量人参、附子、干姜、黄芪温阳益气，扶助先天、后天阳气，重建并巩固机体气化圆运动之枢轴。在此基础上，以加味鸡鸣散宣清降浊，利水强心；真武汤温肾利水除湿；透脓散托脓毒外出；生地黄、火麻仁润肠通便，以恢复肺气宣降，脾土升清功能。

上午在我们门诊煎好中药，家属下午来取走，当天晚上服用 1 次，次日早晨又服 1 次，家属打来电话反馈：家母服药后，现在面部与手掌、腕部明显消肿，身体感觉舒适，说明药方对证。

【按：我们中医师千万不要被癌症、肿瘤晚期已经转移等情况所吓住。世界医学界公认癌症只是一种慢性病，我们理应以平常心对待之，战略上藐视它，战术上重视它，严格按照古中医学气化周流，土枢四象的理法方药调治，就会达到控制病情，改善体质，延长生存期的佳效，甚至有可能取得治愈的成果。】

小肠黏液腺癌术后危证

2018 年 7 月 26 日上午前来复诊的赵先生，75 岁，患小肠黏液腺癌术后 2 年。记得 2 年前他做完肿瘤手术后，预后很差，卧床不起，气息奄奄。其家属抱着一线希望来到汉唐中医门诊求诊。我开了 5 剂中药汤剂，赵先生服用后就能下地溜达了。

转眼 2 年未见，7 月 14 日上午，赵先生突然再次出现在我的诊室。原来他的儿女都去了美国，他们老两口也投奔儿女而去。从去年 9 月份开始在美国医院做化疗至今，出现饮食无味，恶心欲吐，尿急、便秘，颧红如妆**【中医人都知道，这是病情危重的后期，机体元阴元阳严重亏虚，虚阳浮越头面部，胃气受损的表现】**，体力难支的情况。在其女儿的力劝之下，他回国来找我诊治。据说他是坐着轮椅被抬下飞机的。

主症：颧红如妆，全身乏力。饮食无味，恶心欲吐；尿急、便秘。

查：舌暗红，舌面干，右脉弦急，左脉涩弱。

辨机诊断：纳呆，恶心欲吐属于胃气上逆；尿急为肝木郁而动风之象；便秘为真阴亏，大肠腑燥而失运。颧红如妆为大病重病后期出现阴阳两亏时的危象，真阴失于敛藏，虚阳浮越于面颧。左脉涩弱，为真阴不足，右脉弦急，为肝木郁而虚阳冲逆之象。

治法：大补真阴，引龙归海（收敛浮阳），滋水涵木，润肠通便，以复脾胃之升降。

处方：茯苓 15 克，猪苓 15 克，泽泻 15 克，生白术 15 克，生地黄 50 克，山茱萸 25 克，山药 25 克，牡丹皮 15 克，白芍 30 克，半夏 15 克，葛根 40 克，生姜 15 克，炒神曲 15 克。7 剂，每日 1 剂，水煎服，早晚各服用 1 次。

上方为归芍地黄汤去当归之升阳，大补真阴，滋水涵木，敛降浮阳，合小半夏汤和胃降逆止呕，加葛根升清阳，炒神曲消食化积。

自 7 月 14 日到 7 月 26 日复诊这段时间，患者自诉自己"能吃、能拉、能睡，前天晚上跟几位老兄弟打麻将，打了 5 个小时，一点不累！"

尽管上方服用后疗效显著，但是我们从这段话里面亦能看出赵先生缺乏对自我生命的敬重与爱护，生活自律性较差，作为医师我们只能对其告诫而无法强行纠正、约束。这也正是医师无法许诺患者多久能够治愈疾病，无法保证疾病愈后再不复发的原因之一。

赵先生问：医师，你看我这病还能活几年？

我答：您这身体，只要不瞎折腾，活到 90 多岁没问题。

颈内动脉眼段动脉瘤

杨女士，44 岁，长居大连市。她先后于 2021 年 12 月 15 日、2023 年 4 月 15 日在大连市某三甲医院做头颈部核磁共振扫描检查，结果基本一致：右侧颈内动脉眼段动脉瘤，左侧颈内动脉后交通段小突起。2024 年 4 月 3 日，再次到该医院做头颈部核磁共振扫描，结果未见异常。请看本案末前后图片结果对比。

杨女士在 2023 年 4 月 22 日初次来大连汉唐中医门诊看诊，当时主症是心率快，精神容易紧张，每天零点到凌晨 3：00 必醒。头颈部核磁共振诊断：右侧颈内动脉眼段动脉瘤。脉象是右手寸关脉弦弱，尺沉滑数，左手脉弦和【和乃胃气调和之象，我个人的临床体悟经验】、数，舌底根部血瘀比较明显。

辨机诊断：肝血虚，心血瘀，肾精亏。

当务之急应该解决阳虚气弱血瘀的问题，故给予附子理中汤合桂枝龙牡汤加浮小麦、红花治疗。

处方：炮附子 10 克（先煎 2 小时），炒白术 10 克，干姜 10 克，党参 30 克，茯苓皮 20 克，炙甘草 20 克，桂枝 12 克，白芍 15 克，生姜 10 克，大枣 25 克，生龙骨、生牡蛎各 25 克，黄酒 25 毫升，浮小麦 50 克，红花 9 克。7 剂，每日 1 剂，水煎服，早中晚各服用 1 次。

2023 年 4 月 29 日复诊：左脉弦弱、略数，右脉关弦、尺弱，辨机为阴阳两虚，水亏木郁。考虑到颈内动脉眼段动脉瘤病位在体内深部，外在无异常症状，而患者有阳虚血瘀病机，符合阴性癥结的辨证，给予大剂量引火汤合阳和汤加附子，以温阳补血，疏木通滞。

熟地黄 90 克，麦冬 20 克，天冬 20 克，巴戟天 20 克，茯苓 15 克，五味子 7 克，肉桂 3 克，炮附子 6 克（先煎 1 小时），干姜 10 克，鹿角胶 9 克（烊化），甘草 5 克，白芥子 5 克。7 剂，每日 1 剂，水煎服，早中晚各服用 1 次。

患者用此方加减，前后共服用了 13 周中药汤剂。

2024 年 4 月 15 日杨女士来就诊反流性食管炎时，拿出了最新的核磁共振扫描报告，证实她的右侧颈内动脉眼段动脉瘤，被我用中药成功治愈了。

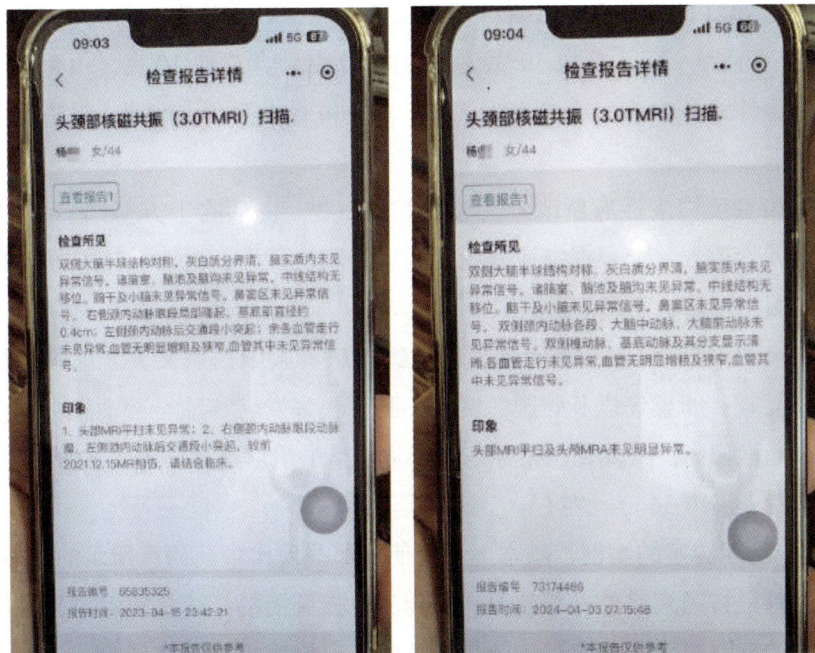

卵巢癌、肠系膜转移瘤及冠心病

卢女士，70 岁。在大庆市某三甲医院确诊为卵巢癌，腹膜、网膜、肠系膜多发转移瘤。2024 年 5 月 14 日初诊，通过微信问诊。彩超报告示卵巢肿瘤大小是 14.3 厘米 ×7.0 厘米 ×10.0 厘米。

患者去年做了心脏支架手术，到现在是 11 个月。目前仍然有心慌、胸闷，偶尔左胸部闷痛，出汗比较多。纳呆，胃胀，经常打嗝，恶心；下腹部疼痛比较明显。疲乏无力。睡眠困难，情绪抑郁，焦虑，悲伤，烦躁，精神倦怠，盗汗。眼睛视物模糊、干涩。身体忽冷忽热。常常觉得有气从腹部上冲，下腹部按压僵硬、隐痛，两侧胁肋部有明显的压痛、胀满感。颈项部、背部拘紧，身体沉重，转侧不利。后背热、腰痛。腹腔积液、盆腔积液。大便干燥。

我根据以上病情分析病因病机：肝肾精血不足，相火难降，冲气上逆；脾胃运化失司，肺胃难降；心血瘀，下焦水饮停滞。

处方：归芍地黄汤加乌梅、附子，补益肝肾精血，滋阴潜阳，收降相火；以半夏泻心汤加沉香、桑白皮降肺胃、冲气；活络效灵丹合失笑散祛瘀通络消癌瘤。

川芎 10 克，当归 10 克，白芍 20 克，生地黄 30 克，炮附子 10 克（先煎 1 小时），乌梅 40 克，黄连 6 克，半夏 20 克，黄芩 10 克，生姜 15 克，沙参 60 克，甘草 10 克，桑白皮 20 克，沉香 5 克，没药 6 克，乳香 6 克，丹参 15 克，蒲黄 12 克，醋五灵脂 9 克，葛根 30 克，炒神曲 10 克，合欢皮 10 克，山茱萸 25 克，生龙骨、生牡蛎各 20 克。3 剂煎出 5 剂药量，每日 1 剂，水煎服，早中晚各服用 1 次。

服后患者反馈诸症有所改善，身心舒适一些。随后在上方基础上步步为营，历经 4 次问诊调方治疗。据家属介绍，此患者固执任性，5、6、7 月 3 个月之间，并未连续服用汤药，而且不遵医嘱，不忌口。

2024 年 7 月 20 日收到患者家属的反馈，患者服中药后又去之前确诊的那家三甲医院复查：卵巢癌以及腹膜、网膜、肠系膜多发转移瘤全部消失。目前肾功能检查示尿素偏高，其他化验指标基本正常。整个治疗过程，患者共服用了 26 日汤药，花费人民币 3600 元左右。

【这个晚期肿瘤的案例，基本上没有使用那些现代中药研究所示的抗癌中药。我基本上都是按照病机的分析结果，方药应机去调治的，这是我针对复杂的多系统疑难病的一贯打法，中心目的就是去菀陈莝，恢复机体气化周流。虽然当时用的药味比较多，但是药味的剂量不大，我是按照上面处方的剂量，3 剂药熬出来 5 剂量，每日 3 次给患者服用的，这样实际上患者每次服用的剂量较轻，但是轻可去实，疗效显著。我始终信奉和尊崇中医的气化理论，天人相应，土枢四象，一气周流，始终以此为核心医理来指导临床辨机、处方用药。】

PET-CT 检查报告单

检查号：PT27922

扫码看数字影像报告（保存 15 年）

姓名：卢▢▢   性别：女   年龄：69   科别：肿瘤科门诊

检查结果：

1. 盆腔占位性病变（双侧附件显示不清，子宫位于其中，与周围肠管组织分界不清）FDG代谢异常增高，符合恶性病变（双侧附件来源？），建议进一步检查；腹膜、网膜、肠系膜走行区多处异常增厚FDG代谢异常增高（伴腹腔、盆腔积液），考虑为多发转移瘤。

2. 双肺结节灶FDG代谢未见异常增高，建议定期复查；双肺炎症，以右肺中叶、双肺下叶为著；双肺局限性肺气肿；双侧少量胸腔积液；双侧局限性胸膜肥厚；双肺门、纵隔、右侧内乳淋巴结区及膈上淋巴结区多发淋巴结，部分淋巴结FDG代谢增高，请结合临床；大血管壁及冠状动脉钙化斑形成。

3. 甲状腺右叶肿大、密度不均伴钙化，FDG代谢轻度增高，右侧锁骨上区结节性病变（淋巴结？）FDG代谢轻度增高，建议B超检查。

4. 左肾盂结石，右肾点状钙化。

5. 筛窦囊样改变，鼻中隔略偏曲。

6. 脊柱部分椎管退行性变。

初诊的医院诊断

检验报告

送检医生：张良玉   送检时间 2024-07-15 09:37:16

检查项目	结果	参考范围
丙氨酸氨基转移酶	32.9U/L	7.0～40.0
天门冬氨酸氨基转移酶	27.9U/L	13.0～35.0
L-γ-谷氨酰基转移酶	40.1U/L	7.0～45.0
总蛋白	80.9g/L	65.0～85.0
白蛋白	44.0g/L	40.0～55.0
球蛋白	36.9g/L	20.0～40.0
白蛋白/球蛋白比值	1.19 ↓	1.20～2.40
尿素	9.5mmol/L ↑	2.6～8.8
肌酐	68μmol/L	41～81
总胆固醇	3.62mmol/L	<5.18
甘油三酯	1.63mmol/L	<1.70
高密度脂蛋白胆固醇	1.31mmol/L	1.04～1.54
低密度脂蛋白胆固醇	1.69mmol/L	<3.37
葡萄糖	5.74mmol/L	3.90～6.10

检验报告

检查项目	结果	参考范围
白蛋白	44.0g/L	40.0～55.0
球蛋白	36.9g/L	20.0～40.0
白蛋白/球蛋白比值	1.19	1.20～2.40
尿素	9.5mmol/L ↑	2.6～8.8
肌酐	68μmol/L	41～81
总胆固醇	3.62mmol/L	<5.18
甘油三酯	1.63mmol/L	<1.70
高密度脂蛋白胆固醇	1.31mmol/L	1.04～1.54
低密度脂蛋白胆固醇	1.69mmol/L	<3.37
葡萄糖	5.74mmol/L	3.90～6.10
乳酸脱氢酶	160U/L	120～250
a-羟丁酸脱氢酶	120U/L	72～182
肌酸激酶	52U/L	40～200
肌酸激酶同工酶MB	11.8U/L	<25.0
AST/ALT比值	0.85	

报告医生 宋期月   报告时间 2024-07-15 10:11:39

心脏彩色多普勒超声报告单

CA125+CA199+CEA

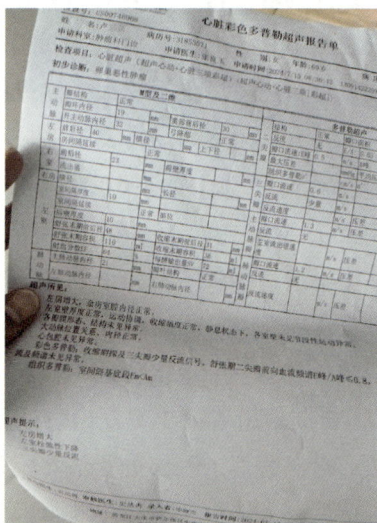

检查项目	结果	参考范围
癌胚抗原	1.41ng/ml	0.00～5.00
糖链抗原125	1478.90U/ml ↑	0.00～22.00
糖链抗原19-9	2.89U/ml	0.00～43.00

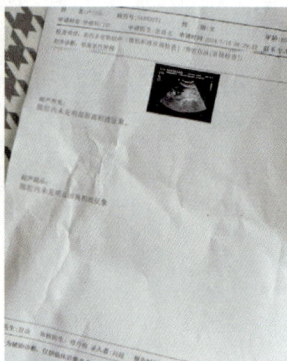

报告时间 2024-07-15 11:12:08

皮肤黑色素瘤

一位六旬女士,在 5 年前右侧眉毛外端处长出 1 枚黄豆大小的黑痣。经人介绍,于 2017 年 9 月 15 日来诊。

初诊时她面红、汗多,自诉这颗黑痣经常刺痒难耐,给她带来许多苦恼。她说有一次不小心洗脸弄破了它之后,就明显生长加快了。大连市皮肤病医院不建议她手术,因为这种情况往往可能预示黑痣内含有恶性肿瘤细胞,恐有癌变风险,所以不宜手术。

根据经络辨证指导,黑痣所在处紧邻丝竹空穴,属于手少阳三焦经所辖。而额头归足阳明胃经辖制。患者面红,汗出较多,属于阳气升发太过。心,其华在面,汗为心之液。结合患者年龄六旬,肾精衰半,君火、相火敛降不足。当前属于白露节气,天地大气处于凉降阶段,人体气化与大气相感应,故拟治法:清降心包经、三焦经少阳相火,促进肺金气降,同时调畅阳明经气。

处方:小柴胡汤合葛根桂枝汤、麦味地黄汤加减。

柴胡 15 克,黄芩 10 克,姜半夏 10 克,甘草 10 克,党参 12 克,葛根 30 克,桂枝 12 克,白芍 15 克,生姜 10 克,大枣 15 克,白芷 12 克,薏苡仁 30 克,桔梗 10 克,麦冬 15 克,玄参 15 克,生地黄 25 克,山茱萸 18 克,山药 18 克,牡丹皮 12 克,茯苓 12 克,泽泻 10 克。7 剂,每日 1 剂,水煎服。嘱其忌食辛辣、腥膻、黏腻、生冷饮食。

2 周后患者第 3 次复诊时说,前天早上她突然发现黑痣破了,流出许多黑血,然后自己脱落了一部分(请看附图)。我告诉她这是中药疏通额头经络,恢复气血畅行后,人体自行清除皮肤毒邪,修复皮肤损害的表现。只要顺其自然继续服药,就会彻底脱落。

效不更方,又过 1 周,我从电话随访中得知:黑色素瘤脱落无痕。

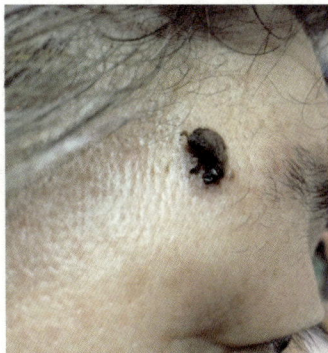

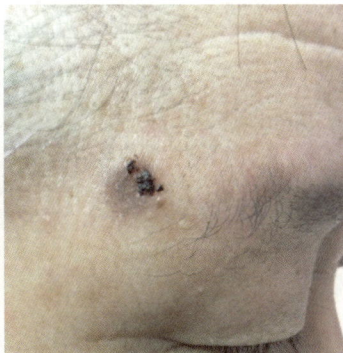

皮肤病

硬皮病、白癜风、抑郁症

侯女士，44 岁。2017 年 10 月 11 日初诊。

她在 2012 年出现雷诺症表现，遇凉水则从手指尖开始突然变得苍白，继而发紫，逐渐扩展至整个手指、手掌，并伴有局部发凉、麻木、感觉减退，持续数分钟后逐渐出现皮肤潮红、转暖，并且感到烧灼样胀痛，随后皮肤颜色慢慢地恢复正常。

刻下眉毛、额头、鼻翼、手指关节处白癜风，手臂符合局限性硬皮病诊断，畏寒，手臂肤色暗褐色，表皮干硬，触痛阳性，肌肉萎缩。全身发紧。汗极少。严重抑郁症，抵触与他人交往。寐差。眼干。膝关节痹痛。末次月经 9 月 19 日，每次提前数日不等，经血量少，血色暗。大便溏。舌淡、苔白，脉弦细涩，偏硬，关尺弱。

辨机诊断：脾肾阳虚，精血不足，营卫瘀滞，皮肤腠理失荣。

这个病的初始病因我坚定地认为是在阴阳两虚基础上，外感风寒入腠理，病久入络（浮络、孙络），营卫之气津瘀滞。

治法：温阳益气，养血活血，调和营卫。

处方：当归四逆加吴茱萸、生姜汤合四逆汤加味。

黑附子 30 克（先煎 2 小时），干姜 20 克，生姜 120 克，大枣 30 克，当归 20 克，吴茱萸 15 克，白芍 25 克，桂枝 30 克，细辛 15 克（煎时打开药罐盖子），炙甘草 30 克，通草 7 克，红花 5 克，枸杞子 40 克，合欢皮 15 克，红参 25 克。7 剂，每日 1 剂，水煎服。早中晚各服用 1 次。

【这个方子紧扣病机，药量偏大，四逆汤从脾肾入手，温振先天、后天阳气，同时当归、白芍、枸杞子、红参滋阴养血，桂枝汤温通厥阴经气血，调和营卫。红花活血化瘀，合欢皮疏肝解郁安眠。值得一提的是本方重用生姜 120 克 / 剂，生姜味辛，性微温，归肺、脾经，具有解表散寒、温中止呕、化痰止咳、解鱼蟹毒之效。现代药理研究发现，生姜具有抗菌、抗炎、镇痛、抗氧化、止吐等多种药理作用。在这里重用生姜的目的是激发肺气，加强引领诸药走表之力，开腠理之瘀滞，同时和胃降逆，配伍大枣生气血，调和营卫。干姜温脾阳，与生姜合用相得益彰。】

10月19日二诊：皮肤无明显变化。咳嗽无痰。眼干，皮肤紧绷。左膝步行则痛。舌象、脉象同前。这次新增加的干咳症状，我认为是肺阴虚所致。结合患者肌肉腠理干硬萎缩，眼干涩，经血较少，此症让我想到了"干血痨"，以血府逐瘀汤治之。故此二诊处方加上血府逐瘀汤，重用生地黄，配伍大剂量当归、白芍、党参滋阴养血润肺。

处方：黑附子20克（先煎2小时），麻黄15克，当归20克，白芍25克，细辛25克（煎时打开药罐盖子），桃仁15克，红花9克，党参25克，葛根40克，川芎15克，生地黄30克，柴胡10克，枳壳12克，桔梗7克，川牛膝15克，白酒10毫升。7剂，每日1剂，水煎服，早中晚各服用1次。

10月28日三诊：咳嗽，胸闷气短。其他皮肤症状不变。大便黏腻、难解。苔黄腻。右脉微，难以触及，左脉滑弱。我判断此证为痰热痹阻胸部之小陷胸汤证。

处方：黑附子20克（先煎2小时），桂枝30克，白芍25克，瓜蒌20克，半夏15克，黄连10克，川芎15克，枳壳12克，川牛膝15克，白酒10毫升，炙甘草25克，生姜30克，大枣40克，酒大黄15克，炒神曲12克，桑枝30克。7剂，水煎服，每日3次服用。

11月7日四诊：手臂皮肤明显变软，自觉全身紧有所改善。左膝疼痛。11月1日和2日连续2天腹痛、腹泻2～3次，大便黏，色黑【肺与大肠相表里，清除宿便、肠毒，有利于肺气宣发肃降功能复原，亦有利于胃气和降，恢复脾胃运化以生成气血津液】。左脉滑，右脉难触及。疲劳【气虚之象】。

处方：黑附子30克（先煎2小时），桂枝25克，白芍25克，半夏12克，黄连10克，川芎15克，枳壳12克，川牛膝15克，白酒10毫升，炙甘草25克，生姜30克，大枣40克，酒大黄5克，炒神曲12克，桑枝30克，麻黄15克，党参20克，黄芪30克。7剂，每日1剂，水煎服，早中晚各服用1次。【本次加麻黄15克宣发腠理，促进营卫二气调和畅行。加黄芪30克补肺气，也是补卫气。】

11月15日五诊：月经第3日，昨天上午腹痛剧烈。喝红糖水后缓解。

处方：黑附子60克（先煎3小时），桂枝60克，炙甘草30克，生姜50克，大枣50克，炒神曲12克，麻黄45克，丹参15克，熟地黄50克。7剂，水煎服，每日1剂，早中晚各服用1次。

12月5日六诊：手臂皮肤变软，有弹性。眼睛干涩明显好转。手冰凉，足温热。

处方：桂枝20克，赤芍30克，炙甘草30克，生姜40克，大枣50克，炒神曲 12 克，丹参 15 克，葛根 50 克，肉桂 10 克，当归 25 克，红枣 12 克，鸡血藤 30 克，熟地黄 45 克，白酒 15 毫升。7 剂，每日 1 剂，水煎服，早中晚各服用 1 次。

此诊结束后，患者未再来诊。半年后患者陪一位女友前来看病，得知她的硬皮病基本好了，白癜风的白斑范围缩小，中间出现色素岛，并且未再出现新的白斑。

刻下饮食有节，起居有常，心情舒畅，睡眠安稳，二便调。

望其手臂肤色正常，皮肤、肌肉恢复正常纹理与弹性，雷诺症消失，硬皮病临床治愈。

【按语】待整个治疗结束，我们反观一诊至六诊的辨机与方药过程，发现一诊的病因病机分析过于偏狭，简单化。舌淡、便溏，肢体皮肤、肌肉失养，就简单地判定为脾虚气血生化乏源，畏寒就以为阳虚证，手臂皮肤、肌肉萎缩、变硬，触痛，脉弦细涩就以为是津血亏虚，而忽略了外寒袭表，阻痹营卫气血运行，同样会干扰肺气的肃降，大肠经气、腑气的畅通，导致皮肤、腠理的代谢排毒受阻，气郁、血瘀、水郁均可化毒，大肠腑中粪毒与痰浊混杂而黏腻难解，毒素反复吸收入血。同时还会产生相火的郁滞，与内生之痰浊搏结，干扰三焦的气化，使得整体病机愈发复杂，其实质是虚实夹杂证。

好在后来随着病症的变化以及深入思考，一直坚持采用桂枝汤为基础方来调和营卫，改善皮肤肌腠津气循行，然后又调整过于温燥的方药，逐步增加了小陷胸汤之黄连、半夏、瓜蒌清热化痰，开结解毒，大黄凉血化瘀、清腑解毒，增加了川芎、桃仁、赤芍、怀牛膝等化瘀解毒药。待气毒、血毒、痰毒、水毒化净，再予以大剂量麻黄汤加炮附子、熟地黄、生姜、大枣，温壮营卫气血，改善营卫循环，从而得获佳效。

营卫和，气血调，则情志愉悦，抑郁、焦虑消失。白癜风作为一种皮肤疑难顽疾，其病机一样可以参考本案的分析结论，终究离不开营卫失和的根本。

痤疮重症

吴某，女，32 岁。2007 年 10 月 13 日初诊。

主症：面部痤疮多为红色结节，大小不一，大多集中于面部两侧太阳至颊车穴一带，下颌及颈前侧面亦有七八个。满面均见暗红色的痤疮印痕，皮肤凹凸不平。纳呆，胃脘喜热食、恶生冷，口不渴，少腹痛，月经期疼痛尤重，月经血块多。尿频，夜尿 3 次，大便略溏。手足冷，体畏寒，寐差多梦，晨起疲劳。

舌质淡暗，有齿痕，脉紧弱。患者性格多疑善虑，自言其痤疮百治不愈，心情郁闷之极，已丧失信心，以前的医师均是骗子云云。

辨机诊断：首先根据痤疮分布的部位集中在胆经及胃经，故判断此证为胆热胃寒，寒湿郁热夹瘀，阻闭经络，营卫失和。面部痤疮多为红色结节，大小不一，大多集中于面部两侧太阳至颊车穴一带，下颌及颈前侧面亦有七八个，以上皆为胆经郁热，胃经瘀滞之象。纳呆，胃脘喜热食、恶生冷，口不渴，是为胃寒之象。少腹痛，月经期疼痛尤重，月经血块多，此为肝胆经血瘀之象。大便略溏，手足冷，体畏寒，是为脾阳虚之象。寐差多梦，晨起疲劳，是为脾胃不和，气血两虚之象。尿频，夜尿 3 次，此为血虚肝郁风动之象。

处方：柴胡桂枝汤合桃红四物汤加减。

柴胡 10 克，姜半夏 15 克，黄芩 15 克，炙甘草 10 克，党参 30 克，茯苓 30 克，大枣 3 枚，桂枝 10 克，生姜 10 克，白术 15 克，牡丹皮 15 克，桃仁 10 克，红花 10 克，当归 10 克，川芎 10 克，白芍 30 克，枳壳 10 克，乌梢蛇 15 克，蒲公英 20 克，生龙骨、生牡蛎各 20 克。7 剂，每日 1 剂，水煎服，早晚各服用 1 次。嘱其忌食生冷、过咸、过甜、油腻、辛辣之品。

【处方之时颇费心思，虽然症见阳虚之象——畏寒，恶生冷，手足凉，但考虑干姜、肉桂等药性大热易助火，生地黄凉血易助寒。内心颇为忐忑。而桂枝本身温阳通阳，桂枝汤调和营卫，李可先生称之为皮肤病之基础方，用之不致为过，又符合辨证的病机。不过服药后的事实证明了，只要是中医师辨机精准，方药严密切合病机，就能够效如桴鼓！】

2007 年 10 月 20 日二诊：患者面部痤疮明显减少消退，仅右侧面颊新起痤疮数个。胃纳好转，睡眠改善，晨起不疲劳，手足温，畏寒轻，尿频好转，舌质略红、齿痕淡，脉濡。

辨机诊断：我考虑胆热重，胃寒轻，恐桂枝助热，遂去桂枝，加重清热解毒、健脾利湿药分量。

处方：柴胡 15 克，姜半夏 15 克，黄芩 15 克，黄柏 10 克，炙甘草 7 克，党参 20 克，生姜 10 克，大枣 3 枚，白术 10 克，茯苓 50 克，牡丹皮 15 克，桃仁 10 克，红花 10 克，当归 10 克，赤芍 20 克，川芎 10 克，枳实 15 克，白芷 15 克，乌梢蛇 15 克，生龙骨、生牡蛎各 25 克。7 剂，每日 1 剂，水煎服，早晚各服用 1 次。忌口同前。

2007 年 10 月 27 日三诊：患者上次所生痤疮消退，左侧颊车穴处新起 2～3 个。近日食水果则腹冷痛，大便稀溏，睡眠多梦，舌齿痕重，脉左弦滑，右细弱。

因生冷饮食伤损脾阳，予二诊方加重生姜量至 25 克以暖胃祛寒，乌梢蛇 20 克以增强通络去痊之力。7 剂，每日 1 剂，水煎服，早晚各服用 1 次。

1 个月后，患者陪同事前来看病，云痊疮已愈，未见复发。面部肤色正常，畏寒已无，饮食、睡眠、二便均可，情绪亦开朗乐观。

【痊疮的病机主要以火热为主，或阴虚，或痰火，或风寒瘀滞毛窍而生郁热所致。但本案所载的是 1 例较为罕见的阳虚证痊疮，通过此案确凿的疗效亦充分证明中医所倡导之辨证、辨机论治思想的正确与先进。】

阳虚型牛皮癣

2007 年 11 月 18 日，患牛皮癣的孙女士前来复诊。我仔细检查发现，她头皮上的皮疹已明显好转，至少恢复了九成。我心中的喜悦真是难以言表！毕竟牛皮癣被西医称为无法治愈的疑难病之一，而这位患者患的是极其少见的阳虚型牛皮癣，我之前从未接手过，也没有检索到类似的病案资料作为参考，故此治疗难度远超常见的血热、血燥型牛皮癣。

血热血燥型牛皮癣的治疗主要采用滋阴凉血、润燥消疹。一般对于此种类型牛皮癣的治疗效果快而且好。而这位患者皮疹主要集中发生于头皮部位，"头为诸阳之首"，全身阳经汇聚于头部，这个部位的牛皮癣是比较难治的。并且患者还有明显的全身畏寒，手足冰凉，脉象弦紧等阳气虚弱的表现。

患者头皮上的皮疹非常密集，干燥脱屑，令我感到极其棘手。因为阳虚需要温补阳气，温阳则会加重血燥、血热而刺激皮癣加重，滋阴润燥则又容易加重阴寒而进一步损伤阳气。所以治疗选方用药极其困难。

经过再三斟酌，我最终决定采用桂枝汤加滋阴活血药，把桂枝剂量减少至 7 克，其余药物的剂量也反复斟酌，投石问路：

桂枝 7 克，白芍 15 克，炙甘草 10 克，生姜 7 克，大枣 15 克，牡丹皮 12 克，紫草 10 克，当归 12 克，生地黄 30 克，川芎 9 克，玉竹 25 克，槐花 12 克。7 剂，每日 1 剂，水煎服，早晚各服用 1 次。结果患者服药 1 周后病情没有太大变化。

我认为服药后病情既没有加重也没有减轻，恰恰证明我的处方是切合病机的，只不过药力较弱，或者治疗时间不够，没有达到质变，故此我继续按照前面的思路加大剂量用药，结果患者服药第 2 周皮癣开始范围缩小并变薄。

现在是治疗的第 3 周，患者还有 2 剂药未服完，但是头皮上的皮癣大部分已经退去，我对当时的疗效进展十分满意！最后患者按照初诊方一共服用 5 周，皮癣全部消除，临床治愈。随访 1 年未复发。

【后来拜读李可先生创制乌蛇荣皮汤治疗疑难皮肤病的机制分析，"桂枝汤是一切皮肤疾病的总方与基础方"。我经过在此之后上百例各种皮肤顽疾的治验，充分证明了这一论断的正确！】

银屑病 10 年

刘某，男，29 岁。2010 年 5 月 10 日来诊。

患者 10 年前因吃海鲜较多，突发玫瑰糠疹，在大连市皮肤病医院治疗后，疗效欠佳，后来发展成银屑病。全身除头面部外，泛发红疹，符合银屑病诊断标准。患病 10 年来，中西医药治疗从未间断，病情始终未能痊愈。近日因皮疹加重，瘙痒难耐，经友人介绍来诊。

主症：躯干部及四肢部位满布红疹，皮疹顶布白色鳞屑，颜色鲜红，伴瘙痒，夜间较重，已影响睡眠。大便溏黏【痰湿热证特点】，舌苔黄厚腻，脉滑数【痰热指征】有力。

患者体型高大，偏胖，平素喜肉食，少运动，因工作需倒班，睡眠不规律。

辨机诊断：痰热化毒，瘀滞经络。

治法：清热化痰，凉血解毒。

处方：桑白皮 30 克，金银花 20 克，黄柏 20 克，玄参 30 克，陈皮 15 克，生半夏 10 克（先煎 2 小时），薏苡仁 30 克，桃仁 10 克，当归 10 克，赤芍 20 克，牡丹皮 15 克，紫草 15 克，丝瓜络 15 克，生地黄 50 克，大黄 5 克。7 剂，每日 1 剂，水煎服，早晚各服用 1 次。嘱其忌食油炸烧烤，辛辣甜腻之品，以及鸡、鸭、鹅、牛、羊、狗肉，无鳞鱼、虾、蟹、贝类。

5 月 18 日复诊：皮疹颜色明显转淡，皮屑增多，瘙痒减轻，黄腻苔变薄，且缩减至舌面的中后部。效不更方，原方略微加减，续服 7 剂，忌口同前。

5 月 26 日三诊：诸症进一步好转，遂逐步减少清热解毒药量，增加健脾燥湿、利湿药，前后加减治疗服药共 42 剂，诸症痊愈。嘱其注意饮食清淡，加强运动，按时睡眠以善后，防止复发。

慢性过敏性荨麻疹

汤某，女，47 岁。2010 年 3 月 3 日初诊。

主症：该患者自 2009 年夏季 7 月【暑湿季节，初始病因明显与此大气有关】至今，每日 15：00—16：00，双侧腋下，臀部，腰腹部带脉循行处皮肤频发大片云团状荨麻疹，痒重。同时伴有畏寒，潮热，冷汗。天冷时易见心悸、早搏，上楼则喘。足跟裂纹。近2次月经血量少，乳房胀，性急躁。咽部扁桃体I度肿大。

舌体中后部有少许黄腻苔，脉弦缓。既往有子宫肌瘤史。

辨机诊断：该患者的荨麻疹发作时间固定，正值元气运行至足太阳膀胱经时。畏寒，潮热，冷汗，遇冷则心悸，为太阳伤寒之营卫不和——桂枝汤证。足跟裂是肾精不足，毕竟年届五十，天癸将竭；精不化血，故月经量渐少；水不涵木，肝气郁，胆火偏盛，故性急躁，乳腺胀，舌苔黄。

治法：调和营卫，消疹止痒。

处方：桂枝10克，白芍15克，炙甘草10克，生姜4片，大枣5枚，荆芥穗10克（后下），牡丹皮15克，紫草15克，防风7克，川芎7克，牛蒡子7克，蝉蜕7克，姜半夏7克，生地黄25克，白鲜皮25克。7剂，每日1剂，水煎服，早晚各服用1次。嘱其忌食生冷寒凉，辛辣腥膻，甜腻煎炸之品。

服药第1日即症减，7剂药尽而痊愈。

急性荨麻疹

肖某，男，17岁，2011年3月2日突发荨麻疹，采用西药脱敏治疗当时有效，停药即复发，于3月20日来诊。

主症：荨麻疹每遇风即发作，起疹时亦常觉恶寒，鼻塞，清涕多，痰白。纳可，寐安，二便正常。舌质淡，苔白，舌根部苔腻，脉浮紧。

辨机诊断：风寒外袭肌腠，闭塞玄府，肺气失宣，营卫不调。

处方：黄芪桂枝汤加蝉蜕、僵蚕、防风、荆芥穗、杏仁。

黄芪15克，桂枝12克，白芍12克，炙甘草9克，生姜9克，大枣15克，蝉蜕10克，防风10克，荆芥穗10克，杏仁10克。7剂，每日1剂，水煎服，早晚各服用1次。嘱其忌食生冷寒凉、辛辣、黏米、海鲜、茶、奶制品。

患者当晚服药后瘙痒减轻，次日早起服药后随即感觉困倦异常，倒头便睡，直至下午4点方醒。期间其父母担心病情有变，2次打来电话询问，我告诉他们这属于正常服药后好转反应，不必惊慌忧虑。

4点患者醒来感觉神清气爽，身体一切正常，但是荨麻疹又有新起数处。

第三日患者服药仍然困倦，继续沉睡一日，未上学，其父母担心会否一直如此，耽误学业，来电咨询。我安慰他们，只是前两三日如此而已，很快就会恢复正常。

果然，第4日患者只是小睡半日，中午即醒来，且皮疹发作大减，嘱其继续服药，顺其自然。

第6天患者皮疹全消，再未复发，但是皮肤一触即痛。

第7日所有不适感觉全部消失，皮疹再未发作。

3月27日复诊：舌脉均正常，面色红润含蓄，病情已愈。嘱其注意饮食及起居作息，避风寒以善后。

【本案容易引起困惑之处就是服用中药后出现的嗜睡现象。大家想一想，在生理上人体入寐是气血怎样的一个运化状态？那就是阳气入阴，营卫和合的状态。在应机中药的调治下，机体营卫二气深度和合，而且在睡眠中，脏腑、经脉、气血、津液处于最佳的自我修复、复原状态，最终邪去正安，皮肤康复。】

婴儿湿疹

陈某，男，8个月。2010年6月6日来诊。

主症：全身泛发型湿疹，体无完肤，局部有渗出，痒重，伴清涕，口涎，呃逆，嗳气，大便偏干。

望指纹：1条青细血络浮现风关。望神态：活泼，嘴里哼唧有声，小手拍击桌面啪啪作响。

辨机诊断：内热外寒，脾虚湿盛。

治法：宣肺健脾，清热祛湿。

处方：麻黄10克，杏仁10克，炙甘草7克，桂枝2克，炒白术15克，赤芍10克，生姜2片，大枣3枚，党参20克，玄参25克，黄芩20克，薏苡仁25克，焦三仙各10克，姜半夏10克，生石膏15克，厚朴10克，白鲜皮10克，桔梗7克，陈皮10克。3剂，每剂水煎200毫升，服3日，每日4～5次，每次15毫升口服，嘱其忌食生冷寒凉及辛辣腥膻食物。

2010年6月16日复诊：湿疹基本痊愈，皮肤较为光滑，痒（－）。嘱其母给患儿进食清淡饮食以善后。

头皮湿疹

舒某，男，16岁，家住长海县，2012年11月11日就诊。

主症：体质偏瘦，头发剪得极短，紧贴头皮，头皮上密布红色湿疹，每个红疹以发孔为中心，发孔内有少许黄晶，奇痒，尤以夜间为甚，严重影响睡眠，导致消瘦。据其父亲讲每日必须以剃须刀刮净头皮毛发，否则头发略长即瘙痒更甚，难以忍受！

此患者发病的奇特处在于发病部位仅局限于整个头发生长范围内，颈后部皮肤有少许分布，身体其他部位未见。

患者于 2011 年 7 月开始发病，2012 年夏季以来病情愈发严重，瘙痒难耐，遇热则重，遇凉则轻。食纳正常。大便羊矢状。无汗，即便是酷热天气亦难汗出。

我直接判断此病因是外感风寒蒙蔽毛窍，毛窍内有郁热湿邪所致，病机为外感风寒，内郁湿热。

通过仔细问诊，让患者回忆在发病之前，是否有汗出后乘凉入眠等类似经历，以验证我的判断。果不其然，患者慢慢想起在 2011 年 7 月，在黑龙江农村老家帮爷爷种地，出了一身汗，就在田埂边的树荫下入睡，随后逐渐发生了此病。既然病因病机明确了，那么治疗就顺理成章了。

处方：予以麻杏苡甘汤解表祛湿，加凉血利湿清热之品。

麻黄 10 克，薏苡仁 50 克，杏仁 15 克，甘草 20 克，黄豆、黑豆、绿豆各 30 克，赤芍 30 克，桑枝 15 克，葛根 25 克，丹参 15 克，红花 7 克，姜黄 15 克，乌梅 20 克，白鲜皮 20 克，紫草 20 克，牡丹皮 15 克，水牛角 15 克，乌梢蛇 20 克。10 剂，每日 1 剂，水煎服。嘱其忌食辛辣生冷腥腻之品。忌食大料、生葱、生蒜。并嘱其父亲待服药 3 日后给我电话反馈患者情况，以便及时跟踪病情变化，以调整药物，达到最佳疗效。

处方：11 月 14 日，舒某父亲来电话：服药无效。我问是否病情加重，答未加重。这说明药方对证，病重药轻，应加大解表散寒开窍力度，故告之自购麻黄 10 克，桂枝 5 克加入未煎药中，服 3 日看疗效。

处方：11 月 17 日，又来电话：略微见效，不明显。这说明方药对证，但解表药量仍轻：再加麻黄 10 克，桂枝 10 克，使麻黄总量达到 30 克，桂枝达到 15 克。

11 月 20 日，因舒某上学，且长海县距离大连市较远，故患者父亲带头部照片前来复诊。现症见头顶、枕部、颈后皮肤湿疹基本消退，颞侧头皮湿疹仍多，瘙痒现已轻微，大便溏。效不更方。

处方：麻黄 25 克，桂枝 15 克，薏苡仁 50 克，桃仁 12 克，甘草 25 克，黄豆、黑豆、绿豆各 30 克，赤芍 30 克，桑枝 15 克，葛根 25 克，丹参 15 克，红花 7 克，姜黄 20 克，白鲜皮 20 克，紫草 25 克，牡丹皮 15 克，乌梢蛇 20 克，土茯苓 15 克，乌梅 20 克，茯苓 10 克。10 剂，每日 1 剂，水煎服。忌口同前。

12 月 1 日来电话：皮疹已全消。我嘱其忌口仍需坚持半个月，注意避寒保暖，以期彻底复原。

【此病例一开始采用麻杏苡甘汤，疗效不显。后来加大麻黄解表祛湿力度，同时加入桂枝，形成桂枝汤格局，方才疗效显著。这正应了李可先生的论断"桂枝

汤是一切皮肤病的基础方"！同时证明外感风寒湿邪，营卫失和，是所有皮肤病的基础病机！】

湿疹、神经性皮炎、螨虫性皮炎

鞠某，男，35 岁。2016 年 1 月 21 日来诊。

患者外耳道，翳风穴处【少阳经辖区】，鼻周三角区【阳明经辖区】以及后背【太阳经区域】出现大面积皮损，颜色暗，瘙痒。面部皮肤毛孔粗大，油脂多【螨虫性皮炎症状特征，痰热、湿热表现】。大便黏腻不爽。

舌体大、厚【湿浊内蕴】，舌面裂纹【胃阴虚】，苔白腻【痰湿体征】。右脉柔和，左脉滑【滑脉主痰饮、食滞、实热诸证】。

诊断：湿疹、神经性皮炎、螨虫性皮炎。

治法：疏解太阳经、阳明经，清利少阳经（痰）湿热，滋阴凉血消疹。

处方：葛根汤变方，合麻杏苡甘汤、黄连解毒汤加味。

薄荷 15 克，葛根 50 克，姜黄 25 克，桑枝 30 克，麻黄 20 克，石膏 100 克，薏苡仁 50 克，桃仁 15 克，甘草 10 克，天竺黄 15 克，牡丹皮 25 克，生地黄 25 克，紫草 25 克，黄连 12 克，栀子 15 克，知母 20 克，车前子 20 克，黄芩 20 克，黄柏 10 克。7 剂，每日 1 剂，水煎服，每日服用 3 次。嘱其忌食所有的生冷寒凉饮食物，辛辣、煎炸、烧烤、烘焙食物，以及腥膻黏腻食物。

1 月 30 日复诊：皮损明显好转，效不更方，续进 7 剂中药汤剂，随访已痊愈。

鹅掌风

张某，男，16 岁。双手掌干燥爆皮严重。

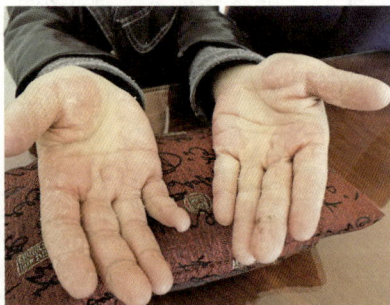

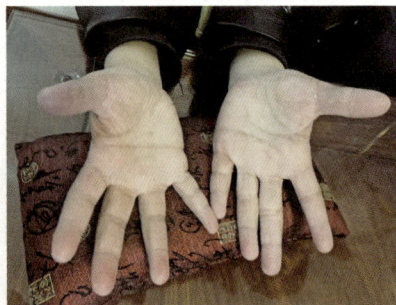

辨机诊断：鹅掌风。手掌为手三阴经荣养。今营血津液不足，血虚血燥，手掌、手指皮肤腠理长期失养，导致皮肤皲裂、脱皮。

治法：滋养营阴，养血润燥。

处方：桂枝汤去桂枝合四物汤。

白芍 30 克，炙甘草 12 克，生姜 10 克，大枣 30 克，当归 25 克，川芎 10 克，生地黄 50 克。7 剂，每日 1 剂，水煎服。嘱其忌食生冷寒凉饮食，以及辛辣、煎炸、烧烤、烘焙、腥膻燥热饮食物。

复诊：手掌、手指皮肤润泽，皲裂处好转。

续服原方 7 剂，疗效见于图片，病情基本痊愈。

掌跖脓疱病

单某，男，16 岁，2012 年 8 月 13 日初诊。

主症：双手掌指广泛角质层硬化，蜕皮，起脓疱，皲裂渗液，奇痒 5 年。中西医治疗均无效。患者平素嗜食肉类，不食蔬菜，嗜好饮料，极少饮白开水，黄痰较多，长期零点以后入睡。

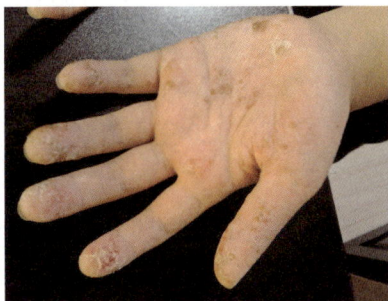

根据他的以上症状来看应该是痰湿蕴热化毒证，但是舌质淡红，苔薄白，完全是正常标准的舌象。其他方面如起居、运动、学习、思维、排泄均正常。脉象滑。

辨机诊断：痰热、瘀血化毒。

治法：清热解毒，化痰利湿，祛瘀通络。

处方：白鲜皮 25 克，桑枝 20 克，土茯苓 25 克，桃仁 10 克，红花 10 克，制何首乌 20 克，狼毒 3 克【李可先生经验，解毒化毒效佳】，白蒺藜 25 克，牡丹皮 15 克，紫草 25 克，蒲公英 15 克，清半夏 15 克，焦山楂 10 克，乌梢蛇 20 克，黄豆 40 克，绿豆 20 克，黄柏 10 克（后下 5 分钟），生甘草 50 克，陈皮 7 克，薏苡仁 50 克，槟榔 15 克，姜黄 15 克，赤芍 12 克，川芎 7 克，生地黄 15 克。7 剂，水煎服，每日 2 次早晚服。饮食务必清淡。嘱其忌食辛辣、油腻、煎炸之品。

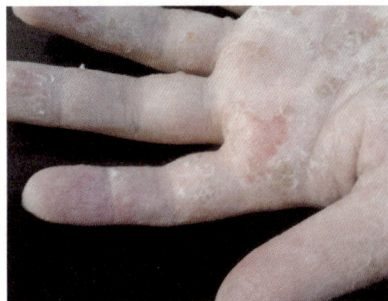

2012 年 8 月 22 日二诊：双手掌蜕皮减轻，角质硬化之皮疹部分脱落，渗液几无，黄痰明显减少，瘙痒减轻，舌质正常，脉滑。近日又熬夜。病情已好转，效不更方。

处方：白鲜皮 25 克，桑枝 20 克，土茯苓 25 克，桃仁 10 克，红花 10 克，制何首乌

20 克，狼毒 3 克，白蒺藜 25 克，牡丹皮 15 克，紫草 25 克，蒲公英 15 克，清半夏 15 克，焦山楂 10 克，乌梢蛇 20 克，黄豆 40 克，绿豆 25 克，黄柏 10 克（后下 5 分钟），生甘草 50 克，陈皮 7 克，薏苡仁 50 克，槟榔 15 克，姜黄 15 克，赤芍 12 克，川芎 7 克，生地黄 15 克。14 剂，每日 1 剂，水煎服，早晚各服用 1 次。

2012 年 9 月 9 日三诊：双手掌指皮损基本消失，不痒，舌苔后半部薄白腻。现在的治疗进入第 2 阶段——收尾固本阶段。汤剂改为散剂，服用 1 个月。

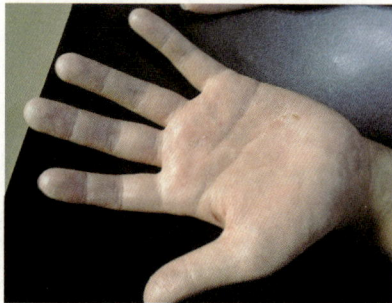

处方：白鲜皮 50 克，桑枝 40 克，土茯苓 50 克，制何首乌 50 克，白蒺藜 50 克，牡丹皮 30 克，紫草 30 克，蒲公英 30 克，紫花地丁 30 克，金银花 20 克，姜半夏 40 克，乌梢蛇 40 克，黄豆 40 克，绿豆 20 克，甘草 100 克【重用甘草补益中气，清热解毒】，薏苡仁 120 克【渗利湿毒】，姜黄 30 克，赤芍 30 克，红花 20 克，苍术 10 克。1 剂，研细末，每次 9 克，每日 2 次，温水冲服。

患者服用 40 余日，手掌皮肤恢复细腻润泽。随访 1 年未复发。

奇异的瘢痕状皮疹

杨某，女，28 岁，长居大连市。

2016 年 3 月 5 日患者突然发现颈项侧面皮肤对称出现了附图所示的瘢痕状皮疹，惊恐之余，担忧破相。据说刚开始只有一点点痕迹，谁料想一天天延长。因为她曾经在汉唐中医门诊治疗过其他疾病，比较信赖我，故于 2016 年 3 月 6 日来诊。

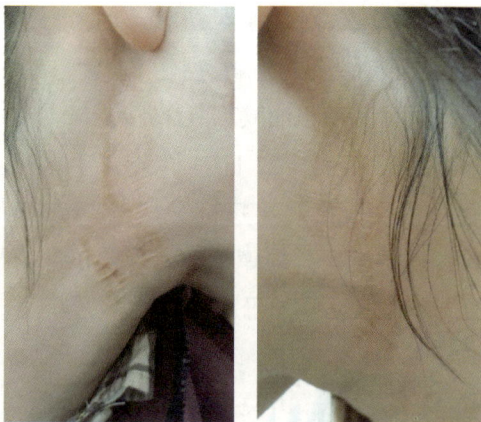

尽管是平生第一次遇见如此奇怪的皮疹，但是我有强大的古中医理论指导，30 年的临床实战为依托，信心满满。

我从皮疹部位所在属于少阳经路径，结合舌苔白，脉弦之象，辨机为病在少阳，少阳经气为脾湿所阻，故其所循行路径处的皮肤局部失荣。

治法：疏解少阳经气，健脾祛湿

逐瘀。

处方：小柴胡加茯苓、白术、牡丹皮、紫草。

柴胡 15 克，黄芩 10 克，甘草 10 克，清半夏 10 克，生姜 10 克，大枣 25 克，茯苓 12 克，炒白术 12 克，牡丹皮 12 克，紫草 10 克。7 剂，水煎服，早晚各服用 1 次，瘢痕状皮疹好转。原方续服 7 剂，总共 2 周临床基本痊愈。特留此影像以为记。

远程诊疗下肢丹毒，中耳炎，咽喉炎

冯某，女，39 岁。长居宁波市。2016 年 4 月 2 日微信问诊。

主症：小腿皮肤红肿胀痒、爆皮【**丹毒，痒重**】；口不渴，身体喜暖，比别人多穿衣服，特容易出汗【**畏寒，易汗出**】。手足不冷。右耳有黄脓。行走快或累时则气紧，咽喉总是感觉缺点什么【**肺气虚之象**】。睡眠不好。尿频，尿色深黄，泡沫多；便秘重。足跟在冬季没有干燥裂口，最近 20 多天有裂口【**足跟裂口**】。月经量少，有血块。腰胀。

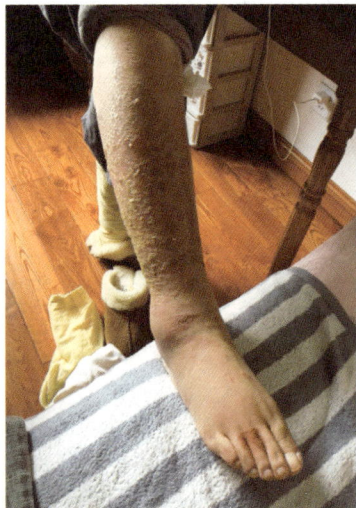

辨机诊断：下肢丹毒，中耳炎，咽喉炎。小腿皮肤红肿胀痒、爆皮为湿热化毒之象。此证患者有畏寒喜暖、容易汗出的典型症状，容易被部分中医师误认为是营卫不调的桂枝汤证。在此我特别强调：桂枝汤证的主症是恶风、汗出，脉象浮缓，而绝非畏寒、汗多！此案之畏寒喜暖、汗多，是气虚不能固表、失煦表现。汗多则伤津气，此人津气不足。

行走快或累时则气紧，咽喉似缺点什么，此为肺气虚体征之一。寐差是因阴虚不能潜藏相火，湿热阻络，阳难入阴。尿色深黄，泡沫多，大便秘结难解，均为下焦湿热表现。足跟裂口是肾阴虚表现。月经量少，是肝血不足，阴虚之象。月经血块则是瘀血体征之一。综合归纳病机为下焦湿热化毒，瘀塞经脉，同时气津不足，阴虚血瘀。

治法：益气滋阴，清利湿热，解毒化瘀。

处方：玉竹 15 克，天花粉 15 克，牡丹皮 15 克，紫草 15 克，生山药 10 克，扁豆 10 克，薄荷 3 克，生甘草 3 克，龟甲 12 克，鳖甲 12 克，沙参 15 克，麦冬

15 克，生地黄 15 克，陈皮 10 克，清半夏 7 克，茯苓 12 克，川牛膝 30 克，连翘 5 克，竹叶 5 克，玄参 15 克，桑叶 20 克，杭白菊 15 克，红花 7 克，桃仁 12 克，白糖 12 克。2 剂，每日 1 剂，冷水 1000 毫升浸泡 30 分钟，搅拌均匀后.上火烧开，小火煮 20 分钟，取 250 毫升，分 2 次早晚服用，如药汁多则分 3 次早中晚服用。

只能吃素菜、粥饭、馒头，不能吃葱姜蒜、辣椒、油条、麻花、甜点、水果、糯米，以清淡为佳。

4 月 4 日晚上回复：中药明天早上吃完，腿上红肿的情况已明显消退了，现在腿上比较干裂的皮已脱落，掉皮的部分比较红。咽喉仍有较轻的紧和干的状况。

嘱患者原方续服 4 日。痊愈。